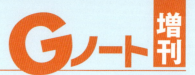
Vol.6 No.6

なめたらアカン
風邪診療

藤田浩二 編集

あなたの
いつもの診療、
見られて
ますよ！

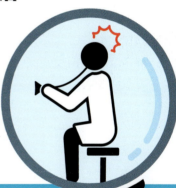

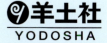

謹告

　本書に記載されている診断法・治療法に関しては，発行時点における最新の情報に基づき，正確を期するよう，著者ならびに出版社はそれぞれ最善の努力を払っております．しかし，医学，医療の進歩により，記載された内容が正確かつ完全ではなくなる場合もございます．

　したがって，実際の診断法・治療法で，熟知していない，あるいは汎用されていない新薬をはじめとする医薬品の使用，検査の実施および判読にあたっては，まず医薬品添付文書や機器および試薬の説明書で確認され，また診療技術に関しては十分考慮されたうえで，常に細心の注意を払われるようお願いいたします．

　本書記載の診断法・治療法・医薬品・検査法・疾患への適応などが，その後の医学研究ならびに医療の進歩により本書発行後に変更された場合，その診断法・治療法・医薬品・検査法・疾患への適応などによる不測の事故に対して，著者ならびに出版社はその責を負いかねますのでご了承ください．

序

　料理人で言えば,「寿司屋の腕前は卵焼きを食べればわかる」とか,スポーツの世界で言えば,「外角低めに投げ込むストレートを見ればピッチャーの実力がわかる」など,どの業界においても単純な動作のなかにその人の実力を見抜くためのヒントが濃縮されているものがあります.

　私は,「風邪診療を見れば医者の実力がわかる」と本気で思っています.たかが風邪,されど風邪.なめたら痛い目に遭います.ただ,風邪診療に関する良書は毎年出版されています.それなのに,あえてまたここで風邪企画なのか? なぜまたこのGノートで同じテーマを繰り返すのか? 答えは,「くり返すことに意味があるから」です.

　風邪は日々の日常臨床で高頻度に遭遇する軽症疾患ですが,私たちはいつしかその大量の軽症疾患の診療に慣れてしまうのです.しかも,診療が下手であろうが上手であろうが,自然治癒する軽症疾患であるため大した問題も発生せず安易な方向に流れるのです.そのうえ,風邪に関しては,案外適切な教育を受けている医師は少ないのが真実です.コモンな疾患とあなどるなかれ,「風邪の病型分類」,「適切な対症療法の方法」,「風邪に似た絶対見逃してはならない疾患の数々」など風邪診療には深さと彩りがあります.

　どの業界のどんな達人でも毎日,毎日,同じ基礎訓練をくり返します.私たちも定期的に風邪診療のトレーニングをきちんと受ける,あるいは周りの医師に適切な教育を提供する必要があると思います.だから「風邪診療の本をあえてくり返し出版します」と,もう一度言います.そして,もう一度言います.私は,「風邪診療を見れば医者の真の実力がわかる」と本気で思っています.
　たかが風邪診療,されど風邪診療.なめたらアカン,風邪診療.あなたのいつもの診療,見られてますよ!

2019年7月

津山中央病院 総合内科・感染症内科
岡山大学大学院医歯薬総合研究科 総合内科学

藤田浩二

Gノート増刊 Vol.6 No.6

なめたらアカン風邪診療
あなたのいつもの診療、見られてますよ！

contents

◆ 序 .... 藤田浩二

総論　風邪とは何かを知る

1. 風邪の定義と分類，各種地雷疾患に関して .... 藤田浩二　8 (828)
2. 風邪診療に必要な微生物学知識の概略 .... 本間義人　15 (835)
3. 薬剤耐性（AMR）対策アクションプラン2016〜2020 .... 羽田野義郎　23 (843)

各論　風邪へのアプローチ

A）気道症状を有する風邪へのアプローチ

1. せき・はな・のど型の風邪（普通感冒）について .... 福盛勇介　34 (854)
2. 対症療法薬について .... 福盛勇介　39 (859)
3. はな型の風邪（急性鼻炎・副鼻腔炎）とその類似疾患 .... 和足孝之　44 (864)
4. のど型の風邪（急性咽頭炎・扁桃炎）とその類似疾患 .... 寺田教彦　50 (870)
5. 5 killer sore throat .... 藤原崇志　60 (880)
6. せき型の風邪（急性気管支炎）とその類似疾患 .... 田原正夫　69 (889)

B) 気道症状があまり目立たない風邪へのアプローチ

1 熱だけ型の風邪（高熱型：敗血症を含む） ……………………………… 鈴木大介　82 (902)
2 熱だけ型の風邪（微熱倦怠感型） ………………………………………… 太田　茂　94 (914)
3 インフルエンザ ……………………………………………………………… 黒田浩一　103 (923)
4 胃腸炎型の風邪とその類似疾患
　　お腹の風邪？にご用心 …………………………………… 石原千尋, 和足孝之　120 (940)
5 頭痛型の風邪とその類似疾患 ……………………………………………… 橋本忠幸　127 (947)
6 関節痛型の風邪とその類似疾患 …………………………………………… 的野多加志　136 (956)
7 発疹型の風邪とその類似疾患 ……………………………………………… 山藤栄一郎　143 (963)

C) 患者背景別のアプローチ

1 小児の風邪 …………………………………………………………………… 上山伸也　151 (971)
2 妊婦・授乳婦の風邪診療のポイント ……………………………………… 柴田綾子　161 (981)
3 風邪に見える性感染症 ……………………………………………………… 谷崎隆太郎　170 (990)
4 風邪に見える膠原病・自己炎症性疾患・血液疾患 ……………………… 國松淳和　177 (997)
5 がん患者の風邪 ……………………………………………………………… 沖中敬二　183 (1003)

D) その他のアプローチ

1 風邪とCRP・プロカルシトニン …………………………………………… 忽那賢志　196 (1016)
2 漢方薬 ………………………………………………………………………… 南澤　潔　199 (1019)

（次ページに続く）

特論　なぜ風邪だと決めつけて誤診するのか？

- 診断エラーが起きる思考プロセスについて ……………………… 藤田浩二　208 (1028)

- ◆ 索引 …………………………………………………………………………………… 216 (1036)
- ◆ 執筆者一覧 …………………………………………………………………………… 220 (1040)

総論

風邪とは何かを知る

総論　風邪とは何かを知る

1 風邪の定義と分類, 各種地雷疾患に関して

藤田浩二

Point

- 風邪の定義が言える → UpToDate® の記載がシンプルでわかりやすい（後述）
- 風邪の分類ができる → 基本に忠実に型通りに！が重要
- 風邪に見えて風邪ではない地雷疾患※が鑑別にあがる → 暗記は必要ではなく，教科書を見ながらでもとにかく基本に忠実に診断！

※地雷疾患：見逃すと致命的，あるいは公衆衛生上大きな問題となりうる疾患群を本書ではこのように表現することにします

Keyword 　風邪の基本分類　　上気道症状の有無　　地雷疾患

はじめに

　たかが風邪，されど風邪．序文でも述べたように風邪診療は真剣に向き合えばその深みがわかります．つまり，「風邪診療力」というものは，医師の実力を見る1つのパラメーターになりうるわけです．本稿では，まずは風邪の定義と基本的な分類について説明します．また，風邪に見える各種地雷疾患，抗菌薬が本当に必要なケースについても簡単に紹介します（詳細は別稿で触れていきます）．

1 風邪の定義と臨床的特徴

　風邪の定義は資料や文献によって多少異なりますが，概略としては UpToDate® の記載がシンプルでわかりやすいと思います．そこでは，『**風邪とは，ウイルス感染によって引き起こされる軽症の上気道炎で，良性かつ自然軽快する症候群である**』と記載されています[1]．

　風邪は，鼻汁，鼻閉，くしゃみ，咳，熱，頭痛，倦怠感などの組み合わせで症状を呈しますが[2]，典型的な風邪（普通感冒）をわかりやすく言えば『**① せき症状，② はな症状，③ のど症状**』の3つが揃う病態ということになります．ただし，症状の組み合わせはバラエティーに富みますし，自覚症状も軽いものから重症感のあるものまで幅があります．上気道症状があればわかりやすいのですが，上気道症状がどうもはっきりしない場合，案外診断が難しくなります（後述）．

風邪の感染経路は，咳やくしゃみなどをしている罹患者からのウイルスを吸い込むことによる**飛沫感染**か，手を介してウイルスが口腔や鼻腔粘膜に感染する**接触感染**になります．また，年間に風邪をひく頻度は，小児は5〜7回，成人は2〜3回と言われ[3]，原因ウイルスは**コロナウイルスとライノウイルスが大半を占めます**（総論-2参照）．症状は，3〜4日目がピークで，7日ほどで治癒します[4]．

② 風邪の分類

前述のように，典型的な風邪（普通感冒）は『① せき症状，② はな症状，③ のど症状』の3つが揃い，とても診断しやすいです．ところが，風邪症状はこれらがすべて揃うとも限らず，他の症状も混ざってきます．そこで，風邪を分類するにあたって，まずは**上気道症状があるかどうか**で大きく分けたあと，さらに表1のように分類します[5]．この分類がすべての基本であり出発点となります．

表1 ◆ 風邪の基本分類表

上気道症状がある場合	上気道症状がはっきりしない場合
a）せき・はな・のど型	e）熱だけ型（高熱，急性微熱，慢性微熱）
b）はな型	f）胃腸炎型
c）のど型	g）頭痛型
d）せき型	h）関節痛型
	i）発疹型

（文献5を参考に作成）

なお本書ではもう少し切り口を増やして風邪という疾患を見てみたいと思います．詳細は，各論で紹介しますが，本稿では全体像が見えるように概略を解説していきます．

1）上気道症状がある場合

a）せき・はな・のど型（各論-A-1参照）

この3つが揃えば，まず典型的な風邪と言っていいでしょう．診察時にこの情報が得られるだけで，筆者としては安心します．複数の領域にわたって症状を呈してくるのがウイルス感染症の一般的な特徴です．風邪をこじらせて，**肺炎**へ至る高齢者のケースなどには注意が必要ですが一般的にはそれほど地雷はありません．

b）はな型（各論-A-3参照）

鼻汁，**鼻閉**が主な症状の風邪です．花粉症などのアレルギー性の病態との区別がつきにくいですが，ウイルス感染による風邪であれば1週間ほどで自然軽快していきます．骨髄移植後などの免疫不全患者における真菌性の副鼻腔炎はかなり要注意ですが，一般的には外来診療において大きな地雷はありません．注意すべきものとしては，ウイルス感染の病態から**細菌性副鼻腔炎**の病態に至るケースであり，この段階では抗菌薬の適応があります．典型的には先行する

ウイルス感染症状が5日以上継続し，軽快してきたと思ったときにぶり返すように悪くなる（double sickening）場合に細菌性副鼻腔炎を疑います．

c）のど型（各論-A-4参照）

咽頭痛が目立つのが特徴の風邪です．ただの風邪による咽頭痛であってもそれなりに喉の痛みが出ることがあるのは，皆さんのなかにも経験された人がおられるかもしれません．しかし，風邪は風邪なので自然軽快します．ただ，この咽頭痛患者のなかにも地雷疾患が混在してきます．A群溶連菌やそれ以外の細菌による**扁桃炎**や（抗菌薬適応です），地雷中の地雷とも言うべき5つの危険な咽頭痛（5 killer sore throat：急性喉頭蓋炎，扁桃周囲膿瘍，咽後膿瘍，Ludwig's angina，Lemierre症候群，各論-A-5参照）です．細心の注意を払って診断しましょう．

d）せき型（各論-A-6参照）

咳が目立つ風邪です．ありがちな症状ですから，風邪と言いやすい所見ではあります．ただ，ここにも地雷疾患や各種落とし穴があります．非感染性の病態からくる咳であれば，逆流性食道炎による酸刺激，アレルギー性鼻炎から起きる後鼻漏，喘息発作（感染を契機としない場合），COPD（感染を契機としない場合），肺がん，心不全，間質性肺炎，薬剤性肺障害などがあります．見逃したくないものとしては，**細菌性肺炎**やそれが引き金となって悪化する**喘息**や**COPD**，**百日咳**，そして，誰もが騙される**肺結核**が挙げられます．特に，高齢者や免疫不全者のなかなかよくならない咳を診た場合，必ず一度は結核を疑うようにしましょう．

2）上気道症状がはっきりしない場合

e）熱だけ型（各論-B-1，2参照）

このカテゴリーの風邪診断は非常に気を使います．また，このタイプの風邪診断では，医師の真の実力を問われると思います．筆者は，このカテゴリーの患者の対応時はいつも緊張感が高まります．なぜなら，熱だけで来られると**地雷疾患が山のように鑑別に挙がる**からです．インフルエンザやその他のウイルス感染かもしれません（各論-B-3参照）．また，腎盂腎炎，胆管炎，胆嚢炎，肝膿瘍，前立腺炎を背景にした菌血症，感染性心内膜炎もよく隠れています．マラリアやリケッチアなどの渡航関連の感染症もあるかしれません．微熱や倦怠感が目立つものであれば結核，急性肝炎，亜急性感染性心内膜炎などがあるかもしれませんし，甲状腺機能異常，薬剤性，うつ病や心身症など非感染性の熱が関与しているかもしれません．いずれにしてもかなりレベルの高い臨床能力が求められる領域です．

f）胃腸炎型（各論-B-4参照）

風邪に**消化器症状**と言われても違和感があるのではないでしょうか．一般的に風邪を引き起こすウイルスは総論-2の表1のものが挙げられますが，これらの気道感染時に『全身症状の一部』として消化器症状を呈することがあります．また，皆さんもしばしば経験されると思いますが，インフルエンザ罹患時にも下痢をする患者さんがおられます．風邪に見えて消化管感染として紛らわしく混在してくるのが，ノロウイルス，ロタウイルス，アデノウイルス（腸管感染を起こす型），アストロウイルスなどによる**ウイルス感染**や，キャンピロバクター，サルモネ

ラ，病原性大腸菌，クロストリジウム ディフィシル（2016年より学名は*Clostridioides difficile*）などの**細菌感染**，あるいは，黄色ブドウ球菌，ウェルシュ菌，セレウス菌の産生する**毒素による食品汚染**が原因で起きる消化器症状です（これらは全身症状の一部ではなく，最初から標的臓器が消化管です）．

g）頭痛型（各論-B-5参照）

普通の風邪によく伴う症状です．特に，もともと頭痛もち（片頭痛，筋緊張型頭痛，大後頭神経痛など）の患者が風邪罹患時に頭痛が悪化しているケースにしばしば遭遇します．そのなかに，ウイルス性上気道炎がきっかけであっても髄膜炎に至っているケースがありますが，ウイルス性であれば対症療法で経過観察です．ただし，頻度は低いものの**細菌性髄膜炎**のケースが混在しているので絶対に見逃してはいけません．また，くも膜下出血をはじめとする頭蓋内の出血病変，頭蓋内腫瘍などによる頭痛もときに混在してくるかもしれませんので本当にただの風邪に伴う頭痛なのか疑えるように絶えず緊張感をもちましょう．一般的には，**一次性頭痛**（**片頭痛，緊張型頭痛，群発頭痛**）と，**二次性頭痛**（他に頭痛を起こす原因がある場合）に分けますが，SNOOPという語呂合わせの質問（表2）も役に立ちます（引っかかれば二次性頭痛の可能性がある）[6]．

また，神経学的所見のない患者に対して表3の3つの質問のうち，どれも当てはまらなければ危険な頭痛はなかったという報告もあります[7]．

h）関節痛型（各論-B-6参照）

風邪のときに**節々が痛い**，**関節が痛い**，**筋肉が痛い**など体の痛みを訴える人が多いと思います．多くは，ウイルス感染に伴う全身症状であり非特異的な所見です．ここで大切なのは，本当に関節領域なのか（皮膚，腱，靭帯，滑液包，筋肉，骨），そして単なる関節痛なのかそれと

表2 ◆ SNOOP：二次性頭痛を疑う診断の手がかり

Systemic symptoms/signs	全身性の症状・徴候がある：発熱，体の痛み，体重減少など
Systemic disease	全身性疾患がある：悪性腫瘍，AIDSなど
Neurologic symptoms or signs	神経学的症状や徴候がある
Onset sudden	突然発症の頭痛：雷鳴頭痛など
Onset after age 40 years	40歳以降の発症
Pattern change	頭痛パターンの変化：頭痛の発作間隔の短縮，頭痛の種類の変化など

（文献6を参考に作成）

表3 ◆ 危険な頭痛を除外するための3つの質問

Q1.	これまでで最悪の頭痛か？
Q2.	増悪しているか？
Q3.	突然発症か？

（文献7より引用）

表4 ◆ 関節炎の原因の鑑別

	単・少関節炎	多関節炎
急性	・化膿性関節炎 ・結晶性関節炎（痛風，偽痛風） ・反応性関節炎 ・クラミジア関節炎 ・外傷性 ・急性多関節炎の初期像	・化膿性関節炎（特にIEや淋菌性） ・ウイルス性関節炎（ヒトパルボウイルスB19など） ・血清病 ・薬剤性関節炎 ・慢性多関節炎の初期（リウマチ熱，SLE，血管炎，その他の膠原病の初期像）
慢性	・脊椎関節炎 ・乾癬性関節炎 ・若年性持続性関節炎 ・結核性関節炎 ・変形性関節炎 ・無腐性骨壊死 ・結核性関節炎 ・慢性多関節炎の初期像	・関節リウマチ ・MCTD，SLE，全身性強皮症 ・若年性特発性関節炎（多関節型） ・成人発症スティル病 ・リウマチ性多発筋痛症・RS3PE様症状 ・腫瘍関連多関節炎

（文献8を参考に作成）

表5 ◆ 発熱，発疹の地雷疾患『SMARTTT killer』

Sepsis	各種感染に伴う敗血症
Meningococcemia	髄膜炎菌菌血症
Acute endocarditis	急性心内膜炎（特に黄色ブドウ球菌）
Rikettsiosis	リケッチア感染症（日本の場合ツツガムシ病と日本紅斑熱）
Toxic shock syndrome	トキシックショック症候群
TEN（Toxic epidermal necrolysis）	中毒性表皮壊死症候群をはじめとする各種重症薬疹
Travel-related infection	海外渡航に伴う感染症（マラリア，ウイルス性出血熱など）

（文献9より引用）

も関節炎（発赤，腫脹，疼痛，熱感，関節の可動域制限）なのかをきちんと区別することです．

① **時期**：急性か慢性か，

② **侵されている関節の数**：関節炎は単関節炎（1つの関節）か，少関節炎（2〜4つの関節）か，多関節炎（5つ以上の関節）か，

③ **分布**：対称性か非対称性か，

④ **拡がり**：経時的な拡がりがあるかどうか（移動性か付加的か）

を明確に区別しましょう（表4）．特に，単関節炎の場合は化膿性関節炎の可能性が高く，外科的処置が遅れると関節の機能予後不良となります．

i) **発疹型**（各論-B-7参照）

　風邪に罹患した際に非特異的な**皮疹**を伴うことがあります．しかしながら，やはり皮疹を伴うケースは要注意で，特に注意すべき疾患としては**麻疹，風疹，ムンプス，水痘・帯状疱疹**がまず挙げられます．さらに『SMARTTT killer』（表5）と呼ばれる致死的な地雷疾患を絶対に見逃さないことが重要になります[9]．

表6 ◆ 手掌に皮疹が出る代表的疾患の鑑別

・多形性紅斑	・髄膜炎菌感染症
・手足口病	・薬疹
・心内膜炎	・HIV感染症
・川崎病	・鼠咬症（*Streptobacillus moniliformis*）
・リケッチア感染症	・麻疹
・第二期梅毒	・掌蹠膿疱症
・トキシックショック症候群（TSS）	

（文献10より引用）

また，**手掌に皮疹が出る疾患**（表6）は少ないので鑑別の際に役立つ所見です[10]．

以上が基本的な風邪の分類と注意すべき疾患の概略ですが，本書ではそれに加えてj）小児の風邪，k）妊婦・授乳婦の風邪，l）風邪に見える性感染症，m）風邪に見える膠原病・自己炎症疾患・血液疾患，n）化学療法中の患者の風邪も設定しています（表7）．詳細は各論-C-1〜5を読んでいただければと思います．

まとめ

風邪診療で重要なのは，**基本に忠実に型通りに分類していくこと**と，**背景に潜む風邪に似て非なる地雷疾患を鑑別に挙げること**に尽きると思います．複雑な知識を暗記する必要はなく，メモを見ながら，教科書を見ながらとにかく基本に忠実に診断を進めていくだけです．それが一番確実で的確な診断への近道だと思います．

◆ 文献

1) Sexton DJ, et al：The common cold in adults：Diagnosis and clinical features. UpToDate (Feb 22, 2018)
   https://www.uptodate.com/contents/the-common-cold-in-adults-diagnosis-and-clinical-features?search=The%20common%20cold%20in%20adults：%20Treatment%20and%20prevention & topic Ref=6868 & source=see_link
2) Kirkpatrick GL：The common cold. Prim Care, 23：657-675, 1996
3) Monto AS：Studies of the community and family：acute respiratory illness and infection. Epidemiol Rev, 16：351-373, 1994
4) Heikkinen T & Järvinen A：The common cold. Lancet, 361：51-59, 2003
5) 田坂佳千："かぜ"症候群の病型と鑑別疾患．今月の治療，13：1217-1221, 2006
   ▶ 風邪診療の原点ともいうべき資料です．
6) Dodick DW：Clinical clues (primary/secondary), The 14th Migraine Trust International Symposium. London, 2002
7) Basugi A, et al：Usefulness of three simple questions to detect red flag headaches in outpatient settings. Japanese Journal of Headache, 33：30-33, 2006
8) 「すぐに使えるリウマチ・膠原病診療マニュアル改訂版」（岸本暢将/編），羊土社，2015
9) 「Saint-Frances Guide：Clinical Clerkship in Inpatient Medicine. 3rd edition.」(Sanjay S, eds) Lippincott Williams & Wilkins, 2009
10) 「レジデントのための感染症診療マニュアル 第3版」（青木 眞/編），医学書院，2015

表7 ◆ 風邪の基本分類表（もう少し詳しく）

分類	注意すべき類似疾患
上気道症状がある場合	
a）せき・はな・のど型（普通感冒）	通常はこの症状が出揃えば風邪と言える，高齢者の肺炎には注意が必要
b）はな型（急性鼻炎・副鼻腔炎）とその類似疾患	細菌性副鼻腔炎（double sickeningの病態）
c）のど型（急性咽頭炎・扁桃炎）とその類似疾患	細菌感染（GAS，GGS，淋菌，ジフテリアなど），**killer sore throat**：急性喉頭蓋炎，扁桃周囲膿瘍，咽後膿瘍，Ludwig's angina，Lemierre症候群）など
d）せき型（急性気管支炎）とその類似疾患	GERD，心原性，薬剤性，後鼻漏，肺がん，喘息，気胸，急性気管支炎，COPD急性増悪，肺炎，肺結核，百日咳など
上気道症状がはっきりしない場合	
e-1）熱だけ型（高熱型）	インフルエンザ，膀胱刺激症状の少ない腎盂腎炎，急性前立腺炎，腹部症状に乏しい急性胆管炎，肝膿瘍，IE，高齢者の肺炎，およびそれらからの敗血症の状態など
e-2）熱だけ型（微熱・倦怠感型：急性および慢性）	結核，肝炎，亜急性IE，心筋炎，IM，妊娠，甲状腺疾患，薬剤性，悪性腫瘍，膠原病，心因性，機能性高体温など
f）胃腸炎型	上気道感染を起こすウイルス感染時に全身症状の一部として消化器症状を呈する場合がある．それ以外はノロウイルス，ロタウイルスなどによるウイルス感染，サルモネラ，キャンピロバクター，病原性大腸菌，*C. difficile*などによる細菌感染（黄色ブドウ球菌，ウェルシュ菌，セレウス菌は毒素型）
g）頭痛型	くも膜下出血をはじめとする頭蓋内出血病変，頭蓋内悪性腫瘍，細菌性髄膜炎などの二次性頭痛
h）関節痛型	化膿性関節炎
i）発疹型	麻疹，風疹，ムンプス，水痘・帯状疱疹，およびSMARTTT killer（表5参照）
その他の切り口として	
j）小児の風邪	菌血症，細菌性髄膜炎，尿路感染症，肺炎，気道異物，川崎病，killer sore throat（急性喉頭蓋炎，扁桃周囲膿瘍，咽後膿瘍，Ludwig's angina，Lemierre症候群，副咽頭間隙膿瘍など）など
k）妊婦・授乳婦の風邪	絨毛膜羊膜炎，劇症型溶血性レンサ球菌感染症，伝染性紅斑（りんご病），風疹，リステリア感染症，TORCH症候群など
l）風邪に見える性感染症	淋菌，クラミジア，単純ヘルペスウイルス，梅毒，HIV感染症など
m）風邪に見える膠原病・自己炎症疾患・血液疾患	急性白血病，血球貪食症候群，悪性リンパ腫，血栓性血小板減少性紫斑病，SLE，家族性地中海熱，血管炎，リウマチ性多発筋痛症，成人発症スティル病など
n）化学療法中の患者の風邪	麻疹，風疹，水痘・帯状疱疹，ムンプス，インフルエンザ感染の重症化，**脾摘後重症感染症（特に液性免疫不全患者の侵襲性肺炎球菌感染症）**など

藤田浩二　Koji Fujita

Profile

津山中央病院 総合内科・感染症内科／卒前卒後臨床研修センター，医長
岡山大学大学院医歯薬総合研究科 総合内科学
2017年4月より津山中央病院に着任し，総合内科と感染症診療に従事しながら，日々研修医教育にも力を入れています．最近特に力を入れていることは，自分自身においても後輩たちにおいても，診療のなかでいかに診断エラーを少なくするかです．島根大学の和足先生とともに『しくじり診断学』などのワークショップも全国で行っています．

総論　風邪とは何かを知る

2 風邪診療に必要な微生物学知識の概略

本間義人

Point
- 風邪の病型別に原因微生物を整理しよう！
- シックコンタクトの有無を確認しよう！
- 高齢者の気管支炎は結核を意識しよう！

Keyword 普通感冒　急性副鼻腔炎　急性咽頭炎　気管支炎

はじめに

　風邪の原因となるのは皆さんご存知のようにウイルスです．ただし，外来診療の現場で実際に目の前にいる風邪の患者さんが，どのウイルスが原因で風邪を引いているかを証明することは困難です．インフルエンザやアデノウイルス，RSウイルスの迅速診断は存在しますが，感度は100％ではありませんし，また検査である以上偽陽性は存在します．ウイルス培養やPCRで証明することができれば別ですが，現実的には不可能です．検査で証明が難しいからこそ，風邪を風邪と診断するためには，まずは風邪の原因となる微生物の疫学や特徴的な症状を知っておく必要があります．詳しい診断や治療については各論に譲りますが，本稿では風邪の病型別に原因微生物について述べたいと思います．

1 せき・はな・のど型（普通感冒型）

1）原因微生物（表1）

　いわゆる「せき・はな・のど」がほどほどに揃う普通感冒の原因は基本的にウイルスです．**普通感冒の大半はライノウイルスが原因**です．そして，**インフルエンザウイルス，コロナウイルス，アデノウイルス**が続きます．臨床症状としては，ライノウイルスやコロナウイルスは症状がマイルドで，インフルエンザウイルス，RSウイルス，アデノウイルスは咳などの下気道症状，全身の症状が強いとされています．一口に風邪と言ってもウイルスによって症状の差があります．

表1 ◆ 普通感冒の原因ウイルス

ウイルス	頻度
ライノウイルス（rhinovirus）	40〜50％
インフルエンザウイルス（influenza viruses）	25〜30％
コロナウイルス（coronavirus）	10〜15％
アデノウイルス（adenoviruses）	5〜10％
パラインフルエンザウイルス（parainfluenza viruses）	5％
RSウイルス（respiratory syncytial virus：RSV）	5％
ヒトメタニューモウイルス（human metapneumovirus：hMPV）	5％
その他 ボカウイルス（bocavirus），エンテロウイルス（enterovirus）	

（文献1を参考に作成）

 ここが診療のポイント　ウイルスの種類による症状の違い
普通感冒型：ライノウイルス，コロナウイルス
咳など下気道症状が出やすい：インフルエンザウイルス，パラインフルエンザウイルス，アデノウイルス
発熱など全身症状が出やすい：インフルエンザウイルス，アデノウイルス，RSウイルス

2）伝播様式

　一般的にウイルスが伝播する様式は3つあります．**飛沫感染**（large particle transmission），**接触感染**（contact transmission）および**空気感染**（small particle transmission）です．飛沫感染は，感染者が咳やくしゃみをして，原因微生物がヒトの鼻や口や眼の粘膜に接触して起こります．微生物の含まれる飛沫のサイズが大きく重いので空気中に長時間とどまらず，すぐに環境表面に定着します．周囲の汚染された環境に触れることでヒト─ヒトの直接接触はなくとも接触感染が生じます．ライノウイルスについては飛沫感染，接触感染によって伝播すると言われています．ライノウイルス以外では，RSウイルスは接触感染で伝播する可能性，またインフルエンザウイルスは空気感染する可能性も指摘されています．

　いずれにせよ風邪を起こすすべてのウイルスに共通していることは**人から人へ伝播すること**です．逆に言えば風邪を引いた人と接触しない人は風邪を引かないのです．一人暮らしの高齢者や入院中の寝たきりの高齢者が発熱した場合に，お見舞い客や病棟のスタッフが風邪を引いていなければ風邪による発熱である可能性は低いのです．**極論を言うと，高齢者は風邪を引かない**と思うようにしています．

　大きな病院に勤めていると，冬にインフルエンザ迅速診断が偽陽性で，後日血液培養でグラム陰性桿菌が検出され腎盂腎炎など別の診断がつく症例を年に数例経験します．シックコンタクトもなく，気道症状が全くない検査前確率が低い状況でインフルエンザ迅速診断を行うと偽陽性が増えます．一番困るのは迅速診断が陽性になった時点で思考を停止してしまい，診断を

表2 ◆ 急性副鼻腔炎の原因微生物

細菌	成人（N＝339）分離数	成人 分離率（％）	小児（N＝30）分離数	小児 分離率（％）
肺炎球菌（*Streptococcus pneumoniae*）	92	41	17	41
インフルエンザ桿菌（*Haemophilus influenzae*）	79	35	11	27
嫌気性細菌（Anaerobes）	16	7	0	0
レンサ球菌属（Streptococcal species）	16	7	3	7
モラキセラ・カタラーリス（*Moraxella catarrhalis*）	8	4	9	22
黄色ブドウ球菌（*Staphylococcus aureus*）	7	3	0	0
その他	8	4	1	2

（文献1より引用）

間違って患者さんに不利益を及ぼす可能性があることです．筆者は**シックコンタクトがない高齢者が熱を出した場合**，風邪やインフルエンザと決めつけずに**発熱のワークアップ**をするように心がけています．

> **ここがピットフォール**
> シックコンタクトのない高齢者は風邪を引かない．

はな型（副鼻腔炎型）

1）副鼻腔炎の成因

副鼻腔炎は粘膜の浮腫や副鼻腔口の物理的な閉塞によって生じます．そのなかで最も頻度の高い原因が，**ウイルス性の上気道炎**，そして**アレルギー性の炎症**です．粘膜の浮腫と閉鎖された副鼻腔内が陰圧になることで，細菌が副鼻腔内へ入り込み，細菌性副鼻腔炎を合併します．

2）原因微生物

成人の急性副鼻腔炎はウイルス性の割合は0.5～2％と少なく，細菌性が大半を占めるとされています．小児の場合，ウイルス性は6～13％と増加します．ただし，あくまで微生物診断がついた症例だけが報告されていますので，副鼻腔炎の機序を考えても成人の急性副鼻腔炎におけるウイルス性の割合はもっと多いと個人的には思います．原因ウイルスについては通常感冒と同様なので割愛させていただきます．

急性副鼻腔炎の原因微生物の内訳ですが，成人，小児ともに，**肺炎球菌**（*Streptococcus pneumoniae*）や**インフルエンザ桿菌**（*Haemophilus influenzae*），**モラキセラ・カタラーリス**（*Moraxella catarrhalis*）などいわゆる市中肺炎と同様の微生物が原因となります（表2）．

悪性腫瘍や化学療法に伴う好中球免疫不全や糖尿病が基礎疾患にある場合は，**真菌**の関与を疑います．真菌による副鼻腔炎には，**侵襲性**と**非侵襲性**（真菌球とアレルギー性真菌副鼻腔炎）の2パターンが存在します．侵襲性副鼻腔炎は**糸状菌**（*Aspergillus*，*Mucor*，*Fusarium*など）

や黒色真菌（Alternaria，Bipolarisなど）が原因となります（表3）．

侵襲性の真菌感染を診断するためには**病理検査**が必要です．免疫不全が背景にある患者さんほど積極的に組織診断を行うようにしましょう．ただし，病理検査では真菌感染と診断することは可能ですが菌名を確定することはできません．真菌の場合は形態学のみで菌名を確定することは難しいので，**組織培養**もあわせて依頼しましょう[2]．もっとも，真菌の培養検査は感度が十分とは言えず，必ずしも発育するとは限らないことがネックです．経鼻胃管挿入中や人工呼吸管理中の**院内発症の細菌性副鼻腔炎**の場合は，**肺炎球菌**のほか，**緑膿菌**や**腸内細菌科**のグラム陰性桿菌も原因になります（表4）．

表3 ◆ 真菌性副鼻腔炎の分類

	侵襲性	非侵襲性 真菌球	非侵襲性 アレルギー性真菌副鼻腔炎
基礎疾患	免疫不全状態（細胞性免疫不全）糖尿病	なし	アトピー，鼻茸
病理学的所見	真菌糸の浸潤	菌糸による腫瘤形成	好酸球性炎症
原因微生物	Mucor Rhizopus Fusarium Pseudallescheria boydii Alternaria Bipolaris Cladophialophora Curvularia	Mucor Rhizopus Fusarium Pseudallescheria boydii Alternaria Bipolaris Cladophialophora Curvularia	Aspergillus Bipolaris Curvularia Drechslera

（文献1より引用）

表4 ◆ 院内発症の副鼻腔炎の起炎菌

病原微生物	分離率（%）
シュードモナス属（Pseudomonas spp.）	10.7
大腸菌（Escherichia coli）	5.9
プロテウス・ミラビリス（Proteus mirabilis）	5.9
クレブシエラ属（Klebsiella spp.）	7.2
エンテロバクター属（Enterobacter spp.）	7.2
その他のグラム陰性菌	8.4
黄色ブドウ球菌（Staphylococcus aureus）	9.5
緑色レンサ球菌（Viridans streptococci）	8.3
肺炎球菌（Streptococcus pneumoniae）	2.4
その他のグラム陽性菌	22.7
嫌気性細菌（Anaerobic bacteria）	3.6
カンジダ属（Candida spp.）	8.4
合計	100

（文献1より引用）

人工呼吸管理をしている患者さんの細菌性副鼻腔炎は意思疎通ができず気づきにくいため，筆者は集中治療中の患者が発熱している場合は，ルーティーンで**副鼻腔の圧痛**がないか診察するようにしています．

> **ここがピットフォール**　副鼻腔炎は患者背景によって起炎菌が変わる
> 真菌性副鼻腔炎は病理と培養をあわせて提出する！

❸ のど型（急性咽頭炎型）

1）原因微生物（表5）

通常感冒型と同様にウイルスが主な原因ですが，ウイルスの占める割合は25〜45％で，通常感冒型と異なり細菌の占める割合が増えます．

表5 ◆ 急性咽頭炎の原因となる微生物

	病原微生物	関連した症状など
細菌	A群溶血性レンサ球菌（*Streptococcus*, group A）	咽頭炎・扁桃炎・猩紅熱
	C群およびG群溶血性レンサ球菌（*Streptococcus*, group CおよびG）	咽頭炎・扁桃炎
	Fusobacterium necrophorum	咽頭炎・扁桃炎・Lemierre症候群
	淋菌（*Neisseria gonorrhoae*）	咽頭炎・扁桃炎
	ジフテリア菌（*Corynebacterium diphtheriae*）	ジフテリア
	Arcanobacterium haemolyticum	咽頭炎・猩紅熱様紅斑
	ペスト菌（*Yersinia pestis*）	ペスト
	野兎病菌（*Francisella tularemia*）	野兎病
	梅毒トレポネーマ（*Treponema pallidum*）	2期梅毒
ウイルス	ライノウイルス（rhinovirus）	普通感冒
	コロナウイルス（coronavirus）	普通感冒
	アデノウイルス（adenovirus）	咽頭結膜熱
	単純ヘルペスウイルス1型・2型（herpes simplex type1 および 2）	咽頭炎・歯肉口内炎
	パラインフルエンザウイルス（parainfluenza）	感冒・クループ
	エンテロウイルス（enterovirus）	ヘルパンギーナ・手足口病
	エプスタイン・バール・ウイルス（Epstein-Barr virus：EBV）	伝染性単核球症
	サイトメガロウイルス（cytomegalovirus：CMV）	CMV単核球症
	ヒト免疫不全ウイルス（human immunodeficiency virus：HIV）	HIV初感染
	インフルエンザウイルスA型・B型（influenza A and B）	インフルエンザ
	RSウイルス（respiratory syncytial virus）	感冒・気管支炎・肺炎
	ヒトメタニューモウイルス（human metapneumovirus）	感冒・気管支炎・肺炎
マイコプラズマ	肺炎マイコプラズマ（*Mycoplasma pneumoniae*）	肺炎・気管支炎・咽頭炎
クラミジア	オウム病クラミジア（*Chlamydia psittaci*）	急性呼吸器疾患・肺炎
	肺炎クラミジア（*Chlamydia pneumoniae*）	肺炎・咽頭炎

（文献1を参考に作成）

a）ウイルス

ライノウイルスやアデノウイルスなど通常感冒と同様のウイルスに加えて，**伝染性単核球症（EBV，CMV，HIV）**や**単純ヘルペスウイルス**も咽頭炎を起こします．伝染性単核球症の場合は，咽頭痛と頸部リンパ節腫脹に加えて，皮疹や肝脾腫，肝機能障害など全身の症状を呈するので，全身を診察することが大切です．またHIVによる伝染性単核球症は性交渉歴を拾い上げなければ診断できないので，積極的な病歴聴取が鍵となります．単純ヘルペスウイルスによる咽頭炎は免疫正常者でも起こります．筆者は**口腔内に潰瘍**を伴っている場合に単純ヘルペスウイルスを疑うようにしています．

b）細菌

細菌性咽頭炎を起こす原因微生物はさまざまで本邦では稀な微生物もあり覚えきれないと思いますので，**溶連菌**かsexually transmitted infectionsとして**淋菌**や**梅毒**をまず覚えてください．梅毒も口腔粘膜に潰瘍を呈しますので，口腔内潰瘍を見たら性交渉歴を聴きましょう．

c）その他の微生物

肺炎マイコプラズマ（*Mycoplasma pneumoniae*）や肺炎クラミジア（*Chlamydia pneumoniae*）など非定型肺炎の症状の1つとして咽頭炎を呈する場合がありますが，個人的には咽頭炎だけで診断することは不可能だと思います．周囲でマイコプラズマが流行しているなどのシックコンタクトがあれば気づきのヒントになると思いますが，時間経過で咳嗽を伴ってはじめて気がつくことが可能だと考えます．

4 せき型（気管支炎型）

1）原因微生物（表6）

a）ウイルス

いわゆる気管支炎についてですが，90％はウイルス性で基本的に通常感冒と同様のウイルスが原因になります．気管支炎や通常感冒の原因にもなりうるウイルスは基本的に**秋～春の寒い季節にかけて流行**しますが，**アデノウイルスは1年を通して流行**が起こり得ます．

それ以外に気管支炎を起こすウイルスのなかで強調しておきたいのは**麻疹**です．日本では2000年以前は麻疹ワクチンの定期接種は1回接種のみであったため，特に働き盛り世代の抗体価が不十分です．そのため周期的に麻疹の流行が起こっており，今後も海外からの人の流入が続くので，周期的な流行が続くと予想されます．ワクチン接種歴と地域の流行情報に加えて，咳嗽は鼻汁や結膜炎と同時期に出現するので症状を確認してください．

b）細菌

気管支炎の10％は細菌性であり，**肺炎マイコプラズマ，肺炎クラミジア，百日咳菌**（*Bordetella pertussis*）によると言われています．疑うポイントは家庭，学校，職場でのシックコンタクトですが，いずれも急性期に微生物診断を確定させることは非常に難しいと思います．百日咳はグラム染色でインフルエンザ桿菌に似たグラム陰性桿菌が見えるので，喀痰が採取できる

表6 ◆ 急性気管支炎の原因となるウイルスおよび細菌

病原微生物	季節性について	コメントなど
インフルエンザウイルス（influenza viruses）	冬	流行時の咳嗽と発熱 →陽性的中率が高い
ライノウイルス（rhinovirus）	秋から春	高頻度
コロナウイルス（coronavirus）	冬から春	通常感冒の原因となる
アデノウイルス（adenoviruses）	冬に流行するが，通年性	寮など集団生活で流行する
RSウイルス （respiratory syncytial virus：RSV）	晩秋から春	新生児が75％を占める 成人でも3〜5％ 喘鳴を起こす
ヒトメタニューモウイルス （human metapneumovirus：hMPV）	冬から初春	喘鳴を起こす
パラインフルエンザウイルス （parainfluenza viruses）	秋から冬	RSV，hMPVと似ている
麻疹ウイルス（measles virus）	通年性	栄養状態の悪い小児で呼吸器疾患の原因になる 発病によって細胞性免疫低下が起こる
肺炎マイコプラズマ （*Mycoplasma pneumoniae*）	秋に流行するが通年性	家族内で流行する 潜伏期間10〜21日
肺炎クラミジア（*Chlamydia pneumoniae*）	通年性	副鼻腔炎と関連
百日咳菌（*Bordetella pertussis*）	通年性	ワクチン未接種の小児において重症化する 成人の長引く咳 成人が流行の原因となる

（文献1より引用）

ならばグラム染色を確認すると急性期に診断が可能です．急性期に診断できれば抗菌薬治療で流行の拡大を防ぐことが可能なので，**気管支炎**であっても**喀痰の評価**は重要だと考えます．

2）結核を意識しよう

最後になりますが，高齢者の気管支炎については**結核**を疑うことが大切です．ウイルスもマイコプラズマもシックコンタクトがなければ罹患しません．特に子どもとのシックコンタクトがない高齢者は風邪を引く可能性は低いのです．外来診療において，COPDや気管支拡張症のある高齢者の気管支炎で抗菌薬を処方する場面があるかもしれませんが，**抗菌薬を処方する前に喀痰のグラム染色と培養を行うこと**，そして結核に効いてしまう**ニューキノロンを使用しないこと**が，仮に初診時に結核を診断できなかったとしても，早めに気づく手助けになると思います．たかが気管支炎と侮らず感染症診療の原則である微生物診断をつける努力を怠るべきではないと筆者は考えています．

ここがピットフォール
気管支炎でも喀痰培養を出すべし！

おわりに

風邪は微生物ごとに症状が異なります．たがが風邪と侮らずに向き合うことが臨床医としての診療の幅を広げると考えています．

◆ 文　献

1）「Mandell, Douglas, & Bennett's Principles and Practice of Infectious Diseases, 8th Edition」（Bennett JE, et al, eds), Churchill Livingstone, 2015
2）Cuenca-Estrella M, et al：Detection and investigation of invasive mould disease. J Antimicrob Chemother, 66：15-24, 2011

Profile

本間義人　Yoshito Homma

愛媛県立中央病院 呼吸器内科・感染制御部
倉敷中央病院感染症科フェローシップ修了後，2018年9月から以前に勤務していた愛媛で，感染症内科兼呼吸器内科医として働いています．四国はよいところです．興味がある方は一緒に仕事しましょう！

総論　風邪とは何かを知る

3 薬剤耐性（AMR）対策アクションプラン2016〜2020

羽田野義郎

> **Point**
> - このまま対策を行わなければ，2050年には薬剤耐性菌による死亡は全世界で約1,000万人となり，がん患者を超えると推計されている
> - 日本は他国と比較して，セファロスポリン，フルオロキノロン，マクロライドの使用比率および使用量が高く，ペニシリン系の使用比率および使用量が少ない
> - ここ数年で，日本の抗菌薬販売量・使用量は約10％減となっている

Keyword 薬剤耐性　AMR対策アクションプラン2016〜2020

はじめに

　医療は日々進歩し続けていますが，近年の感染症周辺の変化のスピードは非常に早く，そしてそのインパクトは大きいものとなっています．薬剤耐性菌が世界中に拡散して薬剤耐性（antimicrobial resistance：AMR）の問題は大きくなる一方で，新規抗微生物薬剤の開発は停滞しています（図1）[1]．

　このようななか，WHOは2011年の世界保健デーでAMRの問題を取り上げ，「No action today, No cure tomorrow」というキャッチフレーズで世界的な対策の必要性を強調しました．その後2015年にWHO総会で薬剤耐性対策グローバル・アクションプランを発表し，毎年11月18日を含む1週間を世界抗菌薬啓発週間としてキャンペーンがはじまりました．

　この流れを受け，日本では2016年4月，日本政府がAMR対策アクションプランを発表し[2]，国立国際医療研究センターAMR臨床リファレンスセンターを中心にさまざまな取り組みが行われています．本稿ではこのAMR対策アクションプランをご紹介し，今われわれがどのような感染症診療を求められているかをみていきましょう．

1 30年後にはがんによる死亡者数を超える！？「薬剤耐性」の脅威

　ここでは，イギリスの経済学者Jim O'Neillによるレポートをご紹介しましょう．このレポートでは，2013年の薬剤耐性菌による年間の死亡者数は世界で約70万人と見積もっていますが，

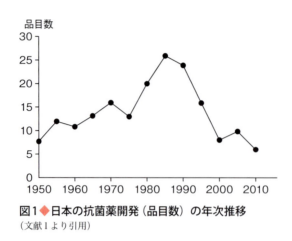

図1 ◆ 日本の抗菌薬開発（品目数）の年次推移
（文献1より引用）

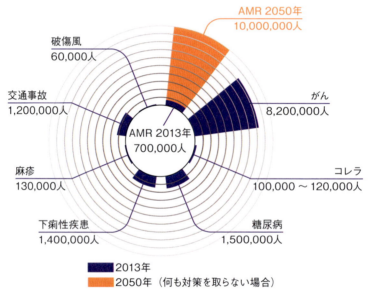

図2 ◆ 薬剤耐性（AMR）に起因する死亡者数の推定
（文献2より引用）

このまま何も対策を講じない場合，**2050年には約1,000万人の死亡が想定され，がんによる死亡者数を超える**という内容でした（図2）[2]．また，大陸ごとの死亡者数をみてみると，その大半はアジアとアフリカで発生するとされています[2]．「No action today, No cure tomorrow」という状況であることがより明確になったレポートだったと筆者は考えています．

❷ 日本の抗菌薬使用の現状は？

AMRが拡大した原因の1つとして**抗微生物薬の不適切な使用**が挙げられます．
日本はサーベイランスが行われている他の国と比較して，抗菌薬の販売量の総量自体は多く

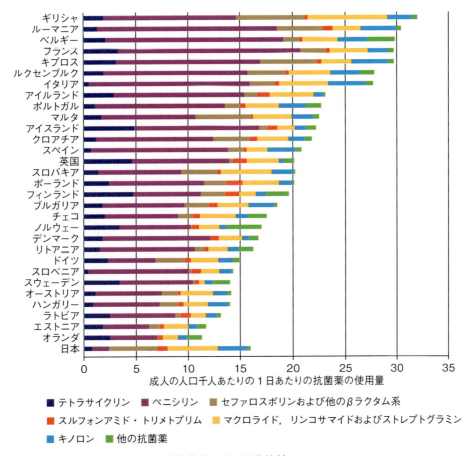

図3 ◆ 欧州および日本における抗菌薬使用量の国際比較
（文献3より引用）

はないが，内服のなかでは広域であることが多い**セファロスポリン・フルオロキノロン・マクロライドの比率が高く**，**使用量も多い**（そしてペニシリン系の使用量が少ない）ということが明らかになりました（図3）[4]．また，黄色ブドウ球菌に占める**メチシリン耐性率**や肺炎球菌における**ペニシリン耐性率**は，諸外国と比較して高くなっているという現状があります（図4）[4]．

❸ 日本の薬剤耐性（AMR）対策アクションプラン（2016〜2020）

このようななか日本が発表したアクションプランをみてみましょう．主に6つの項目からなり立っており，日本独自の項目として「**国際協力**」が加わっているのが1つの特徴です（表1）[3]．多くの臨床医ができることとしては，「**普及啓発・教育**」と「**抗微生物剤の適正使用**」ではないでしょうか．成果目標は表2の通りです．ヒトの抗微生物剤の使用量に注目していただくと，2013年と比較して2020年は全体で33％減，経口セファロスポリン・フルオロキノロ

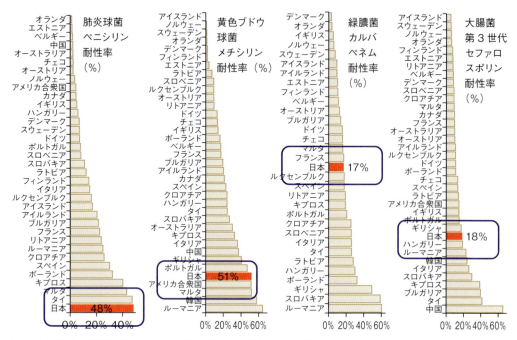

図4 ◆ 代表的な薬剤耐性傾向を示す微生物の薬剤耐性率の国際比較
（文献3より引用）

表1 ◆ 日本の「薬剤耐性（AMR）対策アクションプラン2016～2020」

	分野	目標
1	普及啓発・教育	国民の薬剤耐性に関する知識や理解を深め，専門職等への教育・研修を推進する
2	動向調査・監視	薬剤耐性及び抗微生物剤の使用量を継続的に監視し，薬剤耐性の変化や拡大の予兆を適確に把握する
3	感染予防・管理	適切な感染予防・管理の実践により，薬剤耐性微生物の拡大を阻止する
4	抗微生物剤の適正使用	医療，畜水産等の分野における抗微生物剤の適正な使用を推進する
5	研究開発・創薬	薬剤耐性の研究や，薬剤耐性微生物に対する予防・診断・治療手段を確保するための研究開発を推進する
6	国際協力	国際的視野で多分野と協働し，薬剤耐性対策を推進する

（文献3より引用）

ン・マクロライド系薬は50％減，静注抗菌薬は20％減と，「え，本当に達成可能なの？」という数値かもしれませんが，それくらい危機が差し迫っており抜本的な改革が必要であるということだと筆者は考えています．

表2 ◆ 薬剤耐性（AMR）対策アクションプラン成果目標

ヒトの抗微生物剤の使用量 (人口千人あたりの1日抗菌薬使用量)			主な微生物の薬剤耐性率 (医療分野)			主な微生物の薬剤耐性率 (畜産分野)		
指標	2020年 (対2013年比)		指標	2014年	2020年 (目標値)	指標	2014年	2020年 (目標値)
全体	33％減		肺炎球菌のペニシリン耐性率	48％	15％以下	大腸菌のテトラサイクリン耐性率	45％*	33％*以下
経口セファロスポリン，フルオロキノロン，マクロライド系薬	50％減		黄色ブドウ球菌のメチシリン耐性率	51％	20％以下	大腸菌の第3世代セファロスポリン耐性率	1.5％* (G7各国とほぼ同水準)	2020年におけるG7各国の数値と同水準
静注抗菌薬	20％減		大腸菌のフルオロキノロン耐性率	45％	25％以下	大腸菌のフルオロキノロン耐性率	4.7％* (G7各国とほぼ同水準)	2020年におけるG7各国の数値と同水準
			緑膿菌のカルバペネム耐性率	17％	10％以下			
			大腸菌・肺炎桿菌のカルバペネム耐性率	0.1〜0.2％	同水準			

＊牛，豚および肉用鶏由来の大腸菌の平均
（文献3より引用）

4 改めて抗菌薬について考える

1）なぜ不適切使用が問題なのか

これだけ国を挙げてのアクションプランの対象となる抗菌薬，その特徴で他の薬と異なる特徴があればそれは何か？ いろいろな切り口があると思いますが，筆者の考えとしては以下の通りです．

《抗菌薬の特徴》
① ターゲットはヒトではなく，微生物（抗菌薬の場合，細菌である）でありヒトとは別の生物である
② その副次的作用として，本来治療しなくてよいヒトの常在細菌叢にも「効いてしまう」
③ 抗菌薬は使えば使うほど，使えなくなる（耐性を獲得される）ときが来る
④ 耐性を獲得した微生物は，院内の患者さんや環境中に拡散し，次世代への影響をきたす

そのため，抗菌薬は石油のような環境資源のように例えることができます．使いすぎるとよくないこと，起こりますよね．現在世界で環境保全について考えられているのと同じように，一種の環境資源とも考えられる抗菌薬を「**適切なときに，適切なだけ使用する**」ことが求められています（決して，「**使うな！**」でないことを強調しておきます）．

2) 内服抗菌薬の適正使用

内服抗菌薬の使用の場合でも原因微生物は何かということを考えます．また，最大の効果を期待するため**生体利用率（吸収率，bioavailability）**が良好な内服抗菌薬の使用が推奨されています（**表3**）[5]．例えば**第3世代経口セファロスポリンは「処方を避ける」**薬として近年よく挙げられます．その理由を筆者は以下のように考えます．

表3 ◆ 生体利用率が高い内服抗菌薬

一般名	吸収率（%）
アモキシシリン	90
アモキシシリン/クラブラン酸	90/60
セファレキシン	99
ドキシサイクリン・ミノサイクリン	100
クリンダマイシン	90
シプロフロキサシン	70
レボフロキサシン	99
メトロニダゾール	100
ST合剤	98
リファンピシン	95

（文献5より引用）

《経口セファロスポリンの処方を避ける理由》

① 外来診療で第1選択となる具体的な疾患を筆者は思い浮かびません（例：急性咽頭炎や急性副鼻腔炎は仮に細菌性であったとしてもアモキシシリン，膀胱炎の場合はセファレキシンもしくはST合剤など，が第1選択）．

② 生体利用率が不良であり，感染病巣に十分量の抗菌薬が到達せず，十分な効果が得られていない可能性があります（厳密な話をすると，吸収率が低くても，蛋白に結合していない抗菌薬の濃度が微生物の抗菌薬に対するMICを大きく上回っており，他の耐性菌の発生が増加しなければよいかもしれませんが）．

③ 低濃度の抗菌薬による曝露は，体内で耐性菌を発生させる恐れがあり，また体内の常在細菌叢が崩れることで，結果としてCDI（*Clostridioides difficile*感染症）の発症リスクが上がります．

④ これはどの薬でもそうですが必ず副反応があります．広域抗菌薬である経口第3世代セファロスポリンでは，先に挙げたCDIのハイリスクであるとともに，ピボキシル基を有するセフジトレン（とテビペネム）で起こる低カルニチン血症による低血糖，けいれんなどは有名です．

⑤ 最後に体内で吸収されなかった抗菌薬は，排泄物としてとして最終的に環境中に戻りますが，耐性菌による水系汚染や農産物の汚染につながる可能性があります．実際に環境における薬剤耐性菌や抗菌薬の広がりがこれまで報告されています．

百歩譲って吸収率の話に異論があったとしても，第1選択として処方すべき状況でない場面で処方する必要はないと筆者は考えています．

一方キノロン系抗菌薬は生体利用率がよい内服薬のため重宝されますが，**唯一の抗緑膿菌内服薬であり，広域抗菌薬であるため温存が必要**です．また使用量増加に伴う大腸菌の耐性化

(時々，キノロンだけ耐性の大腸菌をみることがあります)やキノロン系の副反応は近年注目されているため，必要ない場合は処方しないことが求められています．筆者は市中のキノロンだけ耐性の大腸菌が検出された尿路感染症の患者さんに「最近抗菌薬を処方されましたか？」とお聞きしていましたが，全くなかった方もときに経験してそのようなものなのかなあと感じておりました．ところが近年の研究では，地域のキノロン使用量が増えると，個々の患者さんがキノロンを投与されているかどうかは関係なく，キノロン耐性大腸菌の検出率が増加するということも報告されており[6]，自分の診療圏の感受性を守るうえでも，安易なキノロン系抗菌薬の処方は控えたいものです．

米国泌尿器学会はそのような状況を踏まえ，Choosing wiselyの1つに「女性の単純性膀胱炎の治療に，他の経口抗菌薬選択ができる状況であれば，キノロン系抗菌薬を使用しない」と挙げています[7]．IDATEN（日本感染症教育研修会）のchoosing wiselyも安易な処方に警笛を鳴らしたものとなっています（表4）[8]．

表4 ◆ IDATEN choosing wisely 2017

日本感染症教育研修会（IDATEN）
1. 感冒（風邪）に抗菌薬は投与しない．
2. 無症候性細菌尿に抗菌薬を投与しない．
3. 経口の第3世代セファロスポリン系，フルオロキノロン系およびマクロライド系の抗菌薬を安易に処方しない．
4. 抗菌薬投与前に必要な微生物検査を行う．
5. すべての小児に適切な予防接種を行う．

（文献8より引用）

⑤ 風邪診療に抗菌薬は必要か？

「必要ないのに使用されている」代表的疾患の1つは**急性上気道炎**です．感染症診療では，そもそも感染症？ 感染症であれば抗菌薬の必要な感染症 or not？ というところから日々の診療がはじまり，背景，臓器，微生物…とロジカルに考えながら抗菌薬処方が必要かどうか，必要であればどの微生物をカバーするか（カバーする微生物が決まれば抗菌薬は自ずと決まる）を判断します．

> **感染症診療のロジック**
> ① 患者背景を理解する
> ② どの臓器の感染症？
> ③ 原因となる微生物は？
> ④ どの抗菌薬を選択？
> ⑤ 適切な経過観察

ここでは「風邪」＝「急性上気道炎」としますが，その場合はウイルス疾患ですので抗菌薬

治療は必要なく，抗菌薬の使用は推奨されていません．厚生労働省作成の『抗微生物薬適正使用の手引き第一版』では「感冒に対しては，抗菌薬投与を行わないことを推奨する」とあります[9]．急性上気道炎に抗菌薬処方をすることは，その副反応などによるリスクがベネフィットを上回っているということがこれまでの知見によりわかっています．もちろん，急性上気道炎のようにみえる他の疾患を除外することが重要です．

一方で，患者が欲しがるから処方する場合もあるでしょう．それは医療従事者の認識と国民の認識にずれがあるからです．ここは日々の診療で少しずつ意識の共有を図っていくことが重要です．

抗菌薬意識調査2018　調査結果のサマリー[10]
- 「抗菌薬・抗生物質」という言葉を聞いたことがある人は67％
- 2人に1人が，抗菌薬は「かぜ」「インフルエンザ」に効くと思っている
- 「かぜ」で自ら抗菌薬を求める人は約30％
- 抗菌薬ではない薬を抗菌薬だと思い込んでいる人がいる

❻ プライマリ・ケア外来のセッティングで，急性上気道炎に対する抗菌薬処方割合の目標設定は？

とは言っても細菌感染症との鑑別が難しいときなどに抗菌薬を処方することは誰にでもあります．具体的にどの程度をめざすべきなのでしょうか？　少し昔になりますが，2004～2005年に5人の日本の内科専門医で行われた研究では，成人（18～65歳）の急性上気道炎（主に咽頭痛，インフルエンザ除く）で抗菌薬処方は初診時5％，再診時2％であったとの報告があります．この研究での患者さんの満足度は8日目で85％，15日目で95％であり，大部分の方が改善され，救急受診や入院などはなかったという結果でした[11]．この5人中4人はACP（アメリカ内科学会）fellowということで，general practiceが元から得意な医師たちであったのではないかと筆者は推察しています．

以上を受けて，自分のプラクティスを見直す意味でもまずは現状を把握し，**もし抗菌薬処方割合が多ければ，20％以下を目標とする，すでに20％以下であれば10％以下をまずは目標にする**のが現実的であると筆者は考えています．

❼ その後，日本の抗菌薬使用量はどうなっているのか？

AMR臨床リファレンスセンター薬剤疫学室からの報告では[12]，2018年の全国の抗菌薬販売量は，2013年と比較して10.7％減少しています．それぞれの抗菌薬は，2013年と比較して，経口セファロスポリン18.4％減，経口マクロライド18.0％減，経口キノロン17.1％減であり，国を挙げての対策は確実に実を結んでいます．

おわりに

　薬剤耐性の問題は今後の医療を考えるうえで重大な案件の1つとなっており，急速に世界は動いています．この急速に変化する状況についていくことが重要です．医師個人としてできることは正しい情報の把握と，目の前の患者さんへのプラクティスです．「塵も積もれば山となる」のは間違いないですので，次世代の方々に持続可能な医療を提供するために，医師個人としての診療のスキルアップはもちろんのこと，いわゆる「情報が届かない医師」の方々や一般市民への啓蒙など，それぞれ住んでいるところも違えば，専門性，経験人数，病院のセッティングなどは異なりますが，それぞれができることを医師個人として行う姿勢が大事であると筆者は考えています．

◆ 文　献

1) 舘田一博：抗菌薬開発停滞の打破へ向けて．日本内科学会雑誌，102：2908-2914, 2013
   ▶ 抗菌薬開発停滞に警笛を鳴らした総説．

2) Jim O'Neill：Antimicrobial Resistance：Tackling a crisis for the health and wealth of nations. The Review on Antimicrobial Resistance, 2014
   ▶ UKの経済学者Jim O'NeillによるAMRについてのレポート．世界に衝撃を与えました．

3) 薬剤耐性（AMR）対策アクションプラン
   https://www.mhlw.go.jp/file/06-Seisakujouhou-10900000-Kenkoukyoku/0000120769.pdf
   ▶ 薬剤耐性アクションプランの全文．厚生労働省HPからアクセスできます．

4) AMR臨床リファレンスセンターホームページ：
   http://amr.ncgm.go.jp/medics/2-4.html
   ▶ AMRの情報がこのHPに集約されています．

5) 大野博司：高齢者における抗菌薬の考え方，使い方 経口薬編．日本老年医学会雑誌，48：451-456, 2011
   ▶ 内服抗菌薬についてまとまっています．フリーでダウンロード可能．

6) Low M, et al：Association between urinary community-acquired fluoroquinolone-resistant Escherichia coli and neighbourhood antibiotic consumption：a population-based case-control study. Lancet Infect Dis, 19：419-428, 2019
   ▶ 抗菌薬処方は市中感染症の場合でも個人への処方が地域へ影響することを示した論文．

7) 米国泌尿器学会 Choosing Wisely
   https://www.auanet.org/practice-resources/patient-safety-and-quality-of-care/choosing-wisely
   ▶ 米国泌尿器学会からのchoosing wisely．

8) IDATEN choosing wisely
   http://www.theidaten.jp/pages/choosingwisely.html
   ▶ IDATEN（日本感染症教育研究会）からのchoosing wisely．日本のAMR対策アクションプランを意識した内容となっています．

9) 厚生労働省健康局結核感染症課：抗微生物薬適正使用の手引き第一版
   https://www.mhlw.go.jp/file/06-Seisakujouhou-10900000-Kenkoukyoku/0000166612.pdf
   ▶ 主に市中の上気道感染症，急性下痢症に対してアルゴリズムを用いて説明．わかりやすい．

10) AMR臨床リファレンスセンター：日本の薬剤耐性対策の課題が見えてくる　全国抗菌薬販売量2018年調査データを3月15日公開
    http://amr.ncgm.go.jp/pdf/20190315_ig_vol9-pressrelease.pdf
    ▶ AMR臨床リファレンスセンターより．次々データを見える化してくれて重宝しています．

11) Tomii K, et al：Minimal use of antibiotics for acute respiratory tract infections：validity and patient satisfaction. Intern Med, 46：267-272, 2007
    ▶ 研究が行われたのは2004～2005年．この頃から風邪に抗菌薬に対して疑問をもっていたアツい方々はいたのだ！

12) AMR臨床リファレンスセンター：vol.8 抗菌薬意識調査2018 〜知ろうAMR，考えようあなたのクスリ〜
http://amr.ncgm.go.jp/infographics/008.html
▶ 2018年にインターネット集計で行われた721名のアンケート結果．

Profile
羽田野義郎　Yoshiro Hadano
東京医科歯科大学医学部附属病院 総合診療科／感染制御部 副部長
大学病院，市中病院，プライマリ・ケアと3つの異なるセッティングで感染症とその周辺に対峙しています．専門医数が潤沢でないなか，卒前・卒後教育で何ができるのか，何が必要かを思案中です．

各論

風邪へのアプローチ

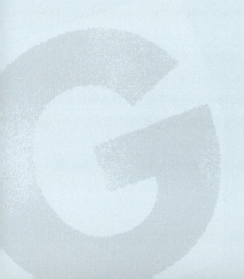

各論　風邪へのアプローチ

A）気道症状を有する風邪へのアプローチ

1 せき・はな・のど型の風邪（普通感冒）について

福盛勇介

Point
- 普通感冒は咳嗽，鼻汁，咽頭痛の症状がすべて同程度に存在する病型
- 普通感冒であれば重篤な疾患の可能性はなく，抗菌薬の処方も不要
- 良好な経過からの再増悪を認めた場合には，細菌感染の検索が必要

Keyword かぜ症候群　普通感冒

はじめに

本稿ではかぜ症候群の最も基本的な病型である普通感冒について概説します．

> **症例/事例提示**
> 66歳男性．2日前から咽頭違和感を自覚し，昨日から鼻閉，本日から咳嗽が出現したため受診．診察時37.7℃で鼻声ではあるが，強く辛そうにはしていない．

1 普通感冒とは何か

普通感冒とはかぜ症候群のうち**咳嗽，鼻汁，咽頭痛の症状が経過を通じてすべて同程度に存在する病型**を指し，**狭義のかぜ症候群**とも呼ばれます．かぜ症候群全般に共通することですが，原因の多くはウイルスであり，そのなかでも**ライノウイルス**が最多です[1]．疫学的には，秋から冬にかけて好発します．小児では平均5〜7回/年罹患しますが，成人では平均2〜3回/年，60歳以上の高齢者では1〜2回/年の罹患頻度となり，年齢とともに罹患頻度が減少します[2]．ウイルスの感染は鼻汁・唾液などの飛沫や，飛沫で汚染された手を介して，ヒトとヒトの接触から広がっていきます．そのため集団生活や接触の機会が多い小児や学童では罹患頻度が高く，高齢者では罹患率が低くなります．同様の理由から小児との接触のある成人では接触のない成人よりも罹患頻度が高くなるとされています．

前述の感染経路からもわかるように，普通感冒の診断には**病歴**が最も重要です．咳嗽，鼻汁，

咽頭痛が同じぐらいの強さで存在しているか，シックコンタクトがあるかということを確認します．後述するような自然経過があるため，受診時には咽頭痛は改善しているような状況もありますが，一連の経過で同程度の症状があれば確実に普通感冒と診断できます．血液検査や画像検査は通常必要ありません．

かぜ症候群の診療において最も重要な点は「**細菌感染症などの重篤な疾患を風邪と誤診しないこと**」です．咳嗽，鼻汁，咽頭痛の3症状が揃っている本病型は鼻腔・咽頭・気管支などの複数の器官に病変があることを示唆しているため，局所的な病変を呈しやすい重篤な細菌感染症との鑑別が容易です．咳嗽自体はかぜ症候群患者の約30％でしか出現しないとされ[1]，必ずしも頻度の高い症候ではありませんが，本病型と判断した場合には自信をもって細菌感染の可能性がないと言えます．しかし，逆に上記のような症状が揃っていない場合やシックコンタクトのない高齢者などでは安易に普通感冒と診断する前に，一度他稿であげられているような鑑別を考える必要があるとも言えるでしょう．

> **ここが診療のポイント**
> - 普通感冒であれば重篤な疾患の可能性はない
> - 咳嗽・鼻汁・咽頭痛の3症状が揃っていない場合，シックコンタクトがない場合は普通感冒以外の可能性を考える！

❷ 普通感冒はどのような経過を辿るのか

典型的な普通感冒の臨床経過を図1に示します．通常1週間以内の潜伏期間を経て発症し，症状は咽頭違和感や咽頭痛からはじまります．これらの症状は短期間で改善することが多く，第2～3病日には鼻汁や鼻閉が主体となります．その後徐々に咳嗽が出現し，症状は7～10日程度で改善を認めていきます．普通感冒の症状は咳嗽，鼻汁，咽頭痛が中心であり，**高熱，関節痛，頭痛**といった**全身症状はあまりみられません**．一方，インフルエンザやアデノウイルス感染症ではこれらの全身症状が強く出る傾向にあります．

症状は7～10日程度で改善を認めますが，実際に症状が消失するまでにはもう少し時間がかかります．小児の研究ではありますが，かぜ症候群などの症状の持続期間を調べた総説があります[3]．これによると，10日以内に症状の消失が得られたのは約50％で，90％の患者の症状が消失するのには約15日要するという結果でした．一般的に咳嗽は鼻汁，咽頭痛よりも持続することが多く，長い場合には改善まで3週間程度要することもありますが[4]，症状が改善傾向にある場合には特に治療介入は必要ありません．時々普通感冒罹患後に咳嗽が持続することを主訴に再受診される患者もいるため，**初診時に患者に説明しておくとよいでしょう**．

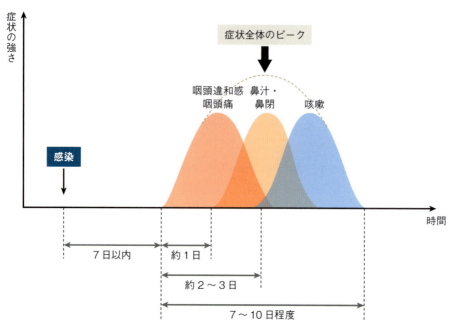

図1 ◆ 普通感冒の自然経過

❸ 普通感冒の注意すべき経過とは何か

　　多くの普通感冒は前述のような経過を辿り，特に再診の必要はありません．しかし，症状が**改善せず10日以上持続する場合**，**3〜4日以上高熱と重篤な症状が続く場合**，図2のように**一度よくなりかけた症状が10日以内に再度増悪してきた場合**には注意が必要です[1]．特に，症状の再増悪に関しては **double sickening** と呼び，**急性副鼻腔炎などの細菌感染の合併**を疑う徴候の1つです．このような経過を示した場合には再度受診していただくように初診時に伝えておきましょう．

> **ここが診療のポイント**
> よくなりかけた症状が再度悪くなった場合は再評価！

症例の経過

　　聴取していると小学生の孫と同居しており，孫の学校ではかぜ症候群が流行していることがわかった．症状や病歴から普通感冒と診断した．

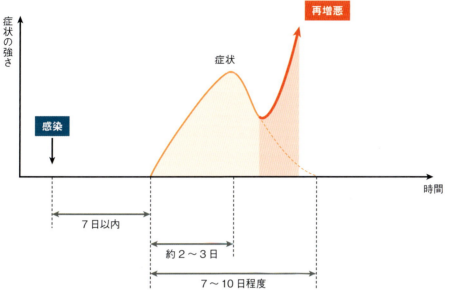

図2 ◆ double sickeningの経過

❹ 普通感冒について患者に説明をしよう

　　実際の診療では患者自身が「風邪だと思う」と言って受診することも多いですが，患者の普通感冒に対する認識は必ずしも正確ではありません．忙しい外来の場では難しいこともありますが，患者教育の貴重な場でもありますので，多少時間をとってでも普通感冒に対しての正しい知識を説明する方がよいと筆者は考えています．ただし，熱があってしんどい患者にあまり長々と話をしても効果がないこともあります．そんなときのために，風邪と診断された患者用に説明用紙を準備しておくのもよいかもしれません．

　　最後に，一例として筆者が患者に説明する際にお話ししていることを記載いたします．

　　○○さんの症状から考えるといわゆる風邪だと思います．
　　風邪はウイルスの病気なので抗生剤は効果がありません．治療としては自分の体の免疫力がウイルスをやっつけるのを待つ，というのが基本です．ウイルスをやっつけるまでのしんどい症状については必要に応じて症状を抑える薬で対応していきましょう．
　　症状は10日ほど続くことがありますが，徐々によくなってきているならば心配ありません．特に咳だけが長引くことはよくあって，長い人では3週間ほど続きますが，こちらもよくなってくるようならば心配ありません．
　　今はバイキンの感染症などの他の病気である可能性は低いと思いますが，病気のはじめの頃は病気の特徴がわかりにくいことがあります．症状が10日ほど改善しないときや，一度よくなったのにまた高熱がぶり返したときなどには，バイキンのことも考えなければいけないので，

> 必ずこちらに来てください．
> 何かお聞きしたいことはありますか？

● まとめ

　普通感冒についての一般的な知識とマネジメントについて概説しました．対症療法薬については次稿でご説明いたします．

◆ 文　献

1) 「Mandell, Douglas, and Bennett's Principles and Practice of Infectious Diseases Eighth Edition」(Bennett JE, et al), pp3406-3413, Saunders, 2014
2) Heikkinen T & Järvinen A：The common cold. Lancet, 361：51-59, 2003
3) Thompson M, et al：Duration of symptoms of respiratory tract infections in children：systematic review. BMJ, 347：f7027, 2013
4) Allan GM & Arroll B：Prevention and treatment of the common cold：making sense of the evidence. CMAJ, 186：190-199, 2014

Profile

福盛勇介　Yusuke Fukumori
倉敷中央病院 感染症科
一人前の感染症科医になるべく研鑽中です．まだまだ知らないことばかりですが，感染症の広く深い世界を一緒に勉強していきましょう．

各論　風邪へのアプローチ

A）気道症状を有する風邪へのアプローチ

2 対症療法薬について

福盛勇介

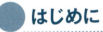

- かぜ症候群の治療は経過観察と対症療法．抗菌薬は必要ない
- 抗ヒスタミン薬や総合感冒薬は安易に処方しない．市販薬にも注意が必要

Keyword　普通感冒　対症療法　鎮咳薬　解熱鎮痛薬

はじめに

　周知の事実と思われますが，**普通感冒はウイルス性疾患であり，根治的治療はありません**．自然軽快する疾患ですので，基本的な治療は**他のヒトとの不要な接触を避け，ゆっくりと休養をとること**です．普通感冒で病院を受診した患者に対しては，まず上記の内容をわかりやすく説明しましょう．「風邪を引いたら抗菌薬を飲まなければならない」という誤った認識をもっている患者もおられ，「患者が希望するので抗菌薬を処方している」という先生もおられるかもしれません．しかし，ある程度時間をとって正しい情報を説明することで，しっかりと理解され満足してご帰宅いただけることがほとんどです．

　日本の研究で普通感冒，急性咽頭炎，急性副鼻腔炎，急性気管支炎に対して，本当に抗菌薬が必要と思われる患者にのみ抗菌薬を処方した場合の症状の改善，患者満足度を評価した前向きコホート研究があります[1]．これによると第8病日までに90％以上の患者の症状が改善し，治療に対する満足度も第8病日で87％，第15病日で95％と良好でした．抗菌薬の投与は全体の5％程度で，普通感冒に限定するとわずか1例（0.2％）のみでした．対象が研究に参加した患者であるという選択バイアスはかかりますが，抗菌薬を必要な患者のみに限定しても臨床経過に問題はなく，患者満足度も担保できることがわかります．**十分適切な説明こそが一番の処方である**という認識をもち，正しく，親身に説明を行うように心がけましょう．

　ここがポイント

　普通感冒に対する一番の処方は適切な説明！
　説明を処方することで患者も満足し，不適切な処方を減らすことができる！

「普通感冒は自然軽快する疾患である」と言っても，実際に患者の多くは症状の緩和を求めて病院を受診しています．患者の苦痛を緩和するのも医師の仕事ですが，患者に害を与えかねない不適切な処方は行ってはなりません．適切な対症療法とは何かについて学んでいきましょう．

1 鼻汁・鼻閉

1) 抗ヒスタミン薬

普通感冒の鼻汁に対して抗ヒスタミン薬が処方されている光景はよくみられ，市販の風邪薬の成分にも抗ヒスタミン薬は含有されています．コクランレビューによると，抗ヒスタミン薬は**はじめの2日の鼻汁・くしゃみの重症度を改善させる**ことが示されていますが，**中長期的な（3日以降）重症度の改善は示されていません**[2]．また，鎮静作用の少ない第二世代以降の抗ヒスタミン薬に限定すると鼻汁・くしゃみの重症度の改善は示されておらず，鼻汁・くしゃみ・鼻閉のいずれにおいても症状の持続期間についてはプラセボと有意差を示せていません．第一世代抗ヒスタミン薬の鼻汁やくしゃみの改善については有意差が示されていますが，これらの恩恵は非常に小さく，臨床的な意義があるかは疑問です．抗ヒスタミン薬の**副作用**として，特に高齢の患者で**傾眠，めまい，口渇，排尿障害**などが知られており，有意差はないものの，プラセボと比較すると多い傾向があります（そもそも副作用は発現頻度が低いものなので有意差が出ることは多くありません）．

これらの結果から，**普通感冒の患者に抗ヒスタミン薬は原則的には処方せず，副作用の少ない若年患者で病初期の症状が強い場合に限定して用いる**ぐらいにとどめておくのがよいと筆者は考えています．

> **処方例** d-クロルフェニラミンマレイン酸塩（ポララミン®）1回2mg 1日2回 2日間
> ※注意：前立腺肥大症，緑内障のある患者，高齢の患者，車の運転や危険な作業に従事する患者には処方しないようにしましょう．

2) nasal decongestants（点鼻/経口 血管収縮薬）

主に交感神経α受容体の刺激作用により，鼻腔内の血管収縮を生じさせ，鼻汁や鼻閉の改善を図る治療です．経口薬と点鼻薬があります．コクランレビューでは製剤の投与経路（経口投与または点鼻投与），投与回数（単回または複数回），投与後の持続時間について詳細に項目を分けて検討されています[3]．自覚症状の改善が得られたとする項目もあり，有用である可能性はありますが，**各項目の研究数が少なく，エビデンスが十分とは言えません**．また，長期使用によりリバウンドを生じ，内因性の交感神経の作用が低下し，**難治性の薬物性鼻炎を生じる**ことがあるため，**長期使用は避ける必要があります**[4]．

有用性はありそうですが，エビデンスが十分でないこと，自然軽快する疾患で難治性の副作

用を生じうるというリスク—ベネフィットの観点から筆者は処方していません．

❷ 咳嗽

1) コデイン・デキストロメトルファン

コデインは強力な鎮咳薬ですが，普通感冒においてはプラセボと比較して咳嗽の有意な改善を示すことができておらず，**鎮咳薬として推奨されません**[5]．

デキストロメトルファンは咳嗽の頻度を有意に減少させたとするレビューがあります[5]．症状改善の程度に関しては，報告によってプラセボと比較して5％減少であったり，19～36％減少であったりと差がありますが，多少の効果はあるようです．併用薬や併存疾患によってはセロトニン症候群やミオクローヌスなどの副作用を生じることがありますが，基本的には副作用が少ない薬です．咳嗽が長期間持続しやすい症状であることを考慮すると，**症状が強い患者には処方してもよい**と考えています．

> **処方例** デキストロメトルファン（メジコン®）25 mg 1回2錠　咳嗽時頓用
> または
> デキストロメトルファン（メジコン®）25 mg 1回2錠 1日3回（毎食後）3～5日間程度

❸ 発熱，頭痛，咽頭痛（解熱鎮痛薬）

1) NSAIDs (non-steroidal anti-inflammatory drugs)

ロキソプロフェンに代表されるNSAIDsも感冒時の頭痛や咽頭痛に対して処方されやすい薬の1つです．NSAIDsの使用は咽頭痛に関してはプラセボと比較して有意差を証明できませんでしたが，**頭痛，筋肉痛，関節痛**に関してはプラセボ群と比較して有意に改善させています[6]．しかし，そのもととなった2研究ではそれぞれナプロキセン1回200 mg 1日3回（途中から1回500 mg 1日3回に増量），イブプロフェン1回400 mgを1日3回と高用量で用いており，一部日本の添付文書の最大投与量を超えていることに注意が必要です．

また，NSAIDsの**副作用**として，**胃潰瘍，心不全，腎不全，アスピリン不耐症**などがあり，プラセボと比較して有意差はないものの増加する傾向にあります[6]．高齢者では腎不全・心不全などの基礎疾患をもつ患者や抗血小板薬を内服している患者が多く，さらに副作用が多くなることが予想されます．筆者はアセトアミノフェンを優先的に用いることが多く，NSAIDsは若年のアセトアミノフェンで鎮痛効果がなかったと訴える患者など，限定した患者のみに用いています．

2) アセトアミノフェン

アセトアミノフェンの鎮痛薬としての有用性については少数の研究があり，**頭痛を有意に改**

善したとする報告とプラセボと比較して有意差がなかったとする報告があります[7]．有用性に関して確固たるエビデンスがあるとは言えませんが，**有用である可能性があり，重篤な副作用が少なく，コストも安い**という点から筆者は解熱鎮痛薬としては一番よく用います．

投与量としては鎮痛であれば1回10 mg/kg程度，1日3〜4回までを目安として用います．アセトアミノフェンの大量投与では**肝障害**が問題となりますが，この投与量では問題がないことがほとんどです．ただし，**もともと肝障害のある患者やアルコール依存の患者**などでは肝障害のリスクが高く，注意を要します．

> **処方例** アセトアミノフェン（カロナール®）200 mg 1回3錠　疼痛時頓用

4 その他

1) 抗菌薬

普通感冒に対する抗菌薬の処方はプラセボと比較して症状全体の持続期間，咽頭痛，食思不振などを改善させることができませんでした[8]．一方，成人においてはプラセボ群と比較して副作用が有意に増加することが示されており［相対危険度：2.62（95％信頼区間：1.32-5.18）］，約11人に1人が抗菌薬の処方により副作用を生じることがわかっています．そもそも，ウイルス感染主体の普通感冒に抗菌薬を使用すること自体控えるべきですが，上記の観点からも，**普通感冒に対する抗菌薬処方は行うべきではありません．**

2) 総合感冒薬

総合感冒薬は製剤によって成分に違いはありますが，主に表1のような成分が入っています．前述の通りプラセボと比較して差がないものや，有用性よりもむしろ有害性が勝ると考えられるものなどもみられ，総合感冒薬を積極的に処方すべき理由はありません．特に高齢の患者などでは副作用や薬剤相互作用が問題となりやすく，**できるだけ処方しないほうがよい**と考えます．

3) 蜂蜜

小児の急性咳嗽に対して蜂蜜が有用かもしれないという研究があります[9, 10]．これらの研究によると**眠前のスプーン1杯程度の蜂蜜の摂取**はプラセボと比較して有意に**咳嗽の頻度を減少**させ，睡眠の質を向上させています．食品として日常的に摂取されていることから副作用も特

表1 ◆ 総合感冒薬の代表的な成分

解熱鎮痛薬	アセトアミノフェン，エテンザミド，イブプロフェン
抗ヒスタミン薬	クロルフェニラミンマレイン酸塩
鎮咳薬	コデインリン酸塩，デキストロメトルファン
去痰薬	グアヤコールスルホン酸カリウム
その他	カフェイン，エフェドリン，カッコン，マオウ，カンゾウなど

に多くないと考えられるため，咳嗽を訴える小児には試してみてもよいかもしれません．ただし，これらの研究ではプラセボでも咳嗽の頻度，睡眠の質に対して同様の傾向がみられていること，**1歳以下の小児ではボツリヌス中毒の可能性**があり，研究から除外されていることに注意が必要です．

まとめ

普通感冒における対症療法について概説しました．普通感冒は自然軽快する疾患であることをわかりやすく，十分に説明し，必要最小限の対症療法薬のみの処方を心がけるようにしましょう．

◆ 文　献

1) Tomii K, et al：Minimal use of antibiotics for acute respiratory tract infections: validity and patient satisfaction. Intern Med, 46：267-272, 2007
2) De Sutter AI, et al：Antihistamines for the common cold. Cochrane Database Syst Rev. 29：2015
3) Deckx L, et al：Nasal decongestants in monotherapy for the common cold. Cochrane Database Syst Rev, 10：CD009612, 2016
4) 「Mandell, Douglas, & Bennett's Principles and Practice of Infectious Diseas-es, 8th Edition」(Bennett JE, et al, eds) Churchill Livingstone, 2015
5) Smith SM, et al：Over-the-counter (OTC) medications for acute cough in children and adults in community settings. Cochrane Database Syst Rev：CD001831, 2014
6) Kim SY, et al：Non-steroidal anti-inflammatory drugs for the common cold. Cochrane Database Syst Rev：CD006362, 2015
7) Li S, et al：Acetaminophen (paracetamol) for the common cold in adults. Cochrane Database Syst Rev：CD008800, 2013
8) Kenealy T & Arroll B：Antibiotics for the common cold and acute purulent rhinitis. Cochrane Database Syst Rev：CD000247, 2013
9) Paul IM, et al：Effect of honey, dextromethorphan, and no treatment on nocturnal cough and sleep quality for coughing children and their parents. Arch Pediatr Adolesc Med, 161：1140-1146, 2007
10) Cohen HA, et al：Effect of honey on nocturnal cough and sleep quality: a double-blind, randomized, placebo-controlled study. Pediatrics, 130：465-471, 2012

福盛勇介　Yusuke Fukumori
倉敷中央病院 感染症科
プロフィールはp. 38参照

各論　風邪へのアプローチ

A）気道症状を有する風邪へのアプローチ

3 はな型の風邪（急性鼻炎・副鼻腔炎）とその類似疾患

和足孝之

> **Point**
> - 急性細菌性副鼻腔炎の診断と治療は10 days ruleを活用
> - Wait and See strategyが基本方針
> - 患者の臨床症状や重症度，患者の抗菌薬使用歴と耐性菌の可能性を考慮して治療を選択

Keyword 　10 days rule　　double sickening　　Berg prediction rule

1 診断

　一般外来診療では，四季を問わず鼻水を主訴に来る患者はとても多いです．しかしながら，その鼻の症状が風邪でいいのか？　それでも風邪でないのか？　読者の皆様も判断に迷うことが多いと思います．ここでは，はな型の風邪診療の極意をお話しすることとします．

　はな型の風邪症状の王様は急性副鼻腔炎です．患者が風邪をひいた後に，なかなか風邪が治らないなどの主訴で，さらに顔面痛や顔面圧迫感が伴ってきた経過や所見があれば，グッと急性副鼻腔炎の診断に近づきます．そのような典型的なはな型の症状の患者がきた場合に行うべきことは下記の情報を集めることです．

> ① 急性か慢性かの判断
> ② ウイルス性・細菌性の鑑別
> ③ 治療方針を決定するために重症度の評価

　臨床の現場ではここが一番難しく腕の見せどころですが，"抗菌薬での治療が必要な"副鼻腔炎か，"経過をみることが可能な"副鼻腔炎かを判断する必要があります．それらを考えるための軸となる情報なのですね．

　まず急性副鼻腔炎の定義を振り返りましょう．本邦・国際基準を問わず，急性副鼻腔炎は**急性に発症**し，罹患期間が**4週間以内**と短く，**鼻閉**，**鼻漏**，**後鼻漏**，**咳嗽**を認め，**頭痛**，**頬部痛**，

顔面圧迫感などを伴う疾患と定義されています．

1）急性か慢性か？

　急性副鼻腔炎の**急性の定義は4週間以内**です．まず患者さんが訴える症状の持続期間を確認しましょう．ちなみに，**亜急性では4～12週間，慢性は12週間以上**と定義されています．しかし後述しますが，多くの場合は先行してウイルスに感染した後に「風邪が治らない」と再受診することが多いので，1～2週間前に風邪をひいていなかったか注意深く聴取することが重要です．風邪症状で来院する患者の多くはたいてい急性の定義を満たしますが，もし**亜急性から慢性であれば，まず風邪ではないので耳鼻科への紹介を考慮**します．

2）ウイルス性か細菌性か？

　次に，**急性副鼻腔炎の原因がウイルス性か，細菌性かを判断**することがはな型風邪診療の極意とも言えます．急性副鼻腔炎のうち症状が10日未満で自然軽快してしまう急性ウイルス性副鼻腔炎が90％以上を占めているため，理論上外来に訪れる急性副鼻腔炎患者のほとんどはウイルス性です．つまり多くの場合，**抗菌薬は不要です**[1]．原因としては**鼻風邪で有名なライノウイルス**がほとんどで，インフルエンザウイルスやその他の風邪のウイルスも原因となります．よって，**自然軽快するために患者自身の判断で受診しないことも多い**ということに注意してください．結果として**自施設における検査前確率を必ず考慮**する必要があります．なんでも気軽に相談しやすい家庭医的クリニックはウイルス性で軽症状の患者が多く受診する傾向があるでしょうし，大学病院のERに夜間受診するような**患者層はセレクションされているために症状**がかなり強く，細菌性副鼻腔炎を強く疑うケースが結果的に多くなってしまいます．この原理で，**耳鼻科に紹介される患者層は抗菌薬が必要になるケースが多くなる**ため，耳鼻科学会のガイドラインでは積極的治療が多くなっているのではないかと筆者は考えています．このように自施設の検査前確率を考慮することは，抗菌薬を使用するかどうかの選択でとても重要な疫学的思考法です．

● **急性細菌性副鼻腔炎の診断**

　急性細菌性副鼻腔炎について見てみましょう．細菌性の頻度は急性副鼻腔炎に合致する鼻症状で来院された患者の2.0～2.5％程度と少なく[2]，特徴は**10日以上症状が改善しない，発熱や膿性鼻汁・顔面の痛みや圧痛などが少なくとも3～4日以上続く，一度ウイルス性の上気道炎症状が少し改善した後に上記の症状がさらに強く現れる二峰性の経過（double sickening）**（p.36参照）をとるなどの経過が診断を絞り込むためにきわめて必要です．

　ウイルス感染が先行せず発症した他の原因としては，花粉症などの鼻炎症状による機械的閉塞，繊毛運動が低下する先天性疾患などの鼻汁の排出困難で二次的に細菌性副鼻腔炎が発症することが稀にあります．

　起因菌の疫学は中耳炎などと同じく，免疫不全を除いた一般外来では *Streptococcus pneumoniae*, *Haemophilus influenzae*, *Moraxella catarrhalis* の3つで多くを占めていますが，上顎歯の問題などから波及したり，嫌気性細菌が根付く場合もあります．

表1 ◆ 急性細菌性副鼻腔炎を疑う病歴と身体所見

病歴
● 最近の上気道炎症状
● 鼻炎もちである
● 随伴症状（例：妊娠，免疫不全，甲状腺機能低下症，嚢胞性線維症，片頭痛，血管性頭痛）がある
● 解剖学的異常がある（例：鼻中隔，鼻甲介，扁桃/アデノイドの肥大，鼻ポリープ，鼻異物，腫瘍など）
● 点鼻薬を使用しても改善しない
● 顔面の重苦しさ
● 目の下や眉間の鈍痛
● 顔を下に向けることで増悪する痛み

身体所見
● 副鼻腔の圧痛や叩打痛（丁寧に解剖学的な位置を意識して行うと炎症の局在を推定できる）
● 上顎洞の副鼻腔炎には上顎歯を舌圧子で叩いたり，噛ませてみる
● 中鼻道の膿性鼻汁を目視する（鼻鏡が利用できない場合は，耳鏡の大きめのチップを利用可）
● 後咽頭のたれ込む膿性鼻汁を目視する

表2 ◆ 細菌検査学的に証明された急性細菌性副鼻腔炎患者の9～10日目における症状と所見の診断精度一覧のまとめ

所見		N（%）	感度	特異度	細菌性副鼻腔炎を疑う場合の尤度比 所見＋	所見－
鼻粘膜	発赤	19（38）	63（25-91）	67（51-80）	1.9	0.6
	著明な腫脹	24（48）	63（25-91）	55（39-70）	1.4	0.7
鼻汁の色	透明	14（28）	13（2-53）	69（53-82）	0.4	1.3
	膿性	27（54）	88（47-98）	52（36-68）	1.8	0.2
鼻汁の量	多い	19（38）	88（47-98）	71（55-84）	3.1	0.2
分泌部位	咽頭後壁へのたれ込み	8（16）	50（16-84）	91（77-97）	5.3	0.6
	中鼻道	6（12）	50（16-84）	95（84-99）	11	0.5
他所見	嗅覚が鈍くなる	29（58）	88（47-98）	37（21-55）	1.4	0.3
	頭痛	13（26）	50（16-84）	74（57-87）	1.9	0.7
	顔面の圧痛	10（20）	38（9-75）	83（69-93）	2.3	0.8
	歯の痛み	2（4）	13（2-53）	97（85-100）	4.4	0.9
	頸部リンパ節腫大	11（22）	50（16-84）	83（69-93）	3	0.6

（文献4を参考に作成）
※読者の方へ：鼻汁の色は透明であれば，尤度比0.4なので細菌性副鼻腔炎の診断からは遠ざかります．

　ここで，表1に急性細菌性副鼻腔炎を疑う病歴と身体所見を示します．表1はカナダのガイドラインから引用し筆者が編集したものです[3]．しかし，2015年に発表された，急性副鼻腔炎患者を症状や病歴，身体所見に着目して追跡した前向き研究では，症状出現後5日目では表1の所見は単独ではあまり有用でなく〔多くが陽性尤度比（＋LR）1-1.4の間〕，9～10日目で有用となっています（表2）．つまり経過が大事で，やはり**二峰性の経過**（double sickening）

表3 ◆ Berg prediction rule

- 片側優位の膿性鼻汁　1点
- 片側優位の局所的な痛み　1点
- 両側の膿性鼻汁　1点
- 鼻腔内に膿性分鼻汁が貯留　1点

でなかなか治りが悪いという情報が有用であることは間違いなさそうです[4]．1つの所見だけでは参考にならない尤度比とはいえ，一つひとつの身体所見を次から次へと組み合わせて臨床推論を行うことで，後述する画像診断などの前に，検査後確率を上げることが十分可能です．

これ以外に本邦ではBerg prediction rule（他にWilliams ruleもあります）が有名です（表3）．ただし，これは上顎洞炎に限局した1988年の古いスタディであり，当時のセッティングはウイルス性と細菌性との鑑別の診断が難しく背景の考慮が必要です．合計，3点以上で＋LR 7.0，2点で＋LR 1.3，1点以下で＋LR 0.06となっており，急性細菌性上顎洞炎に限れば3点以上で絞り込みに，1点以下であれば除外の診断に有用かもしれません[5]．

❷ 診断のための検査

通常の急性ウイルス性副鼻腔炎であると判断した場合には培養や画像検査は一切不要です．しかし，症状が強く細菌性を考慮した場合は鼻汁塗抹検査（Eosinostein染色，Gram染色など）や副鼻腔炎X線（Caldwell法，Waters法），副鼻腔CTを検討してもよいです．どの検査を選択するかは臨床セッティングで異なります．鼻副鼻腔ファイバーが可能であれば，中鼻道より膿性鼻汁の漏出を認め，粘膜は発赤・腫脹していることが確認できますが，非耳鼻科医として毎回この検査を行う意義はきわめて乏しく，教科書にある膿性鼻汁も検体のとり方によっては常在菌を複数拾う可能性があり解釈は難しくなります．このように，副鼻腔炎においては現段階で世界標準とされる診療スタイルは実はなく，このことが現場に生きる臨床医のアートの見せ所であると考えています．

❸ 治療戦略

治療はすべてのケースで鼻処置を優先しますが，非耳鼻科医師が診療を行うことが多い一般外来や救急外来のセッティングでは現実的ではありません．基本的には対症療法とWait and See strategyが世界的な流れですが，前述したように症状が強ければ細菌性副鼻腔炎を想定して抗菌薬投与も考慮します．痛みや発熱に対してアセトアミノフェンやNSAIDsの内服以外に，ウイルス性・細菌性双方に経鼻ステロイド薬が有効とも言われているようです（これはNNT＝15程度）．海外では，細菌による急性副鼻腔炎であると診断を下した場合でも，免疫抑制状態ではなくフォローアップが可能な場合は対症療法をとることが多いですが，本邦の「急性鼻副鼻腔炎診療ガイドライン」[6]では重症度を分類したうえで抗菌薬治療を検討するようにアルゴ

リズム化されています．前述した急性細菌性副鼻腔炎の3大起因菌をまずカバーしながら患者の背景を考慮し，状況に応じて黄色ブドウ球菌や嫌気性菌，ときに真菌を視野に入れておきます．

● 抗菌薬投与

抗菌薬の選択に関しては，本邦のガイドライン[6]では臨床症状と鼻腔の所見から重症度をつけたうえで考慮します．かいつまんで話すと急性鼻副鼻腔炎の臨床症状から小児では鼻漏，不機嫌・湿性咳嗽，と鼻汁・後鼻漏の鼻腔所見を症状・所見に応じて合計点数をつけて，軽症（1〜3）中等症（4〜6）重症（7〜8）の判定を行います（文献6「急性副鼻腔炎のスコアリングシステムと重症度分類」を参照）．

成人では小児の不機嫌・湿性咳嗽の代わりに顔面痛・前頭部痛を評価し同様に重症度の判定を行います．小児・成人ともに軽症例では抗菌薬を投与せずに5日間の対症療法を行ったうえで再度評価することが推奨されています．改善のない場合や中等症以上や耐性菌も考慮する必要があると判断した場合には高用量アモキシシリン（AMPC 30〜80 mg/kg/日）やアモキシシリン・クラブラン酸です（表4）．本邦のガイドラインでは経口セフェムが推奨されていますが[6]，基本的には前者で対応することの方が望ましいです．

一方，米国のガイドラインを見ると7日間の経過観察をもって症状が変わらない・増悪する場合にのみアモキシシリン・クラブラン酸を中心とした抗菌薬投与が検討されるとありますが，これは複数のメタアナリシスで急性副鼻腔炎治療に対する抗菌薬の有効性はNNT 13〜18程度とされ，副作用の頻度の方が勝る可能性を指摘されているためです（急性副鼻腔炎の多くがウイルス性であるので当たり前といえば当たり前であると筆者は考えています）．

残念ながら抗菌薬の投与量や種類に関しては定まった情報は乏しく，**本邦の推奨薬・使用量が他国とかなり異なる**ためにエンピリックセラピーを行う場合には**自施設のセッティング，アンチバイオグラム，内服後のバイオアベイラビリティーを考慮してケースバイケースで判断**してください．いずれにしても，**どこの何の菌による感染であるかを常に考慮する姿勢**がとても重要です．

表4 ◆ 抗菌薬処方例

	小児	成人
軽症	5〜7日経過観察	5〜7日経過観察
中等症	アモキシシリン常用量	アモキシシリン高用量，アモキシシリン・クラブラン酸
重症・耐性菌のリスクあり	アモキシシリン高用量	アモキシシリン高用量，アモキシシリン・クラブラン酸など

> **処方例　対症療法**
>
> 痛み，発熱：アセトアミノフェン 10 mg/kg　頓服（大柄な方に 400 mg は効果が乏しい印象です）
> 鼻閉・鼻汁：ロラタジン（クラリチン）：1回 10 mg　1日1回
> 　　　　　モメタゾン点鼻（ナゾネックス）：各鼻腔に2噴霧ずつ1日1回投与

 はな型風邪のピットフォール　耳鼻科コンサルトしなければいけないタイミング

上記の初期治療を行うも改善を認めない場合，激しい頭痛や，眼痛・眼瞼腫脹などの症状を認める患者は，眼窩内・頭蓋内合併症が疑われるために早急に耳鼻科専門医に紹介してください．例えば脳膿瘍，髄膜炎，海綿静脈洞血栓症や眼窩内合併症である眼窩蜂窩織炎，眼窩骨膜下膿瘍などを評価する必要があります．

◆ 文　献

1) Rosenfeld RM, et al：Clinical practice guideline (update)：adult sinusitis. Otolaryngol Head Neck Surg, 152：S1-S39, 2015
2) Fokkens W, et al：EP3OS 2007：European position paper on rhinosinusitis and nasal polyps 2007. A summary for otorhinolaryngologists. Rhinology, 45：97-101, 2007
3) Kaplan A：Canadian guidelines for acute bacterial rhinosinusitis：clinical summary. Can Fam Physician, 60：227-234, 2014
4) Autio TJ, et al：Diagnostic accuracy of history and physical examination in bacterial acute rhinosinusitis. Laryngoscope, 125：1541-1546, 2015
5) Berg O & Carenfelt C：Analysis of symptoms and clinical signs in the maxillary sinus empyema. Acta Otolaryngol, 105：343-349, 1988
6)「急性鼻副鼻腔炎診療ガイドライン　追補版」（日本鼻科学会急性鼻副鼻腔炎診療ガイドライン作成委員会/編），日本鼻科学会，2014

Profile

和足孝之　Takayuki Watari
島根大学医学部附属病院 卒後臨床研修センター
臨床・研究・教育の3つの柱をすべてを大事にしてます．神々が集う出雲國の地から生ける伝説となるために，日々ジェネラルマインド普及運動継続中です．一緒にジェネラルやりましょう．

各論　風邪へのアプローチ

A）気道症状を有する風邪へのアプローチ

4　のど型の風邪（急性咽頭炎・扁桃炎）とその類似疾患

寺田教彦

Point
- のど型の風邪患者では，患者の訴える咽頭痛が<u>本当に咽頭由来か</u>を考える
- 緊急性の高いkiller sore throatと伝染性単核球症様症状で発症する<u>HIV感染症を見逃</u>さない
- のど型の風邪に対して，<u>安易な広域抗菌薬投与は慎む</u>べきである

Keyword　Centor criteria　McIsaac criteria　Mistik criteria　伝染性単核球症（IM）

1　診断

　感染症の診療の原則の1つに，感染している臓器を見定めることがあります．本稿ではのど型の風邪を扱うため，**咽頭炎（扁桃腺炎）の診断**について考えましょう．

　皆さんが診療中に咽頭炎を想起するのは，咽頭痛を訴える患者さんの診療時かと思います．咽頭痛は，咽頭の異常を示唆する重要な所見ですが，なかには，咽頭以外に問題がある患者さんも紛れています．例えば，咽頭痛を主訴で受診した心筋梗塞の話など聞いたことはないでしょうか？　その他に亜急性甲状腺炎なども咽頭痛を訴えます．そのため，患者の訴える咽頭痛が咽頭由来であることを確認するために，追加で**嚥下時痛の有無を確認**することが有用です．

　さて，嚥下時痛があるならば，必ず咽頭に由来する疼痛といえるか？　というと例外も存在します．嚥下をしたものが胃まで到達する経路の周囲には，咽頭以外に喉頭蓋や食道があり，それらの部位による疼痛でも嚥下時痛が起こります．

　ただし，嚥下時痛があるにもかかわらず，咽頭炎ではないということは比較的稀なので，まずは嚥下時痛のある患者では咽頭由来の疼痛を考慮することとし，あまりに咽頭に視診所見が乏しい場合は，咽頭由来以外の疼痛も考えることになります．具体的には，**まずは急性喉頭蓋炎などのkiller sore throatを除外**し，**食道や甲状腺由来**（亜急性甲状腺炎でも嚥下時痛を訴えることがあります）などを考えます．

どうして感染性疾患では疼痛部位が大切なのか？

　感染症では，感染を起こしている臓器を突き詰めることが大切です．感染症により引き起こされる病態は炎症であり，臨床所見（マクロの視点）では発赤，熱感，疼痛，腫脹を呈します．グラム染色などの顕微鏡所見（ミクロの視点）では，典型的には細菌などの微生物と白血球の戦いの痕跡が確認できます．発赤，熱感，腫脹は視覚や触覚に依存するため，視診や触診が可能な臓器はそれらの所見を示すことができますが，視診や触診のできない深部臓器では，自発痛や疼痛誘発で，炎症の存在を確認することになります．

 ここがピットフォール　咽頭発赤は見た目だけでの判断は避ける

　咽頭の赤みや扁桃の大きさは，人により異なります．喫煙者の咽頭は赤みがあることは知られており，扁桃腺炎をくり返している人は，感染症を発症していないときでも扁桃が大きく見えるときがあります．咽頭発赤や扁桃腫大は，咽頭炎を疑う根拠にはなりえます（感度は高い）が，それらの肉眼的所見のみを根拠に咽頭炎の診断とすることは控えたほうがよい（特異度は低い）と考えます．咽頭発赤を根拠に咽頭炎を疑ったときには，肉眼的所見に加えて，咽頭痛や嚥下時痛などの症状の確認を行い，それらを伴わない場合は，咽頭炎以外の可能性も考えたほうがよさそうです．

原因微生物

　表1は，咽頭炎の原因微生物の頻度を示すデータの一例です[1]．また，各原因微生物が関連する疾患を表2に示します[2]．

　さて，表に示されるように咽頭炎の原因微生物の多くは，**A群β溶連菌（GAS）あるいはウイルス**のため，これら病原体の可能性を推定するスコアリングが提唱されています．

表1 ◆ 咽頭炎の原因微生物

細菌	頻度	ウイルス	頻度
A群β溶連菌	15〜30%	ライノウイルス	20%
C群β溶連菌	5%	コロナウイルス	>5%
淋菌	<1%	アデノウイルス	5%
ジフテリア	<1%	単純ヘルペスウイルス	4%
Arcanobacterium haemolyticum	<1%	パラインフルエンザウイルス	2%
Chlamydophila pneumoniae	不明	インフルエンザウイルス	2%
Mycoplasma pneumonia	<1%	コクサッキーAウイルス	<1%
		EBウイルス	<1%
		サイトメガロウイルス	<1%
		HIV	<1%

EBウイルス：Epstein-Barr virus

表2 ◆ 臨床で問題になる頻度の高い原因微生物に関連する疾患

細菌名	関連する疾患	ウイルス名	関連する疾患
GAS	咽頭炎, 扁桃腺炎, 猩紅熱	ライノウイルス	感冒
GCS or GGS	咽頭炎, 扁桃腺炎	コロナウイルス	感冒
フソバクテリウム	咽頭炎, 扁桃腺炎, Lemierre症候群	アデノウイルス	咽頭結膜熱
淋菌	咽頭炎, 性感染症	エンテロウイルス	ヘルパンギーナ, 手足口病
ジフテリア菌	ジフテリア		
溶血性アルカノバクテリア	咽頭炎, 皮膚病変	単純ヘルペス	咽頭炎, 歯肉口内炎
野兎病菌	野兎病, 咽頭部型野兎病	EBウイルス	伝染性単核球症
梅毒トレポネーマ	二期梅毒	サイトメガロウイルス	伝染性単核球症
肺炎マイコプラズマ	咽頭炎, 肺炎, 気管支炎	インフルエンザウイルスA/B	インフルエンザ
オウム病クラミジア	急性呼吸器感染症	パラインフルエンザ	感冒, クループ
肺炎クラミジア	咽頭炎, 肺炎	RSウイルス	感冒, 気管支炎, 肺炎
		ヒトメタニューモウイルス	感冒, 気管支炎, 肺炎

GCS：C群連鎖球菌　GGS：G群連鎖球菌　RSウイルス：Respiratory syncytial virus

表3 ◆ McIsaac criteria

評価項目		点数
発熱38℃以上		1点
咳嗽なし		1点
圧痛を伴う前頸部リンパ節腫脹		1点
白苔を伴う扁桃炎		1点
年齢	3〜14歳	+1点
	15〜44歳	0点
	45歳以上	−1点

表4 ◆ McIsaac criteriaによるGAS感染のスコアリング

点数	GASの可能性
0点	8%
1点	14%
2点	23%
3点	37%
4点	55%

1）細菌感染（GAS）のスコアリング

Centor氏の提唱したCentor criteriaの基準が有名ですが，それを年齢で補正したMcIsaac criteriaも知られています[3, 4]．McIsaac criteriaもそれほど煩雑ではないのでこちらを紹介します（表3）．スコアリングによるGASの可能性は表4の通りです．

注意すべき点としては，伝染性単核球症の患者などでも高得点となることがあるため，スコアリングの点数だけでGASと決めつけることは避けたほうがよいです．**伝染性単核球症の可能性は低いと判断したうえでGASの可能性を見積もる際に使用**することがよいと考えます．

2）ウイルス感染のスコアリング

ウイルス性咽頭炎らしさをスコアリング化したものがMistik criteriaです（表5）[5]．トルコの家庭医療センターで3歳以上の咽頭炎を対象に検証されています．Mistik criteriaは，鼻閉や

表5 ◆ Mistik criteria

項目	点数
頭痛なし	1
鼻閉あり	1
くしゃみあり	1
体温　37.5℃以上	1
扁桃滲出物／腫脹なし	1

表6 ◆ Mistik criteriaによるウイルス感染のスコアリング

点数	ウイルス感染の可能性
0点	8.3％
1点	14.7〜20.4％
2点	25.2〜36.3％
3点	42.2〜55.3％
4点	61.9〜70.7％
5点	82.1％

くしゃみはウイルス性を示唆する所見という臨床的な感覚には合致しており，**医学生や研修医の教育に有用な指標**になると考えます．スコアリングごとの可能性は表6の通りです．

また，成人の咽頭炎では忘れがちですが，子どものいる家庭では，家族内で子どもからヘルパンギーナや手足口病，プール熱，パルボB19ウイルス感染症などが感染することがあります．**子どもの有無や，保育園など小児に接する職業かを確認しておくとよいでしょう．**

ここが診療のポイント　身体診察は必要か？

咽頭痛の患者の診察において，筆者が診察する所見を表にまとめました（表7）．手や爪の所見，滑車上リンパ節は問診をしながら診察し，咽頭所見や頸部リンパ節，甲状腺の所見をとりながら咽頭痛や嚥下時痛の有無を確認しています．触診は，圧痛の有無や疼痛部位が重要です．例えば，疼痛部位が頸静脈に一致する場合は，Lemierre症候群を疑う根拠になります．伝染性単核球症の可能性を除外できないときには肝脾腫の確認はするようにしています[6]．また，咽頭所見の確認時ですが，舌圧子による圧迫を嫌がる患者では，一瞬大きく息を吸わせ，口蓋を挙上させる方法もあります．

③ 治療薬

のど型の風邪診療では，対症療法として，**アセトアミノフェンや漢方薬**，細菌感染症の治療に**抗菌薬**が用いられます．

抗菌薬は，わが国の『抗微生物薬適正使用の手引き』では，急性咽頭炎の項目で，「迅速抗原検査または培養検査でGASが検出されていない急性咽頭炎に対しては，抗菌薬投与を行わないことを推奨する」と記載があり，GASのみを治療対象としていると考えられます．ここは，専門家の間でも意見がわかれる点ですが，GASだけではなく，C群連鎖球菌（GCS）やG群連鎖球菌（GGS）やフソバクテリウム[7]なども咽頭炎の原因になるのではないか，との説もあります．診療の現場ではどのように考えればよいのでしょうか？

一般に薬剤を使用するときは，患者などにとって**薬剤を用いるメリットがデメリットよりも大きいとき**です．細菌性咽頭炎に対して抗菌薬を用いるメリットは，**合併症の予防**と，**罹患者**

表7 ◆ 咽頭痛の患者に行う身体診察

診察部位	目的（確認項目）	鑑別疾患
眼瞼結膜	スクリーニング（蒼白や点状出血）	貧血，IEなど
眼球強膜	スクリーニング（黄染）	IMなど
眼球充血		アデノウイルス
咽頭	受診理由（発赤，白苔，潰瘍）	
頸部リンパ節	腫脹や圧痛の有無，部位の確認	IMなど
甲状腺	疼痛部位の確認	亜急性甲状腺炎
滑車上リンパ節	スクリーニング	梅毒など
肝脾腫	IMの鑑別	IMや肝炎など
手・爪	スクリーニング	梅毒，IEなど
四肢	スクリーニング（浮腫や皮疹）	

IE：感染性心内膜炎
内科診療，発熱診療は全身の診察が基本ではありますが，救急外来などで時間に追われながら診察を行う必要があることもあります．筆者が咽頭炎を疑った患者で確認している項目は上記（必要に応じて胸部所見も）です．咽頭炎の視診では頬粘膜や軟口蓋，硬口蓋，歯肉なども注意しながら一つひとつ確認することが大切です．

周囲への感染拡大の予防，症状緩和などが考えられます．デメリットは**副作用やコスト，耐性菌の問題**などがあります．GASによる咽頭炎では，抗菌薬投与は症状の緩和に役立ちますし，年齢によっては合併症の予防にも役立つ可能性があり，アウトブレイク時には周囲への感染拡大予防にもつながる点を考慮すると，手引きにもあるように，治療のメリットが高いと考えます．

また，GAS以外の前述の菌に関し，筆者は，細菌性咽頭炎の原因菌になることもあると考え，ケースによっては治療適応にしています．理由としては，それらの細菌が感染症の原因ならば，抗菌薬加療を行うことによって症状緩和が見込めるからです．

その他に，フソバクテリウムの治療により，咽頭炎からLemierre症候群への進展を防ぐことができる可能性を主張する論文もありますが，十分な検証をされていない点から，フソバクテリウムによる咽頭炎をわざわざ探し出して治療を行うまでのメリットは現時点ではないと筆者は考えています．

1）抗菌薬

のど型の風邪の患者さんで使用する抗菌薬の候補としては，以下の4剤になります．

・アモキシシリン

> **処方例** アモキシシリン（サワシリン®） 1回500 mg 1日2～3回内服 （6～）10日間　保険適応は1日1,000 mg

- **ベンジル ペニシリンベンザチン水和物**

  > 処方例　ベンジル ペニシリンベンザチン水和物（バイシリン®G）　1回1g　1日3〜4回（できれば空腹時）　10日間

- **クリンダマイシン**

  > 処方例　クリンダマイシン（ダラシン®）　1回300 mg　毎食後10日間

- **セファレキシン**

  > 処方例　セファレキシン（ケフレックス®）　1回500 mg　1日2回

　GASを治療の対象にする場合は，抗菌スペクトラムの関係からはバイシリン®Gで十分と考えられますが，入手や普段の診療で使い慣れているなどの問題から，**アモキシシリンが選択されることが多い**と思います．GCSやGGS，フソバクテリウムを考慮しているときでも，筆者の場合はアモキシシリンを使用しています．フソバクテリウムは，βラクタマーゼを産生することによりアモキシシリンに耐性をもつこともあるため，Lemierre症候群の場合には，βラクタマーゼ阻害剤配合ペニシリンを用います．しかし，軽症の咽頭炎で頸静脈の圧痛を伴わない場合には，Lemierre症候群までは想定しませんのでβラクタマーゼ阻害剤まで追加しなくてもよいのではないかと筆者は考えています．

　ペニシリン系抗菌薬のアレルギーがある場合は，**クリンダマイシン**を選択することがあります．また，ペニシリン系のアレルギーが否定はできないものの，少なくとも重篤ではない場合には，**セファレキシン**を選択することもあります．セファレキシンはセフェム系抗菌薬で，ペニシリン系抗菌薬と同様にβラクタム環をもつ抗菌薬であるため，ペニシリン系薬剤によるアナフィラキシーなど重篤なアレルギーのある患者さんの場合には使用は控えたほうがよいでしょう．

　稀な細菌感染に伴う咽頭炎の症例としては，**淋菌やジフテリア**があります．淋菌に対しては**セフトリアキソン1g点滴単回投与**，ジフテリアに対してはエリスロマイシンなどの**抗菌薬と血清の投与**が行われます．ジフテリアは治療開始の遅れが予後につながるため，早期の治療介入が望まれます．

> **立ち止まって考えよう　伝染性単核球症（IM）の可能性は除外できるか？**
>
> 　アモキシシリンを処方する際に除外をしておくべき感染症としてIMがあります．これは，IMの患者にアモキシシリンを処方すると，皮疹が出現することが知られているためです．GASの治療は行いたいが，IMを除外しきれないときの対処法として，アモキシシリン以外の薬剤で治療を行うこともあります．

表8 ◆ 伝染性単核球症のような症状を呈する疾患

感染性	
ウイルス性	エンテロウイルス感染症，A型肝炎，B型肝炎，E型肝炎，風疹
細菌性	猫ひっかき病，ジフテリア，野兎病，二期梅毒
そのほか	結核感染症，トキソプラズマ症
非感染性	
膠原病	サルコイドーシス，全身性エリテマトーデス，菊池病
悪性腫瘍	非ホジキンリンパ腫，ホジキンリンパ腫，Castleman病
薬剤性	カルバマゼピン，ミノサイクリン，フェニトイン

※リンパ腫のなかには急速に進行する症例もあります．臨床状況に応じて，血液内科への相談，皮膚生検，リンパ節生検の閾値を下げることも必要です．

> **立ち止まって考えよう　伝染性単核球症（IM）の鑑別疾患**
>
> 伝染性単核球症とゲシュタルトが似た疾患を表8にまとめました[8]．IMを鑑別疾患にあげた理由にもよりますが，IMを疑ったときや，IMを考えて検査を提出したにもかかわらず，EBVやCMV，HIVが考慮しにくい状況では，これらの疾患も一度考えてみてはいかがでしょうか．

2）対症療法の処方例

a）解熱鎮痛薬を使用する場合

> **処方例** アセトアミノフェン　1回400～600 mg　頓用　1日4回まで

欧米の疼痛治療で，アセトアミノフェンは，650 mgを4時間ごとや1,000 mgを6時間ごとといったように，4,000 mg/日の範囲で使用されています．これらの経口投与量では，肝細胞壊死は起こりにくいとされており，**本邦でも2,400～4,000 mg/日程度**が妥当な鎮痛量と考えられます．アセトアミノフェンの鎮痛効果は用量依存性のため，短期間の使用ならば，筆者は10 mg/kg程度を1回投与量としています．

b）漢方薬を使用する場合

> **処方例** 桔梗石膏（桔梗湯）　常用量を1日3回　毎食間または毎食前　数日間

咽頭痛に対しては，漢方薬も効果的です．**急性上気道炎の咽頭痛**に対しては**桔梗湯**の効果を示した論文も報告されており[9]，筆者が外来で桔梗石膏を処方した患者さんからも好評です．**のど型の風邪患者**に対しては，**桔梗石膏**の方が熱を冷ます効果がより期待できる点（石膏には熱を冷ます効果があります），甘草が処方に入っていないため，他の漢方薬との併用もしやすい点から筆者はよく用いています．桔梗湯は甘草が含まれており，やや甘みもあるため，小児の場合は桔梗湯の方が出しやすいかもしれません．

❹ 経過観察

　のど型の風邪の患者では，**killer sore throat**が手遅れにならぬよう，それらを疑う症状が出現した際には，早期に再診することを勧めておくとよいでしょう．

　その他に，筆者は感冒の可能性が高いときでも，**1週間の経過で症状が改善してこない場合**は，**再診**を勧めています．これは，ウイルス性上気道炎以外の疾患を見落とさないためですが，特に**伝染性単核球症（IM）**やその類似疾患を見落とさないようにすることがあります．IMは，self-limiting（時間経過で改善する）な疾患のため，他のウイルス感染症とマネージメントは変わらないと思うかもしれませんが，症状消失までに6週間程度かかることもあります．患者さんや家族と医療従事者のコミュニケーションがうまくいかずに，長く続く倦怠感や発熱を主訴にドクターショッピングをくり返す患者もいるため，IMの診断をした際には，症状改善までの経過が長くなりうることも伝えておくとよいと思います．また，IMを拾い上げる目的として，IMのような症状で出現する**HIV感染症**の存在があります．

　IM以外にも，咽頭痛が長引きやすい病因微生物として**アデノウイルス**や**単純ヘルペスウイルス**が知られています．咽頭痛が長引く患者の鑑別では，**眼の症状や小児との接触歴**，**歯肉口内炎の有無**も確認してみるとよいでしょう．また，ウイルスや細菌以外の感染症では，**口腔カンジダ**も咽頭痛をきたしうるため，**口腔内の視診**も丁寧に行いましょう．そして，咽頭痛は感染症以外の疾患も鑑別にあげることが大切です．筆者の外来でも，2週間続く咽頭痛と発熱のために紹介された患者で，成人発症Still病だった患者がいます．

> **ここが診療のポイント　再診が必要になる条件を伝えよう**
> 　実臨床の世界では，患者さんが特定の疾患について典型的な症状をすべてもっているとは限りませんし，経過中に新たな合併症を起こすこともあります．初診時の時点ですべての疾患の診断をつけることができなくても，**危険な兆候**（水も飲めないほどの強い咽頭痛や，開口障害などkiller sore throatの所見）や**予想外の経過**（1週間で改善傾向にならない）があったときには受診を勧めておくことで，患者さんの不幸な転帰を減らすことができます．

まとめ

　のど型の風邪の場合，killer sore throatでない限り，初診時の時点で早期介入がされなかったとしても患者の不利益が出ることはあまり多くありません．大部分がself-limitingなウイルス感染症ですが，溶連菌感染症のように抗菌薬投与により合併症の予防ができるような疾患や，ケースによっては治療目的に抗菌薬投与を行うこともあります．重要なことは，再診が必要になる条件を伝えることで，受診した理由や患者の不安を解決するとともに，伝染性単核球症のように経過が長くなる疾患やHIV感染症，抗菌薬が必要な患者さんを拾い上げてゆくことにあります．

◆ 文　献

1）Bisno AL：Acute pharyngitis. N Engl J Med, 344：205-211, 2001
   ▶ 2001年の急性咽頭炎に対するNEJMのreview．ヘルパンギーナやGASによる咽頭炎の咽頭所見の写真もみることができます．

2）Alcaide ML & Bisno AL：Pharyngitis and epiglottitis. Infect Dis Clin North Am, 21：449-69, vii, 2007
   ▶ 急性咽頭炎についてまとめており，ジフテリアや淋菌，HIV感染症や扁桃腺炎，喉頭蓋炎などについても論じています．

3）McIsaac WJ, et al：The validity of a sore throat score in family practice. CMAJ, 163：811-815, 2000
   ▶ McIsaac基準について記載した論文．

4）Andrew M. Fine, et al：Large-Scale Validation of the Centor and McIsaac Scores to Predict Group A Streptococcal Pharyngitis. Arch Intern Med, 2013
   ▶ McIsaac基準によるA群溶連菌感染症の予測率について検証しています．

5）Mistik S, et al：Sore throat in primary care project：a clinical score to diagnose viral sore throat. Fam Pract, 32：263-268, 2015
   ▶ トルコの家庭医療センターで1年間行われた研究をもとにした論文．Mistikスコアのスコアリングと，点数ごとの咽頭炎の可能性について記載があり，研究中に検出された咽頭炎の病因微生物の内訳も記載されています．

6）Ebell MH, et al：Does This Patient Have Infectious Mononucleosis？：The Rational Clinical Examination Systematic Review. JAMA, 315：1502-1509, 2016
   ▶ 伝染性単核球症の症状，身体所見のreview．本文中にあるように，後頸部のリンパ節腫脹や脾腫が有用な所見と考えます．

7）Hayakawa K, et al：Real-time PCR investigation of the prevalence of Fusobacterium necrophorum in patients with pharyngitis in Japan. J Infect Chemother, 24：969-974, 2018
   ▶ フソバクテリウムによる咽頭炎について検討した本邦の論文．PCRで同定されたフソバクテリウムによる咽頭炎の傾向について記載されています．

8）Hurt C & Tammaro D：Diagnostic evaluation of mononucleosis-like illnesses. Am J Med, 120：911.e1-911.e8, 2007
   ▶ 伝染性単核球症のゲシュタルトや鑑別疾患についてまとまっている論文．伝染性単核球症様の症状をきたす鑑別疾患ごとの頻度や検査方法についても記載されています．

9）Ishimaru N, et al：Rapid effects of Kikyo-to on sore throat pain associated with acute upper respiratory tract infection. J Complement Integr Med. 11：51-54, 2013
   ▶ ウイルス性上気道炎による咽頭痛に対する桔梗湯の効果を検証した論文．

◆ 参考文献

1）厚生労働省健康局結核感染症課：抗微生物薬適正使用の手引き　第一版
   https://www.mhlw.go.jp/file/06-Seisakujouhou-10900000-Kenkoukyoku/0000166612.pdf
   ▶ 日本で2017年に作成された急性気道感染症と急性下痢症に対する抗微生物薬使用の診療ガイドライン．

2）Harris AM, et al：Appropriate Appropriate Antibiotic Use for Acute Respiratory Tract Infection in Adults：Advice for High-Value Care From the American College of Physicians and the Centers for Disease Control and Prevention. Ann Intern Med, 164：425-434, 2016
   ▶ 米国内科学会（ACP）の2016年に発表した咽頭炎のガイドライン．このガイドラインでは，抗菌薬の適応はGASに限られています．

3）Pelucchi C, et al：Guideline for the management of acute sore throat. Clin Microbiol Infect, 18 Suppl 1：1-28, 2012
   ▶ 欧州微生物感染症学会（ESCMID）が2012年に発表した急性咽頭炎のマネージメントに関するガイドライン．

4）Centor RM, et al：Pharyngitis management：defining the controversy. J Gen Intern Med, 22：127-130, 2007
   ▶ Centorの基準で有名なCentor先生が咽頭炎の考え方，マネージメント方法について記載した論文．

Profile

寺田教彦　Norihiko Terada
筑波大学附属病院 感染症科
院内における不明熱診療を中心に活動しています．神は細部に宿るといわれますが，不明熱も風邪診療も，丁寧な問診，身体診察，施行した検査の考察のくり返しが大切かと思います．

各論　風邪へのアプローチ

A）気道症状を有する風邪へのアプローチ

5　5 killer sore throat

藤原崇志

> **Point**
> - 「のど型」の風邪には致死的な疾患（感染性，非感染性）が隠れている
> - 感染性の致死的な疾患，5 killer sore throat（急性喉頭蓋炎，扁桃周囲膿瘍，咽後膿瘍，Lemierre症候群，Ludwig angina）の症状を知り，見逃さない！

Keyword　急性喉頭蓋炎　　咽後膿瘍　　Lemierre症候群

はじめに

　風邪症状をきたす疾患の大半は自然軽快するいわゆる風邪ですが，ときに見逃すと致死的になる疾患が隠れています．特に「のど型」の風邪の診療では，5 killer sore throatと呼ばれる感染性疾患（急性喉頭蓋炎，扁桃周囲膿瘍，咽後膿瘍，Lemierre症候群，Ludwig angina）や非感染性の致死的疾患（急性心筋梗塞や椎骨動脈乖離などの関連痛）を見逃さないことが重要です．

> **症例**
> 　70代男性．土曜日夕方より咽頭痛を自覚した．様子をみていたが翌日日中になっても痛みは楽にならず，嚥下時痛も生じてきた．痛みで横になっても眠れないほどの痛みであり夕方になって救急外来を受診した．来院時，意識清明，血圧166/78 mmHg，脈拍111回/分，呼吸数16回/分，体温36.8℃，SpO₂ 98％（room air）．咽頭に目立った所見はなかった．

1　急性喉頭蓋炎をいつ疑うのか

1）臨床症状

　急性喉頭蓋炎（epiglottitis, supraglottitis）は喉頭蓋を含む声門上組織が細菌感染・ウイルス感染などによって腫脹し，ときに気道閉塞をきたし死にいたります．風邪症状で受診した患者が，咽頭痛がひどく唾が飲み込めない（流涎），呼吸苦があり顎を前方向に突き出している（tripod position, 図1），横になると呼吸苦が出る，stridor（吸気時喘鳴）を伴うといった症状

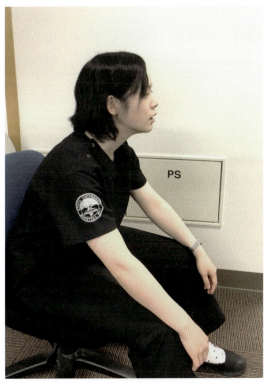

図1 ◆ tripod position
両手をついて顔を前に出した三脚のような姿勢

表1 ◆ 急性喉頭蓋炎の臨床症状

	成人（%）	小児（%）
咽頭痛	90〜100%	50%
嚥下時痛（嚥下困難感）	82〜92%	26%
発熱（37.5℃以上）	26〜90%	57%
ふくみ声	79%	79%
前頸部圧痛	79%	38%
呼吸困難	29〜37%	80%
strider	27%	80%

があれば，気道閉塞を起こす疾患である急性喉頭蓋炎や類縁疾患を疑う必要があります．

急性喉頭蓋炎の場合，腫脹がひどくなると前述の症状が出てきますが，急性喉頭蓋炎の初期の段階では風邪とほとんど見分けがつきません．過去の症例集積研究から急性喉頭蓋炎の際にどのような症状が生じるかまとめられていますが（表1）[1〜3]，成人の場合では咽頭痛や嚥下時痛などいわゆる風邪と見分けがつきません．ふくみ声や前頸部圧痛は比較的頻度が高いものの発症早期では伴わないことも多いため，「咽頭所見が大したことないにもかかわらずひどく痛がっている，嚥下運動が痛い」場合には急性喉頭蓋炎を念頭において診療にあたる必要があります．

> **ここが診療のポイント**
> 急性喉頭蓋炎を風邪と区別するのは困難，「咽頭所見の割に痛がっているな」という直感を大事にする！

2) 検査所見

　急性喉頭蓋炎を疑った場合，診断は喉頭ファイバーで喉頭蓋を直接観察することになります．風邪様の症状にもかかわらず**流涎，呼吸苦，tripod positon, stridor があればすみやかに耳鼻咽喉科，救急医などが常駐している総合病院へコンサルトが必要**になります．特に tripod position は患者が呼吸苦のため，気道を最も広げようとしている体勢です．tripod position をとっている患者ではすでに気道がかなり狭くなっており，**仰臥位にするとより気道が狭くなり呼吸困難が悪化する危険性が高い**です．こういう患者をベッドで休ませようとしたり，CT撮影をしようとしたりすると呼吸停止しかねませんので，診療所であればすぐに転院の手はずをととのえ，また病院であれば院内で対応できる医師（麻酔科医，救急医，耳鼻咽喉科医）の助けを求めてください．

> **ここが診療のポイント**
> 気道閉塞の危険のある患者（tripod position, 呼吸苦など）では安易に仰臥位にしない！

　Tripod position などの気道閉塞の危険を示唆する所見はないものの，「咽頭所見に合わない咽頭痛，嚥下時痛」があり急性喉頭蓋炎を考える場合，急性喉頭蓋炎ではないことを確認する必要があります．最終的な診断は喉頭ファイバーでの診断ですので，耳鼻咽喉科医または救急医などに相談し喉頭ファイバーの実施をするのが望ましいです．ただ現実的にすぐに喉頭ファイバーを実施できる場面は多くないと思われ，そのような場合には**頸部軟線X線（thumb sign および vallecula sign）**が参考になります（図2）．

　急性喉頭蓋炎において気道確保が必要かどうかの目安に**香取分類**という重症度分類があります[4, 5]．この分類では喉頭ファイバーの所見から喉頭蓋の腫脹および喉頭被裂部の腫脹を分類しています（表2）．香取らの報告ではⅠA，ⅠB，ⅡAであれば気道確保（気管切開術）は不要，ⅡB以降であれば気管切開を考慮（ⅡB〜ⅢBの患者のうち約3割で気管切開を実施）としています．頸部軟線X線の診断精度は香取GradeⅢで感度100％，GradeⅡで感度88％（GradeⅠ感度57％，特異度86％）と感度が高く参考になります[6, 7]．ただ頸部軟線X線の精度も100％ではありません．なんとなく嫌な感じがする，頸部軟線では異常ないが事前確率が高く急性喉頭蓋炎の除外が必要そうといった場合には，**耳鼻咽喉科医・救急医に相談する，もしくは流涎，呼吸苦などあればすぐに病院に受診してもらうよう患者に伝える**といった対応が必要です．

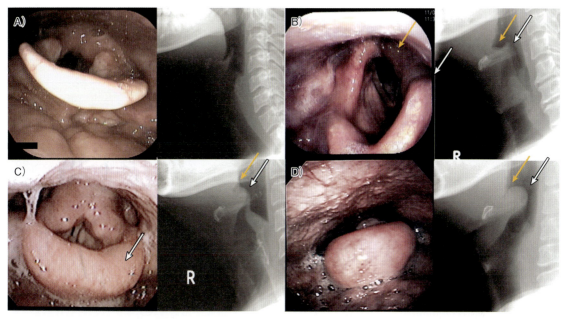

図2 ◆ 喉頭蓋の腫脹と頸部軟線X線

A) 20代女性，咽頭痛，発熱，嗄声あり夜間救急受診．呼吸苦なし，流涎なし．頸部軟線X線で喉頭蓋の腫脹なく（thumb sign陰性），またvallecula（喉頭蓋谷）のairも確認できる（vallecula sign陰性）．日中に耳鼻咽喉科を受診し紹介状をもっており念のため喉頭ファイバーを施行したが，被裂の粘膜炎のみで喉頭蓋や被裂の腫脹はなかった．

B) 60代男性，咽頭痛，嚥下困難感があり救急受診．呼吸苦なし，流涎なし．頸部軟線X線ではvallecula signは陰性（⟶），thumb signの有無は判断困難（⟹）であったが，嚥下困難感もあり喉頭ファイバーを実施．急性喉頭蓋炎による被裂の腫脹がありそれに伴う嚥下困難感と判断した（香取Grade I B）．

C) 60代女性，咽頭痛，嚥下困難感のため救急受診．呼吸苦なし，流涎なし．頸部軟線X線でthumb sign陽性（⟹），vallecula sign陽性（valleculaのair消失，⟶）であり，喉頭ファイバーでは喉頭蓋炎と診断（香取Grade II A）．

D) 40代男性，咽頭痛，声の出しにくさのため受診．呼吸苦なし，流涎あり．頸部軟線X線では喉頭蓋の腫脹を認め，喉頭ファイバーではthumb sign陽性（⟹），vallecula signは陰性or判断困難（⟶）であり，喉頭ファイバーで喉頭蓋炎と診断（香取Grade III A or III B）〔「ジェネラリストのための耳鼻咽喉科疾患の診かた」（藤原崇志／編著），中外医学社，2018より転載〕

表2 ◆ 急性喉頭蓋炎の香取分類

部位	分類	定義
喉頭蓋	I（軽度腫脹）	喉頭蓋の腫脹が軽度であり声帯の全長が確認できる
	II（中等度腫脹）	喉頭蓋が中等度腫脹しているため，声帯の全長が確認できないが，声帯の半分以上は確認できる
	III（高度腫脹）	喉頭蓋が高度に腫脹しているため，声帯の半分以下しか確認できない
喉頭被裂部	A（腫脹あり）	被裂部腫脹がない
	B（腫脹なし）	被裂部腫脹を伴う

② 急性喉頭蓋炎の治療

急性喉頭蓋炎の治療は**気道管理**と**抗菌薬**になります[1, 8]．以前は急性喉頭蓋炎の原因として肺炎球菌が最も多く小児の疾患というイメージでしたが，Hibワクチンの普及などにより現在

は成人に多い疾患となっています．原因はさまざまで細菌性（インフルエンザ桿菌，肺炎球菌，β溶血性連鎖球菌）のこともあれば，ウイルス性の場合もあります．ウイルス性の場合には抗菌薬投与せず自然軽快しますが，実臨床で細菌性かウイルス性かの判断は困難な場合が多く，**細菌性を念頭にセフトリアキソンなどの第3世代セファロスポリンを使用**します．

急性喉頭蓋炎の治療として**ステロイド**の使用がよく議題にあがります．疾患の数自体が少ないためランダム化比較試験も難しく，その効果はいまだはっきりしていません．ただ他の疾患のランダム化比較試験からは咽喉頭の浮腫を減らすであろうことが示唆されており[9, 10]，急性喉頭蓋炎においてもその効果は期待できると思います．筆者自身はヒドロコルチゾン200〜300mg程度の点滴をよく使用しています．急性喉頭蓋炎の疑いが強い場合に耳鼻咽喉科医・救急医などに引き継ぐまでステロイドを投与するのは現実的な選択肢と思います．

❸ その他のkiller sore throat

5 killer sore throatには急性喉頭蓋炎の他に扁桃周囲膿瘍，咽後膿瘍，Lemierre症候群，Ludwig anginaがありますが，これらの疾患は急性喉頭蓋炎に比べると所見がわかりやすく鑑別は比較的容易です．5 killer sore throatには含まれませんが，その他の気道閉塞の危険を伴う深頸部膿瘍についても頸部腫大などの症状があり鑑別にあげることは比較的容易と思います．

1) 扁桃周囲膿瘍

扁桃周囲膿瘍は急性扁桃炎，扁桃周囲炎に続いて生じ，炎症が扁桃被膜を越えて扁桃周囲間隙（口蓋扁桃と咽頭収縮筋の間）に膿瘍を形成したものです．**口蓋垂が膿瘍によって反対側に偏位し，また膿瘍によって前口蓋弓の上端が健側に比べ下方に下がるのが特徴的**です（図3）．炎症が下顎骨の付着筋に波及すると開口障害が生じます．起因菌としては，急性扁桃炎の原因

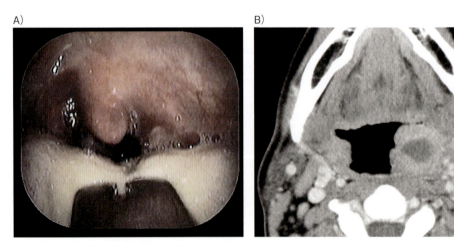

図3 ◆ 扁桃周囲膿瘍患者の咽頭所見と造影CT
A）口蓋垂が中心線から偏位し，前口蓋弓の高さは左右差を認める
B）造影CTでは左扁桃間隙に膿瘍の貯留を認める

であるA群β溶連菌やその他の溶連菌，連鎖球菌が関与するとともに，口腔内嫌気性菌〔プレボテラ（Prevottella）属，フソバクテリウム（Fusobacterium）属など〕も関与します．

治療は**抗菌薬投与**と必要に応じた**口腔からの排膿（穿刺・切開）**になります．基本的には排膿は耳鼻咽喉科医が行うと思いますので，耳鼻咽喉科に相談ください．抗菌薬については経口摂取ができない患者や入院患者であれば点滴で，経口摂取でき気道トラブルが生じなさそうであれば内服薬を使用します．

> **処方例** ① アンピシリン・スルバクタム　1回3g　1日4回　10～14日
> 　　　　　（症状がピークアウトした段階で内服薬に切り替えを検討）
> 　　　　② アモキシシリン・クラブラン酸　1回375mg　1日4回　10～14日

ちなみにどのくらい小さな膿瘍まで排膿すべきかというのも耳鼻科のなかでは議論になります．2cm未満の膿瘍であれば抗菌薬治療のみで95％近い患者が治るという報告もあり[11]，個人的には1～1.5cm以下であれば排膿を試みず抗菌薬投与のみで経過をみることが多いです．基本的には造影CTなどで扁桃周囲膿瘍と診断がついたら**耳鼻咽喉科への紹介**でよいと思います．ただ深夜などであれば，経口摂取ができ呼吸苦がないような場合，もしくは扁桃上極の膿瘍でサイズが2cm以下であれば抗菌薬投与しつつ翌朝相談でよいと思います．呼吸苦がある場合や，膿瘍が下極（尾側）にあり辺縁がはっきりしない場合は気道トラブルの危険があり[12]夜間であってもすぐに耳鼻咽喉科医へ相談してください．

2）咽後膿瘍

咽後膿瘍（retropharyngeal abscess）は咽頭や副鼻腔のリンパ流を受ける咽頭後リンパ節に感染が波及した結果生じます．このリンパ節は小児で発達し3～4歳になると萎縮することから，咽後膿瘍の多くは**6歳以下**で生じます[13]．成人でもHIVや糖尿病などの免疫不全患者で生じたり，頸椎骨髄炎からの波及や食道損傷などで二次的に生じたりする場合があります．

咽後膿瘍の最もよくある症状は発熱と頸部痛で漠然としており，特に小児では自分から症状を訴えないため診断に困る場合があります．ただ膿瘍が大きくなると頸部腫大として気づき，また膿瘍が小さくても頸椎付近の炎症であるため健側に首を回旋させて首を動かそうとしない，首を触ると痛がるといった症状で気づくことがあります[13～14]．膿瘍が咽頭後壁から筋膜にそって尾側に進展すると，気道閉塞や縦隔炎に進展し致死的になる場合もあり，CTなどで診断がつき次第，耳鼻咽喉科へすぐに相談してください．

3）Ludwig angina

歯（主に奥歯）の感染を契機に両側の口腔底および舌下腺周囲に急激に進展する蜂巣炎です（図4）．一般的に唾液腺炎やリンパ節腫脹などはきたさず，また古典的には膿瘍形成を伴わないとされています．口腔底で生じた感染が広がる場合，舌骨舌筋などがあるためおとがい皮下へ感染は広がりにくい一方，舌下腔後方に向かって感染は広がります．その結果，**舌は通常の倍程度まで腫脹し，ときに窒息に至ります．**

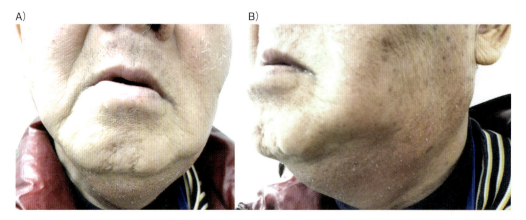

図4 ◆ Ludwig anginaによる皮膚所見
70代男性，2日前から左顎の疼痛を認め近医歯科を受診．その際水分摂取は可能だが嚥下時痛があった．NSAIDsで対処されていたが，翌日にはおとがい部の腫脹，発赤を伴い，また舌を口の中にしまい難く，呼吸苦も伴うようになり，Ludwig anginaと診断された．

　歯の感染が契機であり起因菌としては**口腔内常在菌**になります．経験的広域抗菌薬としてアンピシリン・スルバクタムや，ペニシリンとメトロニダゾールの併用などを使用します．ただ**気道閉塞**のリスクがあるため，顎下部皮膚に発赤を伴う口腔底炎であれば救急科，耳鼻咽喉科などがある総合病院へすぐに相談してください（もちろん，口腔底の感染を伴わない皮膚のみの感染，擦過症であればそこまで心配する必要はありません）．

> **ここが診療のポイント**
> 口腔内の感染でおとがい部に発赤腫脹がある場合，気道閉塞の可能性を考慮する！

4）Lemierre症候群

　急性咽頭炎や扁桃炎などを発症した後に内頸静脈に感染が波及し血栓性静脈炎を生じ，肺野関節，骨などに播種性感染を起こす重篤な症候群です．咽頭炎の4～5日後に発症するのが典型的ですが，もう少し遅れて生じることもあります[15, 16]．*Fusobacterium necrophorum*などの嫌気性菌が原因で，急性の悪寒戦慄を伴う発熱，頸部腫脹・疼痛を訴えます．

　治療は大量ペニシリンとメトロニダゾール併用，もしくはクリンダマイシン点滴を2～6週間などが選択肢です[17]．血栓に対する抗凝固薬の使用についてはいまだ議論が分かれていますが[18]，抗菌薬投与にもかかわらず血栓の進行があれば使うことが多いと思います．抗菌薬のなかった時代には劇症型の場合，7～15日の経過で死に至りましたが，現在では致死率は2%程度とされます[16]．

　今回とりあげたkiller sore throatのなかでLemierre症候群だけは筆者も初診では診たことがありません．扁桃炎のあとに首が痛いという患者を診たときにはLemierre症候群も鑑別疾患として考えるなど注意したいと思っています．

症例の経過・その後

救急外来で頸部軟線X線が撮像され，thumb sign陽性，vallecula sign陽性であり，耳鼻咽喉科にコンサルトし，喉頭ファイバーで急性喉頭蓋炎の診断（香取分類Ⅲ）となった．救急外来受診時には呼吸苦はなかったが，数時間して呼吸苦も出現し，耳鼻咽喉科医の同席のもと救急外来で気管挿管を行った．救急受診後よりセフトリアキソン（1回2g　24時間ごと）を投与し，4日後に抜管し退院となった．

まとめ

いわゆる風邪のなかには急性喉頭蓋炎をはじめとした5 killer sore throatなど致死的になる疾患が稀に隠れています．患者を診るときには，"風邪"にしては変だな，違和感があるなといった感覚を大事にして，これらの疾患を見逃さないよう気をつけてください．とはいえ絶対見逃さないというのは難しいんですけどね．

◆文　献

1) Glynn F & Fenton JE：Diagnosis and management of supraglottitis (epiglottitis). Curr Infect Dis Rep, 10：200-204, 2008
2) Mayo-Smith MF, et al：Acute epiglottitis. An 18-year experience in Rhode Island. Chest, 108：1640-1647, 1995
3) Hébert PC, et al：Adult epiglottitis in a Canadian setting. Laryngoscope, 108：64-69, 1998
4) 香取秀明：急性喉頭蓋炎の臨床的検討．耳鼻・頭頸外科，76：721-724, 2004
5) Katori H & Tsukuda M：Acute epiglottitis：analysis of factors associated with airway intervention. J Laryngol Otol, 119：967-972, 2005
6) Fujiwara T, et al：Diagnostic accuracy of lateral neck radiography in ruling out supraglottitis：a prospective observational study. Emerg Med J, 32：348-352, 2015
7) Fujiwara T, et al：Diagnostic accuracy of radiographs for detecting supraglottitis：a systematic review and meta-analysis. Acute Med Surg, 4：190-197, 2017
8) 山本舜悟：10　気道症状有り　のど型（急性咽頭・扁桃炎）．「かぜ診療マニュアル　第2版」（山本舜悟／編著），pp87-105, 日本医事新報社，2017
9) Kuriyama A, et al：Prophylactic Corticosteroids for Prevention of Postextubation Stridor and Reintubation in Adults：A Systematic Review and Meta-analysis. Chest, 151：1002-1010, 2017
10) Gates A, et al：Glucocorticoids for croup in children. Cochrane Database Syst Rev, 8：CD001955, 2018
11) Souza DL, et al：Comparison of medical versus surgical management of peritonsillar abscess：A retrospective observational study. Laryngoscope, 126：1529-1534, 2016
12) Kawabata M, et al：Clinical classification of peritonsillar abscess based on CT and indications for immediate abscess tonsillectomy. Auris Nasus Larynx, 43：182-186, 2016
13) Weber AL & Siciliano A：CT and MR imaging evaluation of neck infections with clinical correlations. Radiol Clin North Am, 38：941-68, ix, 2000
14) Grisaru-Soen G, et al：Retropharyngeal and parapharyngeal abscess in children--epidemiology, clinical features and treatment. Int J Pediatr Otorhinolaryngol, 74：1016-1020, 2010
15) Chirinos JA, et al：The evolution of Lemierre syndrome：report of 2 cases and review of the literature. Medicine (Baltimore), 81：458-465, 2002
16) Johannesen KM & Bodtger U：Lemierre's syndrome：current perspectives on diagnosis and man-

agement. Infect Drug Resist, 9：221-227, 2016
17) Hagelskjaer Kristensen L & Prag J：Human necrobacillosis, with emphasis on Lemierre's syndrome. Clin Infect Dis, 31：524-532, 2000
18) Sacco C, et al：Lemierre Syndrome：Clinical Update and Protocol for a Systematic Review and Individual Patient Data Meta-analysis. Hamostaseologie, 39：76-86, 2019

Profile
藤原崇志　Takashi Fujiwara
倉敷中央病院 耳鼻咽喉科・頭頸部外科 副医長，臨床研究支援センターフェロー（兼務）
市中病院にやってくる耳鼻咽喉科急性期疾患の臨床研究が好きで喉頭蓋炎とかBell麻痺とかに情熱を注いでいます．ちなみに喉頭蓋炎は英語表記でepiglottitisですが，2012年からPubMedのMeSHにsupraglottitisも追加されています．PubMedで英語検索するときは"epiglottitis"［MeSH Terms］OR "supraglottitis"［MeSH Terms］で検索を！

各論　風邪へのアプローチ

A）気道症状を有する風邪へのアプローチ

6 せき型の風邪（急性気管支炎）とその類似疾患

田原正夫

Point
- 咳の持続期間に基づいて鑑別疾患を考慮する
- 生命に危険が及ぶ疾患，感染拡大予防が必要な疾患を鑑別する
- 不必要な抗菌薬処方を避ける

Keyword　急性咳嗽　遷延性咳嗽　慢性咳嗽　急性感染性咳嗽　抗菌薬の適正使用
感染後咳嗽　百日咳　結核

はじめに

プライマリ・ケアの現場では，かぜ症候群は最もcommonな疾患の1つであるし，咳嗽は最も多い受診動機の1つでもあります．つまり「最もよく遭遇する」状況ですが，見逃せない生命に危険が及ぶ疾患，感染拡大予防が必要な疾患などが隠れていることもあり注意が必要です．

症例提示

26歳男性．10日前からの咳嗽を主訴に来院しました．発症当初は咽頭痛と37℃台の発熱があり，それに引き続き鼻汁，喀痰がからむ湿性咳嗽が出現し継続するとのことでした．咽頭痛は軽快しており，発熱は3日目には解熱しています．咳嗽は終日ですが朝や夜に多くなる傾向があります．咳込みはありますが喘鳴は伴わず，咳で睡眠が阻害されることや嘔吐することはないようです．周囲での流行などシックコンタクトはありません．アレルギー性鼻炎の既往があり．非喫煙者．妻と3カ月の乳児との3人暮らし．職業は学校教員．

せき型の風邪の診断を考えるとき，**咳嗽の持続期間による原因疾患の鑑別を考慮すること**は有用です．咳嗽は持続期間によって3週間未満の**急性咳嗽**，3週間以上8週間未満の**遷延性咳嗽**，8週間以上の**慢性咳嗽**に分類されます[1, 2]．咳嗽の原因は急性期には感染症が多く，時間経過とともにそれ以外の原因による咳嗽が増加します（図1）．それぞれの咳嗽で共通することは鑑別診断を考慮しつつ丁寧に症状経過を聴取し身体診察を行い，既往歴，職歴，環境（住環境など），シックコンタクト，喫煙歴の聴取などを十分に行うことです．レッドフラッグ（表1）があるかをチェックし該当すれば生命に危険が及ぶ疾患（肺炎，喘息やCOPDの重篤な悪化，

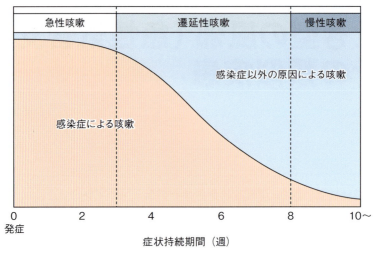

図1 ◆ 症状持続期間と感染症による咳嗽比率
(文献1より引用)

表1 ◆ レッドフラッグ

- 喀血
- 45歳以上の喫煙者で：新しい咳，咳の変化，声の不調の合併
- 55〜80歳で30パック/yearの喫煙者：現喫煙か，15年以内の禁煙
- つよい呼吸苦：特に安静時や夜間
- 嗄声
- 全身症状
  ・熱
  ・体重減少
  ・体重増加を伴う末梢浮腫
- 食べたり，飲んだりするときの嚥下障害
- 嘔吐
- くり返す肺炎
- 咳が出ている間の呼吸機能異常かつ/またはX線写真上の異常

(文献2を参考に作成)

肺塞栓，心不全，他重篤な疾患）の鑑別と治療を急ぐ必要が生じます[2]．

1 急性咳嗽

急性咳嗽の診断の考え方をフローチャートにまとめました（図2）．急性咳嗽の原因は前述のとおり多くは肺炎以外の気道感染症です（以下，**急性感染性咳嗽**とします）．急性感染性咳嗽のほとんどはウイルス感染症によるものです．原因となるウイルスはライノウイルスが最も多く，次いでコロナウイルス，インフルエンザウイルス，RSウイルス，パラインフルエンザウイルス，エンテロウイルス，アデノウイルス，ヒトメタニューモウイルスの順となります．細菌性

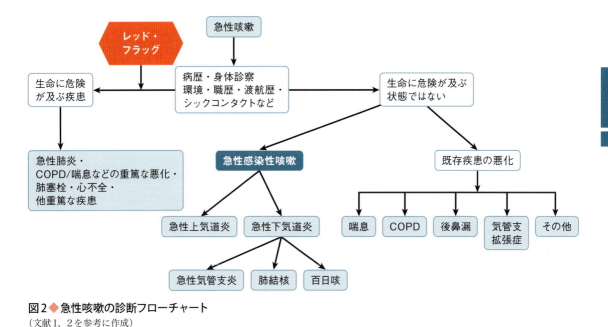

図2 ◆ 急性咳嗽の診断フローチャート
（文献1, 2を参考に作成）

感染は少なく急性感染性咳嗽の10％に満たない頻度です．原因菌としては肺炎マイコプラズマ（*Mycoplasma pneumoniae*），肺炎クラミジア（*Chlamydophila pneumoniae*），百日咳などがあげられます．

急性感染性咳嗽はどのくらい持続するでしょうか？ ライノウイルスの咳嗽は発症後3〜5日をピークとして10日目にも20％以上の患者で継続してみられるとされています．また急性感染性咳嗽についての研究では咳嗽が平均で17.8日間持続したとするものもあります[3, 4]．

1）急性気管支炎

急性感染性咳嗽では気道感染の部位で**急性上気道炎**，**急性気管支炎**と分けて考えることができ，**咳嗽の強いもの**，**喀痰の多いものは上気道炎よりも下気道炎**，**急性気管支炎と考えます**．急性気管支炎にはマイコプラズマやクラミジアなどの細菌感染が1〜10％と稀にありますが気管支炎レベルではself-limitedなことも多く急性気管支炎への抗菌薬投与は推奨されません[5, 6]．

急性感染性咳嗽の多くは抗菌薬による治療は不要で対症療法，経過観察で十分とされています．しかし急性気管支炎への不必要な抗菌薬投与はいまだ多くしばしば副作用や耐性菌の誘導などの問題を引き起こします．そのような状況において近年**抗菌薬の適正使用**が重視され，厚生労働省が「抗微生物薬適正使用の手引き」[6]を作成するなど抗菌薬の適正使用に対する機運が高まっています．同手引きのなかでは抗菌薬処方を減らすための患者への重要な要素（**表2**）があげられており，医師から患者への説明例（**表3**）があげられています．

またdelayed antibiotics prescription（DAP：**抗菌薬の延期処方**）はすぐに抗菌薬を処方せず一定期間経過観察を指示し改善がない場合などに抗菌薬を処方する方法ですが，すぐに抗菌

表2 ◆ 急性気道感染症の診療における患者への説明で重要な要素

1) 情報の収集
● 患者の心配事や期待することを引き出す
● 抗菌薬についての意見を積極的に尋ねる
2) 適切な情報の提供
● 重要な情報を提供する 　- 急性気管支炎の場合，咳は4週間程度続くことがある 　- 急性気道感染症の大部分は自然軽快する 　- 身体が病原体に対して戦うが，よくなるまでには時間がかかる ● 抗菌薬に関する正しい情報を提供する ● 十分な栄養，水分をとり，ゆっくり休むことが大切である
3) まとめ
● これまでのやりとりをまとめて，情報の理解を確認する ● 注意するべき症状や，どのようなときに再受診するべきかについての具体的な指示を行う

(文献6より引用)

表3 ◆ 医師から患者への説明例：急性気管支炎の場合

> あなたの「風邪」は咳が強い「急性気管支炎」のようです．熱はないですし，今のところ肺炎を疑うような症状もありません．じつは，気管支炎には抗生物質（抗菌薬）はあまり効果がありません．抗生物質により吐き気や下痢，アレルギーなどの副作用が起こることもあり，抗生物質の使用の利点が少なく，抗生物質の使用の利点よりも副作用のリスクが上回ることから，今の状態だと使わない方がよいと思います．
> 　咳を和らげるような薬をお出ししておきます．
> 　残念ながら，このような場合の咳は2〜3週間続くことが普通で，明日から急によくなることはありません．咳が出ている間はつらいと思いますが，なんとか症状を抑えていきましょう．1週間後くらいに様子を見せてください．
> 　もし眠れないほど咳が強くなったり，痰が増えて息苦しさを感じたり，熱が出てくるようなら肺炎を考えてレントゲンを撮ったり，診断を見直す必要が出てくるので，その場合は1週間たっていなくても受診してください．

(文献6より引用)

薬を処方する方法と比較してアウトカムや患者満足度に差はなく不必要な抗菌薬投与を減らすことに有用であると注目されています[5, 6]．

2) 胸部X線写真撮影

胸部X線写真はいつ撮影すべきでしょうか？日本呼吸器学会（以下，JRS）のガイドライン[1]では，症状や検査値によっては発症後数日以内でも考慮すべきとし，1〜2週間以上持続する咳嗽患者であれば可能であれば撮影をするとしています．胸部X線写真や胸部CTで肺炎，結核，腫瘍などの咳嗽の原因となる陰影を認めないが感染に伴うことが示唆される咳嗽を"**狭義の感染性咳嗽**"（本稿で記載する急性感染性咳嗽と同じ）と呼称し同ガイドラインのアルゴリズムに組み込んでおり，早期の胸部X線撮影を推奨しています．

海外の文献[7]では，肺炎がないかどうかなどを鑑別するための胸部X線写真撮影について検討されており，免疫能が正常な非高齢成人では**体温38℃以上，脈拍100回/分以上，呼吸数24**

表4 ◆ Diehrの肺炎予測ルール
急性咳嗽の患者において

症状・所見	点数
鼻汁	−2
咽頭痛	−1
寝汗	1
筋肉痛	1
1日通じて喀痰	1
呼吸回数＞25回/分	2
体温≧37.8℃	2

合計点数	肺炎の可能性（%）
−3	0
−2	0.7
−1	1.6
0	2.2
1	8.8
2	10.3
3	25.0
4以上	29.4

（文献9を参考に作成）

表5 ◆ Heckerlingの肺炎予測ルール

所見	点数
体温＞37.8℃	1
心拍数＞100/分	1
水泡音	1
呼吸音減弱	1
喘息の既往なし	1

点数	尤度比	肺炎である事後確率（%）	
		プライマリケア外来 事前確率5%	救急外来 事前確率15%
0	0.12	1	2
1	0.2	1	3
2	0.7	4	11
3	1.6	8	22
4	7.2	27	56
5	17.0	47	75

（文献10〜12を参考に作成）

回/分以上のいずれにも該当せず，胸部所見に異常を認めなければ肺炎は考慮しなくてよいだろうとされています．しかしこれは高齢者には適応されないことに注意が必要です．また日本は欧米に比べるといまだ**結核**の流行国である[8]ことも考慮しなければいけません．急性肺炎が否定的な場面でいつ胸部X線写真を撮影すべきか議論はありますが，上記の基準から，肺炎は否定的であっても2〜3週間で咳嗽の改善傾向が乏しいようであれば胸部X線写真を撮影すべきというのが筆者の個人的な見解です．

3）肺炎の予測ルール

急性気道感染において肺炎でないかどうかは重要なポイントです．肺炎であるかどうかの予測ツールがこれまで開発されてきました（**表4，5**）[9〜12]．予測ルールの外的妥当性を検討した研究[13]ではvan Vugtの研究[14]で用いられる予測ルール（**鼻汁なし，息ぎれ，肺胞音の低下，脈拍＞100回/分，体温＞37.8℃**を項目としています）が最も妥当性が高いとしています．しかしこのルールを用いるにはロジスティック回帰式の計算が必要になります．これについては

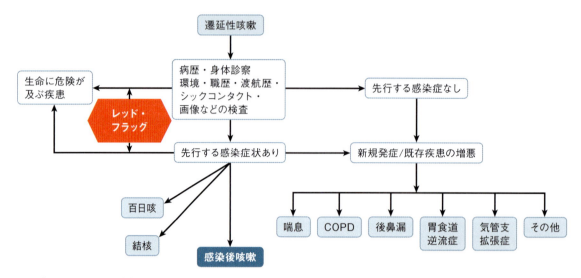

図3 ◆ 遷延性咳嗽の診断フローチャート
（文献1, 2を参考に作成）

山本舜悟先生が著書[4]で簡単に計算が可能なExcelファイルをインターネット上で公開されたことを紹介しています．

https://www.dropbox.com/s/zdrgzn1hqd4jnog/vanVugt_rule.xlsx?dl=0

4）既存疾患の悪化に注意

急性肺炎をはじめ「生命に危険が及ぶ疾患」については迅速に診断と治療を進めていきます．「生命に危険が及ぶ状態ではない」既存疾患の悪化については，その疾患の診断，評価，治療を行っていきます．ただし既存疾患の悪化には前述の感染症が合併していることが多いことに注意が必要です．

2 遷延性咳嗽

3週間以上8週間未満の遷延性咳嗽の原因として最も多いとされるのは**感染後咳嗽**です．感染後咳嗽は① かぜ症候群が先行，② 遷延性または慢性咳嗽を生じる他疾患が除外できる，③ 自然軽快傾向がある場合に診断します[1]．遷延性咳嗽の診断フローチャートを示します（図3）．

3 慢性咳嗽

8週間以上の慢性咳嗽では**非感染症が主体**となります．慢性咳嗽の診断フローチャートを示します（図4）．慢性咳嗽の原因疾患は以前から**咳喘息**，**胃食道逆流症**，**後鼻漏**とされていますが，後鼻漏とその周辺疾患の扱いが欧米では上気道炎咳症候群（upper airway cough syndrome：UACS）/後鼻漏症候群（post nasal drip syndrome）として，日本では副鼻腔炎気管

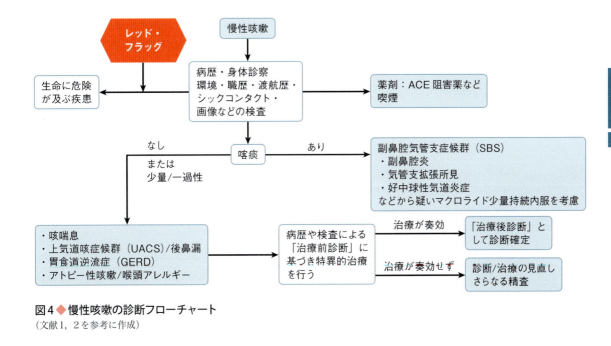

図4 ◆ 慢性咳嗽の診断フローチャート
（文献1, 2を参考に作成）

支症候群（sinobronchial syndrome：SBS），アトピー咳嗽（atopic cough：AC）として扱われるなど疾患概念の違いがあり[15]，また咳喘息についても欧米では非喘息性好酸球性気管支炎（non-asthmatic eosinophilic bronchitis：NAEB）が咳喘息と別の疾患概念として提示されている[2]など疾患概念の統一がされておらず注意が必要です．

1）原因疾患ごとの診断と治療

　咳喘息は喘鳴を伴わない慢性咳嗽（遷延性咳嗽でも診断できる）で気管支拡張薬（β_2刺激薬など）が有効で，**吸入ステロイド（ICS）**が治療の第一選択薬となります．30〜40％が治療の経過中に喘鳴が出現し**典型的な気管支喘息に移行**します．

　上気道咳症候群（後鼻漏）は慢性副鼻腔炎に伴うもの，アレルギー性鼻炎に伴うものに大別され，それらに対する精査，投薬（抗ヒスタミン薬投与など）を行っていきます．

　胃食道逆流症（GERD）は慢性咳嗽の原因としてわが国では稀でしたが近年増加傾向にあるとされています[1]．病歴，問診票（FSSG，QUESTなど）で疑い治療を行いますが，PPIのみの治療効果は限定的とされており，生活スタイルの改善（食事内容の改善，睡眠時の頭部挙上，睡眠前3時間以内の食事を避けるなど）とダイエットなどが有効であるとされています[16]．

　アトピー咳嗽は中枢気道を主座とした非喘息性好酸球性気道炎症とされており，臨床像としては喉にイガイガ感を伴う持続性乾性咳嗽，アトピー素因，空気の変化や運動・電話・煙・緊張などによって誘発されるなどの特徴があり抗ヒスタミン薬および／またはステロイド（吸入または内服）が有効です．喉頭アレルギーは喉頭粘膜でのI型アレルギー疾患とされますが症状，治療はアトピー咳嗽と大差はありません．

副鼻腔気管支症候群（SBS）は，慢性・反復性の好中球炎症が上気道と下気道に合併した病態と定義され，上気道炎としての慢性副鼻腔炎に慢性気管支炎，気管支拡張症，びまん性汎細気管支炎（DPB）などの下気道炎が合併した状態です．日本ではDPBの治療に準じてマクロライド少量長期療法が行われてきました．

2）治療前診断と治療後診断

慢性咳嗽では病歴と検査などから診断のメド「**治療前診断**」をつけ，それに基づき特異的な治療を行い，その治療が奏効すれば「**治療後診断**」として診断を確定します．治療が奏効しない場合は，その治療が十分でなかった可能性，「治療前診断」が違っていた可能性などを考慮し治療の調整とさらなる精査を進めていきます．慢性咳嗽患者のほとんどで前述の原因疾患が2つ以上併存する可能性も示唆されており，特異的治療が奏効しなかった場合に併存疾患の存在も考慮しておくことが重要となります．

また1）であげた疾患は8週間咳嗽が継続した後に突然出現するものでもありません．例えば，発症後2週間の咳喘息も存在します．たとえ急性〜遷延性咳嗽であっても，診断が困難な場合に，これらの疾患を鑑別疾患として想起しておくことは重要であると考えます．

急性咳嗽から慢性咳嗽にいたるまで経過で見逃されがちですが，重要な感染症として百日咳，結核があげられます．

4 百日咳について[17〜19]

1）症状・合併症

百日咳は**百日咳菌**（*Bordetella pertussis*）によって起こる気道感染症です．潜伏期間5〜21日を経て，**上気道炎症状（カタル期）**からはじまります．カタル期1〜2週間の後に乾性発作性の咳嗽症状が出る**痙咳期**となり3〜6週間持続します．その後，**回復期**となり咳嗽は徐々に改善しますが咳嗽は6〜10週以上継続するとされます．生後6カ月以内に感染した場合重症化しやすく，肺炎，肺高血圧症，徐脈，痙攣，無呼吸などを合併し死に至ることもあります．国内では1981年に三種混合ワクチン（DTaP）として予防接種が導入されてから感染者数は減少していますが5歳頃までには抗体保有率は漸減していきます．思春期や成人までは定期予防接種での感染予防効果は期待できず，集団感染例がときに報告されています．

2）診断・検査

厚生労働省研究班の診断基準[20]では，1週間以上の咳嗽があり，百日咳に特徴的な4つの咳嗽症状「**吸気性笛声**」・「**発作性の連続性の咳込み**」・「**咳込み後の嘔吐**」・「**チアノーゼの有無を問わない無呼吸発作**」のうち1つ以上を伴う場合を臨床的な百日咳としています．ただし成人症例では典型的な吸気性笛声を呈することは少なく，非特異的な症状が主体であるとされています．

表6 ◆ 百日咳の成人に対して推奨される抗菌薬治療と曝露後抗菌薬予防投与

推奨される薬剤			代替薬
アジスロマイシン	エリスロシン	クラリスロマイシン	ST合剤
初日：500 mgを1回投与 2～5日目：250 mgを1日1回投与 添付文書上に保険適応症としての記載なし	1回500 mg 1日4回，7～12日間継続	1回500 mg 1日2回，7日間継続 添付文書上，錠剤に保険適応症に記載なし，ドライシロップは記載あり	TMP 1回160 mg 1日2回，AMX 1回800 mg 1日2回，14日間継続 添付文書上に保険適応症としての記載なし

※日本での保険適応症や用法用量を満たさないことに注意
（文献17を参考に作成）

診断検査は培養検査は感度が十分でなく，これまで抗PT-IgG抗体価のシングル血清抗体価高値（100 EU/mL以上）または，ペア血清で2倍以上の上昇を基準としてきましたが，①シングル血清としても発症後2週間以上経過した検体でなければならない，②咳嗽症状のない健康成人でも5～10％で100 EU/mL以上を示すため単血清高値でも確定できないというデメリットが生じていました．2016年からより感度の高い遺伝子検出検査**LAMP法**が保険適応となりました．LAMP法は咳嗽出現早期から検査可能ですが咳嗽発症後3週間以上が経過すると検出困難となります．

3）治療・感染予防

治療は**アジスロマイシンの5日間投与が第一選択**となり，マクロライド系抗菌薬の内服が基本となります（表6）が，用法用量など日本の保険適応を満たさないものもあり注意が必要です．カタル期に抗菌薬治療を行うと軽症化効果がありますが，痙咳期に入ると抗菌薬で病状の改善効果は期待できないとされています．しかし痙咳期であっても排菌予防効果は期待できるため感染拡大防止の観点から治療が推奨されます．

感染伝播は**飛沫感染**によって起こり，家族内など患者との密接な接触により起こります．感染者は**カタル期と咳発作が出現して3週間までが最も感染力が強い**とされます．抗菌薬治療が行われていないならば**咳がはじまって21日目**まで，あるいは**有効な抗菌薬治療開始後5日目**までは飛沫感染予防策が推奨されます．日本の学校保健安全法でも，特有の咳が消失するまでまたは5日間の適正な抗菌薬療法が終了するまでは出席停止としています．

米国の推奨[17]では，曝露後の抗菌薬予防投与はすべての濃厚接触者に対して過去の予防接種歴に関係なく推奨されるとされていますが，日本では保険適応はありません．

症状の軽減や感染拡大防止のために急性咳嗽であるカタル期，または痙咳期早期に診断し治療を開始することが望ましいですが，前述のとおり特異的な症状に乏しい例も多く，診断は容易ではありません．急性咳嗽から慢性咳嗽のどのフェーズにおいても鑑別診断の1つとして念頭におき，家族に乳児や出産を控えた**妊婦**（新生児がワクチン接種前に曝露するリスクあり）のいる症例については積極的に鑑別を考慮することも必要かと考えます．

4）届出について

百日咳はこれまで小児科定点医療機関が届出を行ってきましたが2018年1月からは成人も含めた**全数把握疾患**となり診断した医師すべてに**診断後7日以内の届出**が義務づけられるようになりました．

5 結核について

多くの先進国では結核罹患率（人口10万対）は低蔓延国の水準である10を下回っていますが，日本は13.3（2017年）となっておりいまだ**中蔓延国**です[1, 8]．罹患時の肺組織の破壊などから後遺症が残る可能性，感染拡大時の社会的影響の大きさからも咳嗽の鑑別疾患として常に考慮しておくべき疾患です．また日本における新規結核罹患者の40％が80歳以上となっており，高齢者の風邪，肺炎，咳嗽症例では常に結核を鑑別疾患にあげておくことが重要です[21]．

1）診断

肺結核の診断には**胸部X線検査**が有用で結節影，浸潤影や空洞形成などさまざまな陰影を指摘することができます．喉頭結核，咽頭結核，気管・気管支結核では頑固な咳を呈します．肺野に病変を伴うことも多いものの胸部X線写真で異常陰影を認めない例もあります．疑えば，**喀痰検査（塗抹検査と培養検査）**を積極的に行うことが重要です．耳鼻咽喉科での喉頭ファイバー，呼吸器内科で気管支鏡検査で診断がつく症例もあり難治性咳嗽については集学的な精査が必要な場合があります．感染伝播は**空気感染**によって起こり，喀痰検査で塗抹陽性の症例については感染性が高いとされ入院勧告がされます[22]．

2）治療

治療は**抗結核薬による多剤併用療法**が必要で，治療期間は長期間を要します（表7）．ニューキノロン系薬は結核菌に感受性があるものの単剤では治療効果を得ることは期待できません．

表7 ◆ 初回標準治療例の標準治療法

原則としてRFP，INH，PZAを用いる下記の治療法を用いる
RFP＋INH＋PZAにEB（またはSM）の4剤併用で初期強化期2カ月間治療後，維持期はRFP＋INHを4カ月継続し，全治療期間6カ月（180日）とする
なお，下記の条件がある場合には維持期を3カ月延長し，維持期を7カ月，全治療期間9カ月（270日）とすることができる ① 結核再治療例 ② 治療開始時結核が重症：有空洞（特に広汎空洞型）例，粟粒結核，結核性髄膜炎 ③ 排菌陰性化遅延：初期2カ月の治療後も培養陽性 ④ 免疫低下を伴う合併症：HIV感染，糖尿病，塵肺，関節リウマチなどの自己免疫疾患など ⑤ 免疫抑制薬などの使用：副腎皮質ステロイド，その他の免疫抑制薬 ⑥ その他：骨関節結核で病巣の改善が遅延している場合など

（文献23を参考に作成）

未診断の咳嗽症例への安易なニューキノロン系薬の投与は菌検出を低下させ結核診断を困難なものとし，さらに結核菌の耐性化を促すリスクがあり厳に慎むべきと考えます．

6 薬剤性咳嗽

ACE阻害薬は咳嗽を誘発する薬剤の代表格としてあげられます．ACE阻害薬による咳嗽は乾性咳嗽で咽頭のかゆみ，引っかかれる感じを伴うこともあります．服用から数時間以内に起こることが多いとされますが，服用開始後数週間あるいは数カ月後に出現することもあるとされています．服用中止後1～4週間後に軽快しますが，3カ月間続く場合もあるといわれます[1]．

他にはLES弛緩作用による**胃食道逆流症（GERD）**の悪化要因となる薬剤として**カルシウム拮抗薬，抗コリン薬，テオフィリン製剤**などがあげられます．

DPP-4阻害薬であるシタグリプチンは慢性咳嗽の誘因とされました[24]が，pool解析では咳嗽の頻度はプラセボと変わらなかったとされています[1]．

7 咳嗽の対症療法

前述のように明らかな原因疾患が想定される場合は原因疾患への特異的治療を行いますが，急性上気道炎など自然経過で軽快するself-limitedな疾患に対しては対症療法がメインの治療となります．しかし処方薬としてメジャーな薬剤であっても効果がエビデンスとして十分に支持されるものは少ないのが現状です[25]．コデインリン酸塩は急性上気道炎への効果は乏しいとされています．デキストロメトルファンについても効果あり，なしについて意見が別れています[26]．患者さんの困り具合と副作用などを考慮して処方するのが現実的な対処法と考えます．

咳嗽に対して**ハチミツ**が効果があることは近年の研究で報告されるようになっています．成人ではハチミツとコーヒーを8時間ごとに服用することによって咳症状が有意に改善されたという報告があります[27]．小児でも有効であるとされていますが，ボツリヌス感染のリスクからハチミツ投与は**1歳以上の児にのみ**行うように注意する必要があります．

その他の治療選択肢として**漢方薬**があげられます．**麦門冬湯**は乾性咳嗽に，**小青竜湯**は湿性咳嗽に推奨されます．他の漢方薬を含めた使い分けを示します（表8）．

表8 ◆ 漢方鎮咳薬の使い分け

薬剤	喀痰	咳嗽期間	想定疾患
小青竜湯	多い，鼻炎，喘鳴（湿性咳嗽）	急性～遷延性咳嗽	SBS, UACS
清肺湯	多い（湿性咳嗽）	急性咳嗽	SBS
柴朴湯	多い（湿性咳嗽）	遷延性咳嗽	咳喘息，アトピー咳嗽
半夏厚朴湯	多い（湿性咳嗽）	遷延性咳嗽	感染後咳嗽，誤嚥
麦門冬湯	少ない（乾性咳嗽）	遷延性～慢性咳嗽	乾性咳嗽全般，感染後咳嗽

（文献25を参考に作成）

症例の経過・その後

　初診時，バイタルサインは安定しており肺音に異常はなく，他に咽頭粘膜の軽度発赤と鼻粘膜の白色腫脹以外に身体所見上の異常を認めませんでした．レッド・フラッグに該当する項目もありませんでした．急性感染性咳嗽と考えられ，「喉に痰がからむ」との訴えやアレルギー性鼻炎の存在から後鼻漏の関与も示唆されました．デキストロメトルファンなどの症状緩和薬に加えて小青竜湯を投与し改善がない場合は再診を指示しました．1週間後（第17病日）に再診され，喀痰，鼻汁と後鼻漏症状は改善したものの乾性咳嗽が残り，やや増強しているとのことでした．胸部X線撮影を行いましたが肺野に異常を認めず肺結核などは否定的でした．吸気性笛声などは認めませんでしたが発作性の連続性咳嗽があるとのこと．家族や職場への感染リスクも考慮し，本人と相談し百日咳DNA検査（LAMP法）を実施しました．数日後に検査結果が確認できるまで症状緩和薬と麦門冬湯の内服を指示しました．再診時（第23病日）には咳嗽は残るも軽快傾向であることを聴取し，百日咳DNA検査は陰性であることを確認しました．急性感染性咳嗽から感染後咳嗽であると考えられ，現行治療を継続し経過観察としました．

まとめ

　せき型の風邪とその類似疾患について，咳嗽の持続期間による分類をもとに診断と治療について概説しました．生命に危険が及ぶ疾患，感染拡大予防が必要な疾患を鑑別しつつ，不必要な抗菌薬処方などを避けることが重要です．さらに診断に至るまでには時間経過のなかで病状を観察し判断していく疾患もあり，その点も含め患者への十分な説明と良好な関係性の構築が求められます．commonではありますが，プライマリ・ケア医としての総合力が問われる症候であるといえます．

◆ 文 献

1）「咳嗽・喀痰の診療ガイドライン2019」（日本呼吸器学会 咳嗽・喀痰の診療ガイドライン2019作成委員会/編），メディカルレビュー社，2019
2）Irwin RS, et al：Classification of Cough as a Symptom in Adults and Management Algorithms：CHEST Guideline and Expert Panel Report. Chest, 153：196-209, 2018
3）Ebell MH, et al：How long does a cough last? Comparing patients' expectations with data from a systematic review of the literature. Ann Fam Med, 11：5-13, 2013
4）山本舜悟：成人の"かぜ"のみかた 気道症状有り せき型（急性気管支）．「かぜ診療マニュアル 第2版」（山本舜悟/編著），pp132-159，日本医事新報社，2017
5）Kinkade S & Long NA：Acute Bronchitis. Am Fam Physician, 94：560-565, 2016
6）厚生労働省健康局結核感染症課：抗微生物薬適正使用の手引き
https://www.mhlw.go.jp/file/06-Seisakujouhou-10900000-Kenkoukyoku/0000166612.pdf（2019年5月閲覧）
7）Gonzales R, et al：Principles of appropriate antibiotic use for treatment of uncomplicated acute bronchitis：background. Ann Intern Med, 134：521-529, 2001
8）結核予防会 結核研究所 疫学情報センター：世界の結核，日本の結核（2018.8.31）
http://www.jata.or.jp/rit/ekigaku/info/other/（2019年5月閲覧）
9）Diehr P, et al：Prediction of pneumonia in outpatients with acute cough--a statistical approach. J

Chronic Dis, 37：215-225, 1984
10) Heckerling PS, et al：Clinical prediction rule for pulmonary infiltrates. Ann Intern Med, 113：664-670, 1990
11) The SPELL-the Square of Practicing EBM and Lifelong Learning（南郷栄秀）：なんごろく-呼吸器　肺炎　診断
http://spell.umin.jp/nangoroku/nangoroku_respiratory.html?fbclid=IwAR34rGQq8nrw1TqTqE_Jx6idejhUeCWZ6cKkLBubnfKtoTpZsU0rp2Zy634（2019年5月閲覧）
12) Ebell MH：Predicting pneumonia in adults with respiratory illness. Am Fam Physician, 76：560-562, 2007
13) Schierenberg A, et al：External Validation of Prediction Models for Pneumonia in Primary Care Patients with Lower Respiratory Tract Infection：An Individual Patient Data Meta-Analysis. PLoS One, 11：e0149895, 2016
14) van Vugt SF, et al：Use of serum C reactive protein and procalcitonin concentrations in addition to symptoms and signs to predict pneumonia in patients presenting to primary care with acute cough：diagnostic study. BMJ, 346：f2450, 2013
15) Yu L, et al：Advances in upper airway cough syndrome. Kaohsiung J Med Sci, 31：223-228, 2015
16) Kahrilas PJ, et al：Chronic Cough Due to Gastroesophageal Reflux in Adults：CHEST Guideline and Expert Panel Report. Chest, 150：1341-1360, 2016
17) 百日咳（Pertussis：Whooping Cough）．「最新感染症ガイド R-Book 2018-2021」（岡部信彦/監，米国小児科学会/編），pp620-634，日本小児医事出版社，2018
18) 国立感染症研究所：百日せきワクチン ファクトシート〔平成29（2017）年2月10日〕
https://www.mhlw.go.jp/file/05-Shingikai-10601000-Daijinkanboukouseikagakuka-Kouseikagakuka/0000185909.pdf?fbclid=IwAR2aeOt46PmWe56x16YmV2mTci011ScWHSWZCmdRDbyUrnVEzt2BS5ZmMnY（2019年6月閲覧）
19) 国立感染症研究所：感染症法に基づく医師届出ガイドライン（初版）百日咳（平成30年4月25日）
https://www.niid.go.jp/niid/images/epi/pertussis/pertussis_guideline_180425.pdf（2019年5月閲覧）
20) 百日咳．「小児呼吸器感染症診療ガイドライン2017」（尾内一信，他/監，小児呼吸器感染症診療ガイドライン作成委員会/作成），pp236-240，協和企画，2016
21) 厚生労働省：平成29年 結核登録者情報調査年報集計結果
https://www.mhlw.go.jp/stf/seisakunitsuite/bunya/0000175095_00001.html（2019年6月閲覧）
22) 日本結核病学会教育委員会：結核症の基礎知識 改訂第4版．Kekkaku, 89, 521-545, 2014
https://www.kekkaku.gr.jp/medical_staff/（2019年5月閲覧）
23) 日本結核病学会治療委員会：「結核医療の基準」の改訂-2018年．Kekkaku, 93：61-68, 2018
24) Engel SS, et al：Safety and tolerability of sitagliptin in type 2 diabetes：pooled analysis of 25 clinical studies. Diabetes Ther, 4：119-145, 2013
25) 非特異的鎮咳薬．「咳のみかた，考えかた」（倉原 優/著），pp189-212，中外医学社，2017
26) Fashner J, et al：Treatment of the common cold in children and adults. Am Fam Physician, 86：153-159, 2012
27) Raeessi MA, et al：Honey plus coffee versus systemic steroid in the treatment of persistent post-infectious cough：a randomised controlled trial. Prim Care Respir J, 22：325-330, 2013

田原正夫　Masao Tahara

岩倉駅前たはらクリニック　院長
日本プライマリ・ケア連合学会認定家庭医療専門医/指導医
日本内科学会認定　総合内科専門医/日本アレルギー学会アレルギー専門医
一般財団法人生涯学習開発財団認定コーチ
病院呼吸器内科医をへて，岡山家庭医療センターで研修し家庭医へ転向しました．その後，後期研修プログラム指導医などをへて，2016年に自院を開院し京都市ではまだ少ない家庭医療診療所として地域でのプライマリ・ケアを継続して行っています．複数名の家庭医によるグループ・プラクティスを実現することが目下の目標です．一緒に働いていただける家庭医を絶賛募集中です！　ご興味ある方はぜひご連絡ください．
iwakura-ekimae@tahara-clinic.net

各論　風邪へのアプローチ

B）気道症状があまり目立たない風邪へのアプローチ

1 熱だけ型の風邪（高熱型：敗血症を含む）

鈴木大介

Point
- qSOFAを活用して重症度を評価し，敗血症を見逃さない
- 熱だけ型では「熱以外の症状が目立たない感染症」を鑑別にあげる
- 感染臓器を特定できていても，いなくても，積極的に血液培養を採取する
- 抗菌薬を開始するかは，感染臓器を特定できているか，および重症度によって判断する

Keyword 敗血症　qSOFA　システムレビュー　悪寒戦慄　急性腎盂腎炎　急性前立腺炎　肝膿瘍　急性胆管炎　感染性心内膜炎　高齢者の肺炎　血液培養　海外渡航歴　熱帯熱マラリア　潜伏期間

はじめに

「風邪」はさまざまなウイルスが原因の上気道炎で，自然に軽快するものを指しますが[1]，通常は「せき・はな・のど」の症状が同時期に同程度に出現します．したがって，これらの気道症状がなく，高熱だけしか目立った症状がない患者（**高熱だけ型**）を安易に「風邪」と診断してはいけません．多くはインフルエンザやその他の特定不能なウイルス感染症ですが，**見逃してはいけない細菌感染症**が隠れています．

一般に細菌感染症では感染臓器の局所症状を認めますが，腎盂腎炎や胆管炎などいくつかの感染症では，特に初期の段階で熱以外の症状が目立たないことがしばしばあります．診断・治療が遅れれば死亡率の高い敗血症に至るおそれがありますが，高熱だけ型の多くはウイルス感染症です．闇雲な抗菌薬投与は効果がないだけでなく，副作用や耐性菌の出現といった「害」につながります．また細菌感染症の種類によっては，抗菌薬の経静脈的な投与，あるいは長期間の投与が不可欠なものがあるため，感染症診療の原則に立ち返って，**感染臓器と原因菌を特定し，最適な抗菌薬を最適な期間だけ投与する**必要があります．

本稿では，高熱だけ型のなかに隠れた細菌感染症を見つけ出し，感染臓器を突き止めるコツを学びます．海外渡航歴がある場合の考え方についても簡単に紹介します．

① まず重症度を評価して，敗血症を見逃さない

細菌感染症は診断・治療が遅れれば，死亡率の高い**敗血症**に至ります．まず重症度を評価し，ゆっくり精査してよいのか，すみやかに集中治療を開始するべきなのか，判断します．

1）新しい敗血症の定義

2016年に敗血症の定義が改訂されたのでアップデートしておきましょう．

1992年に公表されたSepsis-1[2]では，敗血症は「**感染症による全身炎症反応症候群**〔systemic inflammatory response syndrome：SIRS（表1）〕」と定義されました（表2）．しかしSIRSは熱傷や膵炎など感染症以外でも起こるため，感染症でないのに敗血症と診断される症例や，感染症によって重篤な臓器障害が起きているにもかかわらず敗血症と診断されない症例が存在しました．

そこで感染症に対する宿主の反応である全身性炎症ではなく，その結果として引き起こされる臓器障害に着目することが提唱され，2016年に公表されたSepsis-3[3]では，敗血症は「**感染症によって重篤な臓器障害が引き起こされる状態**」と再定義されました（表3）．感染症による臓器障害を早期に発見し，早期に適切な治療介入を行うことで，予後の改善を図ります．

表1 ◆ systemic inflammatory response syndrome（SIRS）

以下の4つのうち2つ以上を満たす
1）体温＞38℃または＜36℃
2）心拍数＞90回/分
3）呼吸数＞20回/分またはPaCO$_2$＜32 mmHg
4）末梢白血球数＞12,000/μLまたは＜4,000/μLまたは未熟顆粒球＞10％

（文献2より引用）

表2 ◆ Sepsis-1における敗血症の定義

敗血症	感染症による全身炎症反応症候群（SIRS）
重症敗血症	臓器障害・低灌流・低血圧を伴う敗血症
敗血症性ショック	十分な補液にもかかわらず低血圧が続く敗血症

（文献2より引用）

表3 ◆ Sepsis-3による敗血症の定義

	定義	診断基準
敗血症	感染症によって重篤な臓器障害が引き起こされる状態	感染症によるSOFAスコア2点以上の急な上昇
敗血症性ショック	急性循環不全により細胞障害および代謝異常が重度となり，死亡率を増加させる可能性のある状態	十分な補液を行っても平均動脈血圧≧65 mmHgを保つために昇圧薬が必要，かつ，血清乳酸値＞2 mmol/L（18 mg/dL）

（文献3より引用）

2）敗血症のスクリーニングツール"qSOFA"

　Sepsis-3では，ICUとそれ以外で異なる敗血症の診断基準が示されました．ICUでは，**感染症の疑いがあり，SOFA（sequential organ failure assessment）スコア（表4）合計2点以上の急上昇がある場合に敗血症と診断します**．しかしSOFAスコアは集中治療医以外には馴染みが薄く，評価も複雑です．そこでベッドサイドで簡単に評価できるquick SOFA（qSOFA）が考案されました（表5）．

　感染症の疑いがあり，意識変容（GCS≦14），呼吸数≧22回/分，収縮期血圧≧100 mmHgの3項目のうち2つ以上を認めた場合，敗血症を疑います．敗血症が疑われたら，上級医・専門医に応援を求める，救急外来に搬送する，ICUに紹介するなど，無理に1人でかかえこまないようにしましょう．

　なおこれらの診断基準は，感染症が疑われる状況で敗血症・臓器障害を早期に発見するため

表4 ◆ SOFAスコア

評価項目	指標	スコア 0	1	2	3	4
意識	Glasgow coma scale	15	13〜14	10〜12	6〜9	<6
呼吸	PaO_2/FiO_2 (mmHg)	≧400	<400	<300	<200および呼吸補助	<100および呼吸補助
循環		平均血圧 ≧70 mmHg	平均血圧 <70 mHg	ドパミン<5 μg/kg/分 またはドブタミンの併用	ドパミン5〜15 μg/kg/分 またはノルアドレナリン≦0.1 μg/kg/分 またはアドレナリン≦0.1 μg/kg/分	ドパミン>15 μg/mkg/分 またはノルアドレナリン>0.1 μg/kg/分 またはアドレナリン>0.1 μg/kg/分
肝	血清ビリルビン値（mg/dL）	<1.2	1.2〜1.9	2.0〜5.9	6.0〜11.9	≧12.0
腎	血清クレアチニン値（mg/dL）	<1.2	1.2〜1.9	2.0〜3.4	3.5〜4.9	≧5.0
	尿量（mL/日）	—	—	—	<500	<200
凝固	血小板数（×10^3/μL）	≧150	<150	<100	<50	<20

（文献3より引用）

表5 ◆ qSOFA

感染症を疑う患者で以下のうち2つ以上を満たす
● 意識変容（GCS≦14） ● 呼吸数≧22/分 ● 収縮期血圧≦100 mmHg

（文献3より引用）

のものであり，そもそも感染症かどうかを判断する根拠にはなりません．感染症かどうかの判断は従来通り，問診・身体診察・検査を通じて総合的に行う必要があることを付記しておきます．

❷ 高熱だけ型の感染臓器を見つけ出す

1）問診

a）本当に高熱だけ？

高熱だけ型では，発熱以外の局所症状を患者が認識していないだけ，という可能性も考えられます．**システムレビュー**（review of systems：ROS，表6）を用いて，全身の各臓器に対して系統的に問診すると，主訴や現病歴で話題に上がらなかった症状を拾うことができます．感染臓器を示唆する局所症状を聞き出せたなら，もう高熱だけ型ではありません．その臓器を狙って精査を進めましょう．

b）悪寒戦慄は菌血症を示唆する

注意すべき病歴に「悪寒戦慄」があります．**上着を羽織りたくなるくらいの「軽度悪寒」，布団をかけたくなるくらいの「中等度悪寒」，布団の中でも全身が震えて歯がガチガチ鳴る「悪寒戦慄」に分けて問診しましょう．**軽度悪寒，中等度悪寒，悪寒戦慄がある場合，悪寒が全くない場合に比べて，菌血症の相対リスクはそれぞれ1.7倍，4.1倍，12倍と報告されています[4]．

また悪心・嘔吐は消化器症状の1つですが，敗血症による全身症状の1つとして出現することもあります．

c）確実に海外渡航歴を聞き出す

海外渡航歴，特に熱帯地方への渡航歴があると，鑑別すべき感染症が増えます．患者が自己申告してくれればよいのですが，そうとも限りません．こちらから積極的に問診しましょう．「最近，海外旅行をしましたか？」と尋ねると「いいえ（仕事でインドに行ったけど，旅行では

表6 ◆ システムレビューで問診する項目の例

全身	発熱，悪寒，悪寒戦慄，寝汗，倦怠感，食欲低下，体重減少
中枢神経系	頭痛，意識障害，けいれん，めまい，脱力，麻痺，異常感覚
目	眼痛，視力低下
耳	耳痛，耳鳴り，耳漏，めまい，聴力低下
鼻・副鼻腔	鼻出血，圧痛，鼻汁，頭痛
口腔・咽頭	疼痛，嚥下困難，嚥下痛
呼吸器	咳，痰，呼吸困難，胸痛
心血管系	胸痛，動悸，息切れ
消化器	腹痛，下痢，便秘，悪心，嘔吐，血便
泌尿器	頻尿，排尿時痛，残尿感，血尿，混濁尿
生殖器	分泌物の増加，異常分泌物，排膿，性交時痛
筋骨格系	関節痛，筋肉痛，腰痛，背部痛

ない）」とか「いいえ（海外旅行をしたけど，もう2カ月も前だ）」という斜め上からの展開もあり得ます．筆者は誤解のないように「**今までに海外に行ったことはありますか？**」と聞いています（渡航歴があった場合の対応は後述）．

2）熱以外の症状が目立たない感染症

気をつけて問診しても，やはり症状が高熱だけで，局所症状を認めない場合の鑑別として，**急性腎盂腎炎，急性前立腺炎，肝膿瘍・急性胆管炎，感染性心内膜炎**が重要です[5]．**高齢者の肺炎**[6]**，蜂窩織炎の初期，カンピロバクター腸炎の初期**[7] にも熱以外の症状が目立たないことがあります．野山に入った病歴がある場合は，リケッチアを媒介するダニに刺された可能性があるため，**ツツガムシ病**や**日本紅斑熱**などの**リケッチア症**も考慮します．これらを念頭に（表7），頭のてっぺんからつま先まで丁寧に診察します．感染臓器を絞り込むことができたら，そこを狙って検査を行い，培養を提出します．

急性腎盂腎炎では，膀胱炎症状を伴わないこと，CVA圧痛・叩打痛を認めないことがしばしばあります．そこで，基本的に**高熱だけ型**では**全例で尿検査・尿培養を提出**します．ただし高齢者や糖尿病患者では，無症候性細菌尿の頻度が高い[8] ので，細菌尿を認めただけで安易に腎盂腎炎と診断しないようにしましょう．**他の感染症の除外**と，**血液培養と尿培養の一致を確認**することが重要です．

急性前立腺炎は，**直腸診**を行わない限り診断は困難です．排尿障害や尿検査所見が乏しくても，否定できないと考えた場合は積極的に直腸診を行いましょう．指を入れただけで苦痛を訴える患者もいるので，十分に潤滑ゼリーを付けてゆっくり挿入し，違和感に慣れたところでやさしく前立腺を圧迫しましょう（マッサージは禁忌）．

表7 ◆ 熱以外の症状が目立たない感染症

疾患名	身体所見	検査
急性腎盂腎炎	肋骨脊柱角（costovertebral angle：CVA）圧痛・叩打痛	尿検査，尿培養，血液培養2セット[6]
急性前立腺炎	直腸診で前立腺の圧痛	尿検査，尿培養，血液培養2セット[6]
肝膿瘍・急性胆管炎	黄疸，肝叩打痛	血液検査，腹部エコー検査，血液培養2セット[6]
感染性心内膜炎	心雑音，眼瞼結膜点状出血，爪下出血，Osler結節，Janeway病変	血液培養3セット[6]，心エコー
高齢者の肺炎	呼吸音異常	胸部X線写真（場合によっては胸部CTも考慮），痰培養，血液培養2セット[6]
蜂窩織炎	特に下肢の発赤・腫脹・熱感・疼痛，皮下膿瘍	血液培養2セット
カンピロバクター腸炎	右下腹部の圧痛	便培養，血液培養2セット
リケッチア症（ツツガムシ病・日本紅斑熱）	全身の紅斑・丘疹，刺口（痂皮），リンパ節腫脹	血液検査，検体保存（ペア血清）

肝膿瘍・急性胆管炎の初期には，腹部症状が乏しいことがあります．血液検査で**黄疸や肝・胆道系酵素の上昇**の有無を確認します．**腹部エコー**はほとんど侵襲がなく，多くの情報が得られるので，診察室やベッドサイドでも積極的に実施しましょう．

　感染性心内膜炎を診断するには，**心雑音**を注意深く聴診し，**眼瞼結膜の点状出血や四肢の塞栓症状**を注意深く検索します．頻度は低い[9]ですが，特異度が高い所見なので見つけることができれば診断にぐっと近づきます．弁膜症や人工弁がある高リスクの患者では**抗菌薬投与前に必ず血液培養3セットを採取**します．

　高齢者の肺炎は，呼吸器症状が乏しいことがあります．呼吸器症状がなくても**基本的に全例で胸部X線を撮影**します．脱水があると胸部X線で浸潤影がわかりにくいので，胸部CTの追加を考慮します．肺炎を疑う所見を認めたら，**痰培養**を提出します．

　蜂窩織炎の初期には，患者さんが発赤を自覚していないことが多いです．靴と**靴下を脱いでもらい**，文字通りつま先まで丁寧に診察します．初診時に認めなかった所見が，翌日以降にはっきりすることもあるので，**経時的にフォロー**しましょう．

　カンピロバクター腸炎では，発熱が下痢より1日程度先行することがあります[10]．軽度の腹痛や軟便がないか，3～7日以内に焼き肉や焼き鳥など**加熱不十分な肉**を摂取する機会がなかったか，問診します．

　リケッチア症（ツツガムシ病や日本紅斑熱）は，**発熱・発疹・痂皮（刺し口）**が三徴ですが，患者が自覚していなかったり，初期には皮疹が目立たないことがあります．流行期の流行地域では，山野・屋外での活動歴を積極的に問診し，全身を注意深く診察します（詳細は各論-B-7参照）．

3）血液培養は常に重要

　高熱だけ型の診療において，血液培養は常に重要な役割を果たします．まず感染臓器を特定できた場合，後日その臓器から採取した培養と血液培養が一致すれば，診断が確定します．さらに薬剤感受性に合わせて，より狭域の抗菌薬に変更することも可能です．

　しかしそれ以上に血液培養のありがたさが身に染みるのは，**感染臓器を特定できなかった場合**です．

a）血液培養で感染臓器が判明する

　丁寧に検索してもさっぱりわからなかった感染臓器が，血液培養が陽性になって判明することがあります．実は，感染臓器と原因微生物の間には疫学的に一定の関係（表8）が存在します．普段私たちはこの関係を利用して，**臨床的に特定した臓器から原因菌を推定**しています（例：細菌性髄膜炎→肺炎球菌，インフルエンザ菌，髄膜炎菌）．今回はこれを逆に使って，**血液培養から検出された菌種から感染臓器を推定**するのです（例：血液培養から肺炎球菌→肺炎，髄膜炎，感染性心内膜炎）．

　血液培養によって初期診断が覆り，確定診断にたどり着くことさえあります．例えば，誤嚥性肺炎の疑いで入院した高齢者の血液培養からG群β溶血性連鎖球菌（典型的な蜂窩織炎の原因菌）が発育し，改めて全身を診察したら下肢の蜂窩織炎に気づいた，といった具合です．

表8 ◆ 感染臓器と原因微生物の関係（免疫異常のない成人の市中感染症）

感染臓器	原因微生物
副鼻腔炎	肺炎球菌, *Haemophilus influenzae*, 好気性・嫌気性連鎖球菌, ウイルス
咽頭炎	ウイルス性：アデノウイルス, インフルエンザ, エンテロウイルス, EBウイルス, 単純ヘルペスウイルス, 麻疹, 風疹 細菌性：連鎖球菌, 淋菌, 髄膜炎菌, ジフテリア菌, マイコプラズマ 真菌性：カンジダ
肺炎	成人：肺炎球菌, マイコプラズマ, *Chlamydia pneumoniae* 高齢者：肺炎球菌, レジオネラ, 好気性・嫌気性連鎖球菌（誤嚥） 慢性閉塞性肺疾患：肺炎球菌, *Haemophilus influenzae* 結核菌
心内膜炎	緑色連鎖球菌, 黄色ブドウ球菌
腹腔内感染症	グラム陰性桿菌（大腸菌, *Klebsiella* spp.）＋嫌気性菌（*Bacteroides* spp.）,（ときに）腸球菌
尿路感染症	大腸菌
髄膜炎	成人：肺炎球菌, 髄膜炎菌（稀）, グラム陰性桿菌（稀） 高齢者：上記＋*Listeria monocytogenes*
蜂窩織炎	黄色ブドウ球菌, 溶連菌, *Clostridium* spp.
骨髄炎・関節炎	黄色ブドウ球菌, 溶連菌, 淋菌

（文献11より引用）

健常者の市中肺炎や蜂窩織炎の非重症例では，腎盂腎炎や胆管炎に比べると血液培養が陽性になる頻度が低いこともあり，ルーチンでの血液培養の採取は推奨されていません[12, 13]が，抗菌薬投与前に毎回血液培養を採取しておくと，このように助けられることがあるのです．

なお，血液培養が陰性だった場合も，「少なくとも菌血症には至っていない」という重要な情報が得られるため，やはり血液培養は有用と言えます．

b）いつ血液培養を採取するか

血液培養は，原則として菌血症の存在を疑ったときに採取します．それは38℃以上の発熱時や白血球やCRPが増加したときだけではありません．重症感染症では低体温や白血球減少も起こります．**体温以外のバイタルサインも重要です**．qSOFAに採用されている意識変容，血圧低下，頻呼吸は敗血症を示唆する重要な所見です．**悪寒戦慄**の病歴の重要性は前述した通りです．原因不明の血小板減少や腎障害は敗血症による臓器障害かもしれません．明らかな異常所見を指摘できなくても，**全身状態が悪化したとき**，主治医が「何か変だ，何かいつもと違う」と感じたときもよい適応です．

❸ 抗菌薬を投与するかどうか

1）感染臓器を特定できているときの抗菌薬の選び方[14]

感染臓器を特定できているときは，その臓器に感染症を起こしやすい微生物（表8）を狙って**抗菌薬を選択**します．その臓器から採取した検体の**グラム染色所見**を参考にすれば，さらに原因菌を絞り込むことができます．感染臓器の候補が複数ある場合は，想定する原因菌も増え

るため，結果的に広域抗菌薬や複数の抗菌薬の組み合わせを選択することになります．

また同じ菌でも薬剤感受性はさまざまなので，**入院歴・抗菌薬投与歴・耐性菌検出歴**を踏まえて，どこまで**耐性菌を想定するか検討**します．過去の情報がない場合は，**アンチバイオグラム**（その病院や地域で検出された培養・薬剤感受性のデータをもとに，菌種ごと抗菌薬ごとの感受性率をまとめた表）を参照し，十分な感受性率（一般に90％以上）の抗菌薬を選択します．

2）感染臓器を特定できていないときにどうするか

感染臓器を特定できていない場合は，**重症度に応じて，抗菌薬治療を開始するか，開始せずに精査を継続するか，検討**します．

敗血症が疑われる場合は，治療が遅れると予後が悪化するため，**血液培養2セット**と，可能な限り**感染臓器と疑われる部位から培養を採取**したうえで，**すみやかに広域抗菌薬**を投与します．

一方，**全身状態・バイタルサインが安定している**場合は，抗菌薬を投与せずに慎重に**経過観察**することも考慮します．経過とともに局所症状が明らかになって，後から感染臓器が判明したり，血液培養をくり返し採取して原因菌が検出されるのを待つのです．

特に**亜急性心内膜炎，化膿性椎体炎，骨髄炎，膿瘍**などの感染症は，短時間で致死的な状況に陥ることは稀ですし，通常4〜6週間以上の長期間の抗菌薬治療を要します．抗菌薬を開始せずに，CTガイド下生検や外科手術で培養検体を採取し，**原因菌・薬剤感受性を明らかにする**ことができれば，**最適な抗菌薬**で治療することが可能になります．これにより耐性菌のリスクを最小限に抑えるだけでなく，最初に選んだ抗菌薬で副作用が出た際に適切な代替薬を選択できるようになります．

経過観察した結果，自然に軽快し，血液培養も陰性となれば，抗菌薬治療を要する細菌感染症ではなかったと判断できます．

4 海外渡航歴がある高熱だけ型へのアプローチ

海外渡航後の発熱であっても上気道炎，肺炎，尿路感染症などcommonな感染症であることが多いのですが，特に**熱帯地方**への渡航歴がある場合は，放置すると短期間で致死的となる**熱帯熱マラリア**をはじめ，**腸チフス，非チフス性サルモネラ感染症，デング熱，ウイルス性肝炎，リケッチア症**などに注意が必要です．症状や身体所見が非特異的だったり，初期には皮疹などの特徴的な所見を認めないことも多いため，渡航地域・期間，現地での活動に着目して，鑑別診断を絞っていきます．

慣れない場合は，海外渡航歴が判明した時点で専門家に紹介してもよいでしょう．特に**全身状態が悪い場合や意識障害をきたしている場合**は，重症熱帯熱マラリア，髄膜炎菌感染症，ウイルス性出血熱といった重篤な病態が予想されるため，すみやかに専門家に紹介してください[15]．

1）渡航の詳細を問診して，リスクが高い感染症を絞り込む

まず予防接種や予防薬内服の有無を確認します．適切に予防していれば，その疾患の可能性は低くなります．次に旅程（滞在地域，期間，目的，宿泊先）を詳しく問診します．国名だけでなく地域まで尋ね，マラリア流行地域か，他に特定の感染症が流行していないか確認します．fitfortravel[16]，CDC[17]，厚生労働省検疫所[18]などのWebサイトが役立ちます．長期間滞在した場合，家族や友人など現地の住宅に滞在した場合は感染症のリスクが増えます．食事，動物や昆虫との接触，淡水への曝露，シックコンタクト，現地人との性行為といった活動内容を問診して，特定の感染症のリスクを評価します（表9）．

2）潜伏期間から可能性の高い感染症を絞り込む

問診した旅程から**潜伏期間**を計算します．最短の潜伏期間は渡航先を離れてから発症するまでの日数，最長の潜伏期間は渡航先に着いてから発症するまでの日数になります．感染症ごとにおおよその潜伏期間が決まっている（表10）ため，潜伏期間が一致しないものは除外できます．

表9 ◆ 熱帯地方特有のさまざまな感染症を想起する曝露歴

曝露		疾患
加熱不十分な食事		コレラ，腸チフス，非チフス性サルモネラ，旋毛虫症
浄水処理していない水		A型肝炎，コレラ，腸チフス，非チフス性サルモネラ
低温殺菌していない乳製品		ブルセラ症，結核
淡水		レプトスピラ症，住血吸虫症
性行為		B型肝炎，HIV感染症，軟性下疳，淋菌，梅毒
動物		狂犬病，Q熱，ブルセラ症，野兎病，ペスト
節足動物	蚊	デング熱，マラリア
	ダニ	リケッチア症，野兎病
	サシガメ	アメリカトリパノソーマ
	ツェツェバエ	アフリカトリパノソーマ
シックコンタクト		髄膜炎菌感染症，結核，ウイルス性出血熱

（文献15より引用）

表10 ◆ 渡航後の発熱の原因となる感染症の潜伏期間

潜伏期間と症状	疾患	通常の潜伏期間	（範囲）
＜14日 （局所症状なし）	熱帯熱マラリア[15]	6〜30日	98％が3カ月以内
	三日熱マラリア[15]	8日から12カ月	ほぼ半数が＞30日
	デング熱	4〜8日	3〜14日
	リケッチア症（紅斑熱）	約1週	2, 3から2, 3週
	ツツガムシ病	10日	6〜21日
	レプトスピラ症	7〜12日	2〜26日
	カンピロバクター腸炎，サルモネラ腸炎，赤痢	2〜6日	1〜20日
	腸チフス	7〜18日	3〜60日
	急性HIV感染症	10〜28日	10日から6週
	東アフリカトリパノソーマ（急性）	5〜16日	3〜21日
＜14日 （発熱＋出血）	髄膜炎菌感染症，レプトスピラ症，その他の細菌感染症，マラリア		
	ウイルス性出血熱	3〜14日	2日から2カ月
＜14日 （発熱＋中枢神経症状）	髄膜炎菌性髄膜炎，ウイルス性・細菌性の髄膜炎・脳炎，マラリア，腸チフス，発疹チフス		
	狂犬病	1〜2カ月	9日から数年
	チクングニヤ熱	2〜4日	1〜14日
	アルボウイルス脳炎（日本脳炎，ダニ脳炎，ウエストナイル熱など）	3〜14日	1〜20日
	広東住血線虫症（好酸球性髄膜炎）	2週	5日から4〜6週
	ポリオ	7〜14日	3〜35日
＜14日 （発熱＋呼吸器症状）	インフルエンザ	1〜3日	
	レジオネラ症	5〜6日	2〜10日
	ヒストプラスマ症（急性）	7〜14日	3〜21日
	コクシジオイデス症（急性）	10〜14日	7〜28日
	Q熱	14〜21日	2〜29日
	ジカ熱[15]	3〜14日	
14日から6週	マラリア，腸チフス，レプトスピラ症，急性HIV感染症，東アフリカトリパノソーマ，ウイルス性出血熱，Q熱		
	アメーバ肝膿瘍	数週から数カ月	
	A型肝炎	28〜30日	15〜50日
	E型肝炎	26〜42日	2〜9週
	片山熱（住血吸虫の急性感染）	4〜8週	
＞6週	マラリア，住血吸虫症，アメーバ肝膿瘍，E型肝炎，狂犬病		
	結核	一次結核：数週 二次結核：数年	
	B型肝炎	90日	45〜180日
	内臓リーシュマニア	2〜6カ月	10日から数年
	リンパ系フィラリア症	3〜6カ月以上	
	慢性真菌症	1週から数年	
	アフリカトリパノソーマ（慢性）	数カ月から数年	

（文献10を参考に作成）

3）検査　〜熱帯熱マラリアは絶対に見逃さない〜

　熱帯熱マラリアは絶対に見逃さないようにします．旅程と潜伏期間から明らかに否定できる場合を除き，薄層と厚層の2つの血液塗抹標本を作製し，ギムザ染色を行って観察します．初回の塗抹が陰性でも，疑いが残る場合には8〜12時間ごとに再検します．また腸チフスを狙って血液培養2セットを採取します．通常の血液検査，尿検査・尿培養も行います．呼吸器症状があればインフルエンザ迅速検査と胸部X線写真，下痢があれば便培養を提出します．インフルエンザは熱帯地方では一年を通して散発しているので，日本が流行期でなくても除外できません．利用可能であれば，マラリアとデング熱の迅速診断キットも実施します．

◆ 文　献

1) Sexton DJ, et al：The common cold in adults：Diagnosis and clinical features. UpToDate®
https://www.uptodate.com/contents/the-common-cold-in-adults-diagnosis-and-clinical-features

2) American College of Chest Physicians/Society of Critical Care Medicine Consensus Conference：definitions for sepsis and organ failure and guidelines for the use of innovative therapies in sepsis. Crit Care Med, 20：864-874, 1992

3) Singer M, et al：The Third International Consensus Definitions for Sepsis and Septic Shock (Sepsis-3). JAMA, 315：801-810, 2016

4) Tokuda Y, et al：The degree of chills for risk of bacteremia in acute febrile illness. Am J Med, 118：1417, 2005

5) 田坂佳千："かぜ"症候群の病型と鑑別疾患．今月の治療，13 (12)：17-22，2005
　▶ 絶版．

6) 「かぜ診療マニュアル第2版」（山本舜悟/編著），日本医事新報社，2017

7) 『誰も教えてくれなかった「風邪」の診かた』（岸田直樹/著），医学書院，2012

8) Nicolle LE, et al：Infectious Diseases Society of America guidelines for the diagnosis and treatment of asymptomatic bacteriuria in adults. Clin Infect Dis, 40：643-654, 2005

9) Murdoch DR, et al：Clinical presentation, etiology, and outcome of infective endocarditis in the 21st century：the International Collaboration on Endocarditis-Prospective Cohort Study. Arch Intern Med, 169：463-473, 2009

10) Ryan ET, et al：Illness after international travel. N Engl J Med, 347：505-516, 2002

11) 「レジデントのための感染症診療マニュアル第3版」（青木　眞/著），医学書院，2015

12) Mandell LA, et al：Infectious Diseases Society of America/American Thoracic Society consensus guidelines on the management of community-acquired pneumonia in adults. Clin Infect Dis, 44 Suppl 2：S27-S72, 2007

13) Stevens DL, et al：Practice guidelines for the diagnosis and management of skin and soft tissue infections：2014 update by the Infectious Diseases Society of America. Clin Infect Dis, 59：e10-e52, 2014

14) 鈴木大介：感染症に対する原則　抗菌薬療法．「総合内科病棟マニュアル」（筒泉貴彦，他/編），pp677-681，メディカル・サイエンス・インターナショナル，2017

15) Lo Re V 3rd & Gluckman SJ：Fever in the returned traveler. Am Fam Physician, 68：1343-1350, 2003

16) Destinations：Fit for Travel
https://www.fitfortravel.nhs.uk/destinations.aspx

17) Traveler's Health：CDC
https://wwwnc.cdc.gov/travel/

18) FORTH：国・地域別情報
https://www.forth.go.jp/destinations/

19) Wilson ME：Fever in Returned Travelers. CDC Yellow Book 2018
https://wwwnc.cdc.gov/travel/yellowbook/2018/post-travel-evaluation/fever-in-returned-travelers

Profile

鈴木大介　Daisuke Suzuki

藤田医科大学 医学部 感染症科

安城更生病院(愛知県)で初期研修，県内で消化器内科医として勤務した後，亀田総合病院（千葉県）で感染症フェローを修了しました．昨年度から藤田医科大学(旧・藤田保健衛生大学)に新設された感染症科の立ち上げに参加するため，愛知県に戻ってきました．臨床と教育だけでなく，社会人大学院生として研究にも取り組んでいます．

各論　風邪へのアプローチ

B) 気道症状があまり目立たない風邪へのアプローチ

2　熱だけ型の風邪（微熱倦怠感型）

太田　茂

Point
- 微熱倦怠感型は，本当に局所症状がないかを確かめましょう
- 局所症状が乏しい場合は，局所症状が出にくい疾患を想起しましょう
- CRPを上手に使いましょう
- 呼吸器症状の乏しい結核に注意！　安易にレボフロキサシンを処方しないようにしましょう

Keyword　微熱・倦怠感　結核　急性心筋炎　CRP　心内膜炎

● はじめに：「微熱倦怠感型」は医者泣かせ？

　「主訴：風邪」と問診票に記載する患者はたくさんおられます．本稿では高熱というわけでもなく，バイタルも安定しているけども何とも言えず微熱，倦怠感が続く「風邪っぽく」見える疾患を**微熱倦怠感型**と呼んで扱います．この「微熱倦怠感型」は非常に厄介です．例えば咳があれば咳の鑑別を，喉が痛ければ5 killer sore throatの鑑別をあげればすみます．一方，「微熱倦怠感型」はどこから手をつけていいのかわかりにくく医者泣かせな症状だと思います．ともすれば，「微熱倦怠感型」は複数の医療機関を渡り歩き不定愁訴として扱われたり，不明熱化することもあります．ここで無数にある不明熱の鑑別をあげることはできませんが，効率よく，そしてときには泥臭く診察していくステップを身につけていきましょう．

Step 1：本当に「微熱倦怠感型」でよいのか？　局所所見を探そう！
Step 2：局所所見が乏しくなりがちな疾患を探そう！
Step 3：CRPを上手に使って，疾患の拾い上げを行おう！

症例

45歳男性
「先生，風邪がなかなか治らないんです．もう何件も病院へいったんですけど…風邪をこじらせてるんですかね．あまり眠れないし，痩せてきてました．このままだと仕事も辞めないといけなくなるかもしれなくて困っているんです」
話を聞くと，2カ月前からの37℃台前半の微熱と倦怠感があるようだ．これまで3カ所の診療所

や病院を受診したが，原因がわからずレボフロキサシンやNSAIDsを処方されたものの全く改善せず，憂鬱そうである．

1 Step 1：本当に「微熱倦怠感型」でよいのか？局所所見を探そう！

　「風邪かも？」と思った際には，総論-1でも解説されているように，まずは「せき・はな・のどの症状」の有無を確認します．もし「せき・はな・のどの症状」があれば，それぞれの鑑別に進みます．「せき・はな・のどの症状」がなければ，次に基本のreview of system（ROS，図1）を確認しましょう．頭の先から，「頭痛，咽頭痛，咳，痰，胸痛，腹痛，下痢，血便・黒色便，背部痛，皮疹，関節痛，筋肉痛，排尿時痛」の有無をスクリーニング的に確認していきます．慣れれば1分以内に確認することができますし，これらに引っかかれば「微熱＋α」として症状のある部位から鑑別を進めていきます．

　これらの基本のROSに引っかからないとなると，「おっ，これはただの風邪とは言えない！」と診察のモードをギアチェンジしてさらに鑑別を広げていく必要があります．

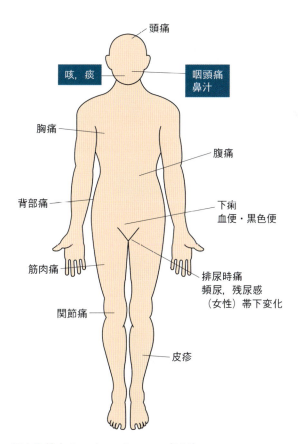

図1 ◆ 基本のreview of system（ROS）

❷ Step 2：局在がはっきりしないとき
〜本当に見えない？ それとも見ていない？ 〜

それでも＋αを探しましょう！ そのためには，普段目をやらない部分にも注目する必要があります．右の2次元バーコードの動画[1]をご覧になったことがあるでしょうか？ 見ようとしなければ見えないんだ！ ということを実感していただくことができると思います．

1）これだけは見逃したくない！ 急性心筋炎

急性心筋炎は見逃してしまうと非常に重篤な転帰をたどってしまう恐ろしい疾患です．症状も微熱や倦怠感，軽度の胸痛といった非特異的なものが多く，基礎疾患や特別な生活歴と関連するわけでもないため，リスク群を想定することも困難です．逆に言えばもともと元気な人が「いつもの風邪に比べると**妙にぐったりする**」「**少し動くだけで息切れがする**」といった普段と違う様子がヒントになります．脈の不整を触診でチェックし「大げさかもしれませんが」と前置きしたうえで12誘導心電図やトロポニン，CK-MBなどで検索しましょう．このような症状で患者が外来を再診した際には「また不定愁訴か」と考えてしまうと危険です．後医は名医です．「前回はっきりしなかった所見や見落とし」を拾い上げるチャンスと捉えて診療に臨みましょう．

2）心内膜炎は本当に重症？

ケース・カンファレンスで必ず鑑別に疾患名が挙がる感染性心内膜炎ですが，皆さんはどういう疾患のイメージをもっていますか？ いかにも重症でずっと熱が出て，心不全にもなってしんどそうな具合ではないでしょうか．実は重症のイメージをつくっているのは病原性の強い黄色ブドウ球菌などが起炎菌の**急性感染性心内膜炎**です．一方，Viridans群連鎖球菌などで生じる**亜急性化膿性心内膜炎**では，そこまで毒性が強くないため「じわっと」した経過になります．「風邪っぽい」として安易に抗菌薬を処方されて解熱する，抗菌薬が中断されるとまた発熱する，という経過をとることがあるので注意が必要です．安易な抗菌薬投与は菌同定を難しくしてしまいます．症状の局在がはっきりしない場合こそ**血液培養**を取りましょう！

3）不明熱化しやすい感染症3つのナイ「血管内」「細胞内」「臓器内（膿瘍）」

症状が出にくい，所見を拾いにくい感染症は逆に限られます．局在がはっきりしないときには不明熱化しやすい感染症3つのナイ「血管内」「細胞内」「臓器内（膿瘍）」（表1）を頭に思い浮かべましょう．**口腔内，歯，副鼻腔，前立腺，肛門といった顔周り・陰部周辺**は見落としがちです．例えば，歯根膿瘍や肛門周囲膿瘍は「見えにくい」病気ですが，歯の圧痛を確認し，直腸診を行うことで気がつくことがあります．どれも臓器特異的になりにくく＋αの症状を見つけにくいのが特徴です．前述の感染性心内膜炎も「その気になって」心雑音を聞かなければ，聞くことができません．自分自身のモードを変えて診察したり，他の医師に診察を依頼することも有効です．また，前医で（善意で？？）「風邪として」処方された抗菌薬のおかげで（せい

表1 ◆ 不明熱化しやすい感染症3つのナイ

不明熱と主な感染症	
血管内	感染性心内膜炎, 化膿性大動脈瘤, (ペースメーカーなどの) デバイス感染, 化膿性血栓性静脈炎
細胞内	結核 (特に粟粒結核・肺外結核), ウイルス感染 (HIV, EBV, CMV)
臓器内 (膿瘍)	初期の膿瘍 歯根膿瘍, 副鼻腔炎, 肝膿瘍, 筋肉内膿瘍 (腸腰筋など), 前立腺膿瘍, 肛門周囲膿瘍など 骨髄炎, 椎体椎間板炎, 硬膜外膿瘍

表2 ◆ 微熱倦怠感型を呈する(かもしれない) リウマチ膠原病疾患

- 成人Still病
- リウマチ性多発筋痛症
- 高安病
- 巨細胞動脈炎 (側頭動脈炎)
- 高齢発症関節リウマチ
- 全身性エリテマトーデス
- 顕微鏡的多発血管炎
- 結節性多発動脈炎

表3 ◆ 患者状態と抗核抗体陽性率

疾患・状態	感度 (％)
薬剤性ループス	100
SLE	99
強皮症	97
シェーグレン症候群	96
MCTD	93
多発筋炎/皮膚筋炎	78
関節リウマチ	40
血管炎	15
健康高齢者	5

(文献2より引用)

で？？), 大切な手がかりがマスクされてしまうこともあります. 「微熱倦怠感型」は患者の状態が落ち着いていることが多いため, 時間の流れを味方につけて抗菌薬を中止して, 丁寧な診察や血液培養をくり返すことが有効です.

4) 抗核抗体やANCAの上手な使い方

不明熱のBig 3といえば**感染症, 悪性腫瘍, リウマチ性疾患** (膠原病, 血管炎など) があがります. 外来でも比較的簡単にCT撮影が可能な日本だと, 画像検査や一通りの血液検査が済むと「感染症でもなさそう, 悪性腫瘍でもなさそう, では膠原病？」(表2) と考えが進みます.

a) 抗核抗体

抗核抗体が陽性になる疾患を表3に示します. このなかで, 「微熱倦怠感型」を呈する (かもしれない) のはSLEとシェーグレン症候群くらいです. その他の疾患は, 特徴的な症状を伴うため, 「微熱倦怠感型」に紛れ込むことは稀です. 逆に, 不明熱化しやすい成人Still病や巨細胞動脈炎 (側頭動脈炎), リウマチ性多発筋痛症などでは, 抗核抗体が診断に関与しません.

b) ANCA

ANCAはANCA関連血管炎の診断に大変役立ちます. しかし, 血管炎以外の疾患でも偽陽性を認めます. ELISA法によるMPO-ACNA, PR3-ANCAの陽性率は, 感染性心内膜炎では7％, 結核では40％と報告[3,4]されており, 「微熱倦怠感型」を呈する疾患でも陽性となってしまいます. ACNAは検尿異常や紫斑など血管炎を疑う症状を認めるときのみに提出するようにしましょう.

5）「微熱倦怠感型」のその他の重要疾患

外来で出会いやすい「微熱倦怠感型」になる非感染症を表4に示します．「○○という病気かもしれない！」という思いで，手がかりを積極的に泥臭く探していきましょう．すべてを網羅することはできませんので，比較的コモンな疾患について解説します．

a）伝染性単核球症（特にCMV感染）

外来で不明熱になりやすい疾患の1つです．EBV感染ではリンパ節腫脹が目立つことが多いのですが，CMV感染の場合には必ずしもリンパ節腫脹を伴いません．またCMV感染では咽頭痛より咳嗽が目立つ場合や咽頭所見が乏しいことがあり，疑う決め手に欠くことがあります．正常をわずかに超える程度のトランスアミナーゼ値上昇でも，疑えばCMV-IgMをオーダーしましょう．

b）亜急性甲状腺炎

倦怠感や微熱のみならず，イライラや不眠などの精神症状も伴うため不定愁訴と片付けられてしまう可能性が高い疾患です．そのため，患者も複数の医療機関を渡り歩きドクターショッピングをしてしまうことが多くなります．わずかな咽頭痛や頸部痛がヒントになったり，診察での甲状腺の圧痛で拾い上げることができます．もっとも，筆者は甲状腺疾患（甲状腺機能低下症も含め）を病歴と診察だけで拾い上げる自信はありません．そのため，「不定愁訴かも」と頭をかすめた際には必ずTSHを含めた採血オーダーを行うようにしています．

表4 ◆「微熱倦怠感型」になるかもしれない疾患と手がかり（太字は非感染症）

手がかり	疾患
普段と異なる倦怠感	急性心筋炎，急性肝炎，伝染性単核球症
寝汗，体重減少	亜急性〜慢性の感染症，結核，**悪性腫瘍**
不眠，動悸，甲状腺腫大・圧痛	**亜急性甲状腺炎，バセドウ病**
リンパ節腫脹	**悪性リンパ腫，菊池病，癌の転移**
薬剤歴	**薬剤熱**
熱型表	**詐熱，習慣性高体温**
妊娠反応	**妊娠，悪阻**
TSH	**亜急性甲状腺炎，バセドウ病，無痛性甲状腺炎**
低Na血症，高K血症，迅速ACTH負荷試験	**副腎不全**
フェリチン高値（≧10,000 ng/mL）	**悪性リンパ腫，成人Still病，血球貪食症候群**
血沈亢進	**リウマチ性多発筋痛症，巨細胞動脈炎（側頭動脈炎）**，結核，心内膜炎，**骨髄腫**，**亜急性甲状腺炎**

ACTH：副腎皮質刺激ホルモン
TSH：甲状腺刺激ホルモン

❸ Step 3：困ったときにはやっぱりCRP！

1）CRPと上手に付き合おう！

CRPは感染症業界では愛憎の念が入り交じる存在です．CRPなんてなくても診療できるという先生もおられれば，「CRPology[5]」に光を当てる先生もおられます．例えば，冒頭のケースで

> 「＋αの所見を探すと，頸部にわずかな圧痛を認めました．CRPが2.4 mg/dLでした．何らかの感染症と思われるので抗菌薬を処方しておきます！」

と，してしまうと非常にまずいです．しかし，

> 「＋αの所見を探すと，頸部にわずかな圧痛を認めました．CRPが2.4 mg/dLでした．心因性や習慣性高体温では片付けられないので，器質的な異常をもう少し検索してみようと思います！」

と精査のきっかけにするのは非常に理にかなったCRPの使い方だと思います．別稿を書かれている國松先生の著書[6]でも「CRPが陽性なら，見た目の印象や診断推論としての『疑わしさ』の多寡・有無によらず精査の対象である」と述べられています．倦怠感や不眠などの精神症状が前面に出る場合や，医療者が苦手意識を抱いてしまうとどうしても「不定愁訴→ゴミ箱入り」になりそうですが，これを防いでくれるのがCRPです．一方，症状の局在がはっきりせず，CRPが陰性の場合には表5を考えるとよいでしょう．

ここが診療のポイント：CRPを上手に使おう！
そのためにも入念に局所所見の有無の確認を！

2）「とりあえずキノロン」は馬鹿になる！？

> 「＋αの所見を探すと，頸部にわずかな圧痛を認めました．CRPが2.4 mg/dLでした．何らかの感染症と思われるので抗菌薬を処方しておきます！」

こんな話をよく耳にします．ここで特に注意しないといけないのがレボフロキサシンの処方です．まるで解熱剤のように「発熱」に対しレボフロキサシンが乱用されていることに気がつ

表5 ◆ CRP陰性の発熱疾患

- 発病初日
- ウイルス性疾患
- 中枢神経疾患
- 薬剤熱
- SLE
- うつ
- 機能性高体温
- 甲状腺機能亢進症
- 副腎不全（急性＞慢性）
- 肝不全
- 詐病
- 無汗症
- IL-6受容体拮抗薬使用中

京都GIMカンファレンス（2016.1.8）：
関西医科大学総合医療センター西澤徹先生のスライドから作成

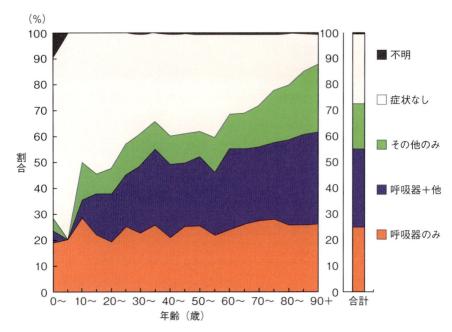

図2 ◆ 新登録肺結核中 年齢5歳階層別症状の有無，2017年
呼吸器症状は咳，痰，血痰，喀血を含む．その他の症状は喘鳴，胸痛，背部痛，息切れ，発熱，寝汗，全身倦怠，体重減少を含む．
(文献8より引用)

くことはないでしょうか？ これは非常に罪深いことなのです．

a) そもそもレボフロキサシンは「感染症」に有効なのか？

JANISのデータ（2017年）[7]でも，尿路感染症の代表的起炎菌である*E.coli*のレボフロキサシンに対する感受性は外来では70％を切っています．地域によってはもっと感受性が低いこともあります．10人に処方して3人外してしまう抗菌薬を果たして信頼できるでしょうか？ そもそも「感染症」かどうかもわからない状態で，効かない可能性が高い，あるいは後述の結核に悪影響を及ぼす薬剤を使用するのは止めましょう．

b) その微熱と倦怠感，もしかして結核だったら…

日本の新規登録肺結核（肺外結核ではなく）のうち，呼吸器症状（咳，痰，血痰，喀血）を伴わないものが半数近くあります（**図2**）[8]．特に高齢者になるほどこの傾向は顕著です．結核中蔓延国である日本では微熱や倦怠感のみの症状であっても結核である可能性が十分にあります．結核患者に安易にレボフロキサシンを処方するとどうなってしまうのでしょうか？ 結核を肺炎と間違えてキノロンを処方すると**約19日間診断が遅れる**[9]，結核診断前にキノロン曝露があると**死亡リスクが上昇**[10]するという報告があります．効かない可能性が高いレボフロキサシンを，結核に出してしまうことは害でしかありません．筆者は研修医のころ指導医から「外来で，絶対にレボフロキサシンを処方しないといけない場面はそんなにないでしょ．在宅の患者

で1日1回しか管理できないとか．この患者はそう？ レボフロキサシンは何にでも効くつもりで出してると『馬鹿』になるよ」とたしなめられました．発熱に対してレボフロキサシンを思考停止的に処方することは厳に慎みましょう．

ここがピットフォール

もし結核だった場合，レボフロキサシン処方は診断を遅らせ死亡リスクを上昇させる！

症例の経過・その後

＋αの所見を探すと，頸部にわずかな圧痛を認めた．CRPが2.4 mg/dLであり，心因性や習慣性高体温では片付けられないと考えた．前医に問い合わせをすると，前医でもCRPが2台で経過していることがわかった．甲状腺機能を確認すると，TSH 0.02 μU/mL，FT3 4.56 pg/mL，FT4 1.63 ng/dLと甲状腺機能亢進症を認めた．甲状腺エコーでは圧痛部位に無エコー域を認め，甲状腺自己抗体が陰性であったことから亜急性甲状腺炎と診断した．ステロイドおよびβ遮断薬の処方ですみやかに症状改善した．

まとめ

何となく苦手意識をもってしまう「微熱倦怠感型」ですが，最初からすべての疾患を網羅しながら診療することは不可能です．まずは，本当に局在がないのかを確かめながら，見つけにくい症候を探しにいく姿勢が大切です．「不定愁訴」と片付けてしまいそうになったときにはCRPを上手に使ってください．特に急性心筋炎や感染性心内膜炎，結核は見落とすと危険ですので，注意深く診療しましょう．

◆ 文 献

1) YouTube：selective attention test
https://www.youtube.com/watch?v=vJG698U2Mvo（2019年5月閲覧）
2) Lane SK & Gravel JW Jr：Clinical utility of common serum rheumatologic tests. Am Fam Physician, 65：1073-1080, 2002
3) Mahr A, et al：Brief report：prevalence of antineutrophil cytoplasmic antibodies in infective endocarditis. Arthritis Rheumatol, 66：1672-1677, 2014
4) Flores-Suárez LF, et al：Prevalence of antineutrophil cytoplasmic autoantibodies in patients with tuberculosis. Rheumatology (Oxford), 42：223-229, 2003
5) 忽那賢志：治療「CRPology」vol. 97, 2015
6) 「内科で診る不定愁訴」（加藤 温/監, 國松淳和/著），p36，中山書店，2014
7) JANIS（厚生労働省院内感染対策サーベーランス事業）：主要菌の抗菌薬感受性
https://janis.mhlw.go.jp/report/open_report/2017/3/1/ken_Open_Report_201700_Outpatient.pdf（2019年5月閲覧）
8) 結核予防会結核研究所疫学情報センター：患者発見・診断時病状（2018.12.13）
http://www.jata.or.jp/rit/ekigaku/index.php/download_file/-/view/4619/（2019年5月閲覧）

9) Chen TC, et al：Fluoroquinolones are associated with delayed treatment and resistance in tuberculosis：a systematic review and meta-analysis. Int J Infect Dis, 15：e211-e216, 2011
10) van der Heijden YF, et al：Fluoroquinolone exposure prior to tuberculosis diagnosis is associated with an increased risk of death. Int J Tuberc Lung Dis, 16：1162-1167, 2012

Profile

太田 茂　Shigeru Ota

藤井病院 内科

藤井病院で地域の基幹病院から研修に来てくれる初期研修医の先生と一緒に日々奮闘しながら地域医療を展開しています．救急総合診療医と家庭医の先生とともに物理的にも心理的にも距離の近い医療を患者さんに提供し続けています．

各論　風邪へのアプローチ

B）気道症状があまり目立たない風邪へのアプローチ

3 インフルエンザ

黒田浩一

Point
- インフルエンザ流行期に典型的症状で来院した患者のインフルエンザの診断に，検査は原則不要である
- インフルエンザ抗原検査は，その後の方針に影響を与える場合に施行する
- 抗インフルエンザ薬は全員に必要なわけではなく，適応のある患者に投与する
- 抗インフルエンザ薬は，原則としてオセルタミビルを使用する
- インフルエンザワクチンの適応は，生後6カ月以上の全員であり，積極的に接種する
- 治癒証明書は，医学的にも行政的にも本来不要なものである

Keyword　インフルエンザ　オセルタミビル　バロキサビル　ワクチン　治癒証明書

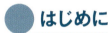

はじめに

　インフルエンザは，インフルエンザウイルスによって引き起こされる急性気道感染症で，毎年主に冬季に，世界中でoutbreakを起こしています．米国では，2017-2018シーズンに4,900万人が罹患，96万人が入院，79,000人が死亡したと報告されています[1]．入院・死亡の大半は65歳以上の高齢者であり（各70％，90％），高齢化が進む先進国では，非常に大きな問題となっています．

　日本では，2018-2019シーズン（2019年3月17日まで）に，約1,155万人が医療機関を受診し[2]，罹患者が非常に多かった2017-2018シーズンには，約2,250万人が医療機関を受診したと推定されています[3]．

　このように，毎年たくさんのインフルエンザ患者が医療機関を受診していますが，適切とは言えない診療が行われている状況が続いています．特に，過剰な検査，過剰な抗インフルエンザ薬の処方，新規抗ウイルス薬の安易な使用，低いワクチン接種率は問題であると考えています．本稿では，基本的な内容を，今までに蓄積されたevidenceをもとに解説していきたいと思います．

> **症例**
> 21歳男性，大学生．既往歴：なし．来院前日（2019年1月第2週）の朝から悪寒，頭痛，咽頭痛，咳，全身の筋肉痛が出現し，夜から39℃の高熱となった．来院当日の朝になっても解熱しないため，インフルエンザが心配になり，内科外来を受診した．大学の同じゼミのメンバー2名が2日前に発熱と咳があり，その翌日にインフルエンザA型とK病院で診断された．もしインフルエンザなら，テレビでとり上げられていた1回内服でよいゾフルーザ®の処方を希望している．意識清明，体温39.4℃，血圧124/72 mmHg，脈拍114回/分，呼吸数16回/分，SpO₂ 99％（室内気）．咽頭発赤あり，咽頭後壁に多発する小さな光沢のある濾胞あり，扁桃腫大なし，扁桃白苔なし，頸部リンパ節腫脹なし，呼吸音正常，心音正常，腹部所見なし．

さて，読者の皆様は，このような患者が来院した場合，どのように対応されますか？

❶ インフルエンザの疫学と感染経路

1）疫学

インフルエンザは，北半球において，11月下旬から12月上旬に発生しはじめ，1〜2月にピークを迎え，その後2カ月程度で収束します．近年流行している株は，A型（H1N1），A型（H3N2），B型（2種類の株）であり，ワクチン株に選択されています．

2）感染経路・潜伏期間・ウイルス排泄期間

インフルエンザは，くしゃみ，咳，会話などで生じた気道分泌物の飛沫によって感染伝播します（**飛沫感染**）．くしゃみや咳によって，ウイルスを含んだ飛沫は**2メートル**ほど飛散すると考えられています．また，気道分泌物で汚染された環境面からウイルスが分離されており[4〜6]，環境面から手を介して口腔・鼻腔などの顔面の粘膜に接触感染する可能性もあります[6〜8]．

潜伏期間は，**1〜4日（平均2日）**です．また，ウイルス排泄期間は，症状出現の1日前から発症後5〜7日です．特に発症から最初の2〜3日は，ウイルス排泄が多いため，感染性が高いと考えられています[7, 9]．

❷ インフルエンザの症状

急性の発熱，頭痛，悪寒，筋肉痛，関節痛，倦怠感，乾性咳嗽，咽頭痛，鼻汁で発症します[6, 7, 10]．症状は，通常のウイルス性上気道感染症（いわゆる感冒）と比較して，全身症状（発熱，頭痛，全身痛など）が強い傾向にありますが，非典型例も多く，**症状で区別することは困難**です．特に高齢者の場合，発熱の頻度が低く，意識変容で受診する可能性もあります[11, 12]ので，**発熱がないことでインフルエンザを除外してはいけません**．また，小児では下痢や吐き気の頻度が高くなります（10〜20％）[6, 13, 14]．症状は3〜7日以内に改善することがほとんどですが，倦怠感や咳が2週間以上続くこともあります．基本的に自然に治癒します．

1）合併症のリスクが高い群（表1）

通常は自然治癒する疾患ですが，肺炎などの合併症を起こし，重症化しやすいグループがあります．① **高齢者**，② **5歳未満の小児**，③ **慢性疾患**，④ **免疫不全状態**，⑤ **妊婦**，⑥ **施設入所者**の6つのグループです．後述しますが，この高リスク群が，抗インフルエンザ薬のよい適応となります．

表1 ◆ インフルエンザ合併症の高リスク群

65歳以上の高齢者
5歳未満の小児：特に2歳未満の乳幼児が高リスク
慢性疾患を有するもの ● 慢性呼吸器疾患：喘息，COPD，嚢胞性線維症など ● 心疾患：高血圧症のみは除く ● 腎疾患 ● 肝疾患 ● 血液疾患 ● 神経筋疾患・神経発達異常：脳卒中，てんかん，精神発達遅延，脊髄損傷など ● 代謝異常：糖尿病を含む
免疫不全状態：免疫抑制薬投与中，悪性腫瘍，HIV感染，固形臓器移植後など
妊婦，産後2週間以内
介護老人施設もしくは長期療養施設に入所しているもの
19歳未満で長期にアスピリンを内服しているもの
著明な肥満（BMI≧40）

（文献7，12を参考に作成）

2）合併症

インフルエンザはほとんどの場合自然治癒しますが，合併症を起こすと重篤化し，入院が必要となり，死亡することもあります．主な合併症は，表2を参考にしてください．

最も頻度が高く，入院・死亡の原因となる合併症は，インフルエンザに続発する**2次性細菌性肺炎**です．健康成人の0.5％，高齢者や慢性心・肺疾患などの重症化リスクのある患者の2.5％で起こると報告されています[15〜17]．他の報告でも，インフルエンザ後に肺炎が起こる確率は，罹患者の約1％ですので[18]，1〜2％が，2次性細菌性肺炎を起こすという認識をもって診療するとよいと思います．

表2 ◆ インフルエンザの合併症

気道	肺炎（インフルエンザ肺炎，2次性細菌性肺炎），中耳炎，副鼻腔炎，気管支炎
筋肉	筋炎，横紋筋融解症
中枢神経	脳症，脳炎，横断性脊髄炎，無菌性髄膜炎，ギラン・バレー症候群，Reye症候群
心臓	心筋炎，心外膜炎，急性心筋梗塞などの心血管イベントの増加

（文献12を参考に作成）

3）2次性細菌性肺炎

2次性細菌性肺炎は，インフルエンザ発症から7日以内に発症することが多いとされます[15, 19]．特に，表3の状況では，肺炎の合併を疑い，精査を検討します[12]．

肺炎の原因微生物は，**肺炎球菌と黄色ブドウ球菌**が多いのが特徴です[15, 18〜20]．特に黄色ブドウ球菌は，一般的な市中肺炎では原因となる頻度が低い細菌ですので，治療薬を選択する際には注意が必要です．喀痰のグラム染色でclusterを形成するグラム陽性球菌が観察される場合（図1）や**重症肺炎の場合**は，MRSAの可能性を考慮して，通常の市中肺炎の治療にバンコマイシンを追加します．その他，インフルエンザ桿菌やA群レンサ球菌などが原因となることが多いとされています．

> **重要！**
> インフルエンザ後の肺炎では，黄色ブドウ球菌に注意する．

表3 ◆ インフルエンザ後の2次性細菌性肺炎を疑う状況

- 重症（呼吸不全，血圧低下，sepsis疑い）の場合
- いったん改善した後に悪化した場合
- 抗ウイルス薬開始後3〜5日で改善しない場合

（文献12を参考に作成）

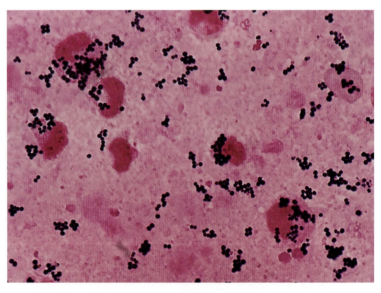

図1 ◆ 黄色ブドウ球菌性肺炎患者の喀痰グラム染色

❸ インフルエンザの診断

インフルエンザ流行期に，急性発症の発熱と気道症状で来院した患者のインフルエンザの診断において，**インフルエンザ迅速抗原検査は必須ではありません**．**病歴**（症状，曝露歴，地域でのインフルエンザの**流行状況**）と**身体所見**のみで，十分な感度・特異度が確認されており，臨床診断可能です[12, 21]．

> **重要！**
> 流行期のインフルエンザは，検査なしで診断可能．

1）流行状況の調べ方

流行状況は，「インフルエンザ流行レベルマップ」とgoogle検索すると，国立感染症研究所のホームページで確認できます．または，「○○県 インフルエンザ情報」とgoogle検索すると，各都道府県の感染情報センターのホームページにたどり着きます．

2）インフルエンザ迅速検査の適応

最新の米国のガイドラインは，インフルエンザ迅速検査を行う対象を提示しています[12]〔このガイドラインは，迅速抗原検査ではなく感度の高い核酸増幅検査の使用を推奨しています（**表4**）〕．流行期の場合，**入院症例**，または，その後の**さらなる検査・治療**（抗ウイルス薬，抗菌薬の投与）・**予防**（合併症高リスク群の家族への抗ウイルス薬の予防内服）・**感染対策**など**management**に影響する場合のみ検査することが推奨されています．「さらなる検査」には，血液検査，尿検査，血液培養，胸部単純X線写真などが含まれます．

3）インフルエンザ迅速抗原検査の精度は低い

インフルエンザ迅速検査があまり重視されない理由の1つとして，インフルエンザ迅速抗原検査の精度が低いことがあげられます．あるメタ解析では，感度62.3％，特異度98.2％，陽

表4 ◆ インフルエンザ流行期におけるインフルエンザ検査の適応

外来患者
結果が**その後の方針に影響**を与え，かつ，以下のいずれかを満たす場合 ● インフルエンザ様症状，肺炎，非特異的呼吸器疾患で来院 ● 急性発症の気道症状と，慢性疾患の急性増悪またはインフルエンザ合併症で来院

入院患者
以下のいずれかを満たす場合（＝何らかの気道疾患を疑うすべての状況） ● 肺炎を含む急性呼吸器疾患 ● 慢性心疾患（心不全・冠動脈疾患）・呼吸器疾患（COPD・喘息）の急性増悪 ● 免疫不全などの合併症高リスク群かつ急性気道症状がある ● 明らかな代替診断がない状況で，入院中に急性発症の気道症状や呼吸不全を呈する

（文献12を参考に作成）

性尤度比34.5, 陰性尤度比0.38と報告されました[22].

検査前確率が72.5％以上の場合 (流行期のインフルエンザ様症状で来院する患者を想定してください), 検査陰性であっても, 検査後確率は50％以上となります (ご自身で計算してみてください). そのため, 検査陰性だとしても, インフルエンザとして対応すべきであり, 迅速抗原検査はその後の方針に影響を与えません (表5). **つまり, この検査は不要ということになります.**

筆者が考える外来診療における迅速検査の使い時は, **インフルエンザと診断された場合にそのほかの代替診断の精査が必要なくなるとき**です. 例えば, インフルエンザシーズン真っ最中に, 高齢者が発熱・悪寒・倦怠感で来院した場合, インフルエンザのほか, 尿路感染症, 胆道系感染症などが鑑別になります. インフルエンザ陽性であればさらなる精査が必要ないと判断できる状況であれば, 筆者は検査を実施しています. 陽性の場合はインフルエンザとして対応し, 陰性の場合は, インフルエンザの可能性は残しつつ, 鑑別に挙がる疾患の検索を進めます.

ちなみに, 保険診療上も, インフルエンザの診断・抗インフルエンザ薬の投与において, 迅速抗原検査やPCR検査によって確定診断することは必須ではありません[23].

4) 鑑別疾患を考える

ここまで説明してきたように, インフルエンザの診断は臨床症状が重視されますが, 各症状は非典型的であるため, 似た症状を呈する疾患は多く存在します. そのため, インフルエンザを診断する際は, **インフルエンザ様症状を呈する重篤な疾患の可能性を常に念頭に置きながら診察する**ことが重要です (表6).

表5 ◆ インフルエンザ迅速抗原検査の解釈

	陽性	陰性	解釈
インフルエンザ流行期	確定	偽陰性の可能性がある	結果に関係なくインフルエンザとして対応する
インフルエンザ非流行期	偽陽性の可能性がある	除外	結果に関係なくインフルエンザとして対応しない※

※曝露歴・流行している地域への渡航歴など罹患リスクがある場合, インフルエンザとして対応
(文献12を参考に作成)

表6 ◆ インフルエンザの鑑別疾患

咽頭痛が強い場合	A群レンサ球菌による急性咽頭炎, 急性喉頭蓋炎, 扁桃周囲膿瘍
鼻閉・顔面痛が強い場合	細菌性鼻副鼻腔炎
咳・痰が強い場合	細菌性肺炎
頭痛が強い場合	髄膜炎
発熱のみの場合	急性腎盂腎炎, 急性前立腺炎, 胆道系感染症, 感染性心内膜炎

(文献24を参考に作成)

5）インフルエンザ濾胞

インフルエンザの診断に咽頭後壁の所見が非常に有用と考えられています（欧米のガイドラインには登場しません）．日本からの報告で，咽頭後壁のインフルエンザ濾胞（「イクラサイン」と呼ばれることもあります）は，感度95％以上，特異度90％以上とされています[25]．典型的な所見は，**咽頭後壁に観察される，複数の境界明瞭で丸くて半球状，直径1〜2mm，赤紫色の濾胞**で，インフルエンザ発症初期にみられます．咽頭後壁の濾胞は，アデノウイルスやエンテロウイルスでも観察されますが，これらのウイルスの場合，多型性かつやや大きく，形態は異なるようです[26]．この研究は，検者間の不一致は多少あったことが指摘されていることと，見慣れた医師による評価での感度・特異度であることを考慮して解釈する必要がありますが，インフルエンザの診断に有用であることは間違いなさそうです．文献26，27にきれいな図が掲載されていますので，参考にしてください（いずれもopen accessです）．

❹ 治療

基本的に自然治癒する疾患のため，対症療法が基本となりますが，4種類のノイラミニダーゼ阻害薬と1種類のキャップ依存性エンドヌクレアーゼ阻害薬（バロキサビル）の合計5種類の抗インフルエンザ薬（表7）が使用可能です．これらの薬剤のよい適応（表8）は，**入院症例，重症で進行性の場合，合併症高リスク群**の3つです[7, 12]．治療開始のタイミングは早ければ早いほど，効果が期待できます．これらに該当しない**合併症リスクが低い外来患者に積極的な抗インフルエンザ薬の適応はありません**が，治療する場合は，発症から48時間以内に治療開始する必要があります．入院症例や合併症高リスクで症状が遷延している場合は，発症から48時間以上経過している場合でも治療を行います．また，麻黄湯が症状の改善に寄与することを示した報告もあります[28]．ここでは，各抗インフルエンザ薬の効果，特徴について説明します．

表7 ◆ 抗インフルエンザ薬

一般名	商品名	剤形	投与方法（正常腎機能）	投与日数
オセルタミビル	タミフル®	内服薬	1回75 mg 1日2回	5日間
ザナミビル	リレンザ®	吸入薬	1回10 mg 1日2回	5日間
ラニナミビル	イナビル®	吸入薬	1回40 mg	単回投与
ペラミビル	ラピアクタ®	注射薬	1回300〜600 mg 1日1回	単回投与が基本※1
バロキサビル	ゾフルーザ®	内服薬	1回40 mg※2	単回投与

※1：重症例では5日間までの投与が検討される　※2：体重が80 kg以上の場合は80 mg

表8 ◆ 抗インフルエンザ薬のよい適応

- 入院症例
- 重症で進行性の場合
- 合併症高リスク群（表1）

（文献7，12を参考に作成）

表9 ◆ 抗インフルエンザ薬の効果

確からしい効果
● 外来患者の症状改善が1日早まる（発症から48時間以内の投与）
● 入院患者の入院期間が短縮し，死亡率が低下する

可能性のある効果
● 外来患者の肺炎などの合併症が減少する
● 外来患者の入院が減少する

1）抗インフルエンザ薬の効果（表9）

placeboとの比較試験で効果が十分に検討されている抗インフルエンザ薬は，**オセルタミビル**または**ザナミビル**です．その他の3剤は，オセルタミビルとの少数の比較試験によって効果が評価されています．

抗インフルエンザ薬で最も確認されている効果は，「**症状のある期間の短縮**」です．無作為比較試験のメタ解析により，オセルタミビルまたはザナミビルの使用によって，症状のある期間が**約1日短縮**することが示されています[29〜31]．

観察研究のメタ解析では，外来患者にオセルタミビルを投与することによって，合併症高リスク群の入院が減少する可能性が示唆されていますが[32]，生来健康または慢性疾患（心疾患・肺疾患など）のあるインフルエンザ患者を対象とした2つの無作為比較試験のメタ解析では，相反した結果が報告されています[29, 31]．肺炎についても同様で，オセルタミビルの内服によって減少する可能性がありますが，最終的な結論はでていません[29, 31〜34]．効果は発症から薬剤投与までの期間が短いほど高く，主に48時間以内の投与で効果が認められています[12, 31, 35]．これらの結果から，**入院や肺炎のリスクが低い健常人への抗インフルエンザ薬は，有症状期間を1日短縮する程度のもので，ほぼ「対症療法」である**ことがわかります．

重要！
基礎疾患のない若年者に対する抗インフルエンザ薬は，症状を1日短縮するだけ．

入院を必要とした患者では，入院期間の短縮[36]，死亡率の改善[37〜39]が示されています．この効果は，発症から48時間以降でも確認されていますが[38]，より早期に治療開始した場合に効果が高いことがわかっています[12]．

2）各薬剤の特徴と使い分け（表10, 11）

各薬剤の特徴と使い分けについて，それぞれ表10と表11にまとめました．最も重要な点は，**現時点（2019年3月現在）の第1選択薬はオセルタミビル**であることです．ここでは，筆者が，過剰に高い評価を得ていると感じているラニナミビルとバロキサビルについて，詳しく説明します．

表10 ◆ 抗インフルエンザ薬の特徴

薬剤	特徴（効果，副作用，欠点など）
オセルタミビル	最も使用経験とevidenceが豊富 低コスト（ジェネリック：腎機能正常者の5日分で1,360円：2019年3月現在） 吐き気・嘔吐が3～10％でみられる[29, 31]
ザナミビル	効果はオセルタミビルと同等 吸入薬で7歳頃から手技が可能 COPDや喘息をもつ患者で，気管支攣縮を起こすことがある 乳製品に対して過敏症の既往歴がある患者では使用しない 小児での効果は期待できない可能性がある[30]
ラニナミビル	健常な成人，喘息患者（小児・成人）でオセルタミビルと同等?[40～44] 海外で行われた無作為比較試験で，placeboと同等（つまり効果なし）[45] 高価（4,280円：2019年3月現在）
ペラミビル	唯一の点滴製剤 placeboと比較して，症状の改善を1日早めた[46] オセルタミビルと同等の効果[47] 重症化高リスク群では300 mgより600 mgの方が治療効果は高い[48] 基本1回投与だが，ICU入室例などでは5日間まで検討可能[49] 非常に高価（300 mgで6,216円，600 mgで12,532円：2019年3月現在）
バロキサビル	オセルタミビルと同等の効果[50, 51] 耐性変異株出現の危険性がある（特にA/H3N2）[50, 52] 多価陽イオン製剤と同時に摂取すると吸収が低下する可能性がある[54]

表11 ◆ 抗インフルエンザ薬の使い分け

薬剤	使用する状況
オセルタミビル	第1選択薬
ザナミビル	内服困難だが吸入はできる場合（嚥下障害など）
ラニナミビル	あえて使用する状況は存在しない
ペラミビル	内服困難もしくは腸管吸収低下，かつ，吸入薬が使用できない場合
バロキサビル	オセルタミビル耐性株の流行？

重要！

抗インフルエンザ薬の第1選択はオセルタミビルである．

a）ラニナミビル（イナビル®）

　オセルタミビルとの「非劣性」試験（製薬会社が出資）で，生来健康な成人のインフルエンザにおいて，症状改善までの期間が同等であることが示されていますが，オセルタミビル耐性遺伝子をもったA型（H1N1）が約65％を占めていた点に注意が必要です[40]．また，海外で実施されたIGLOO試験（第2相試験，NCT01793883）で，placeboとの効果の差がなかったため，日本以外での開発・販売は断念されました（論文化されていません）[45]．これらの結果から，実は「**効果がない可能性**」があります．1回投与で便利ですが，効果に疑問が残りますので，**筆者が使用することはありません．**

b）バロキサビル（ゾフルーザ®）

キャップ依存性エンドヌクレアーゼ阻害薬という新しいタイプの抗インフルエンザ薬です．12〜64歳の基礎疾患のないインフルエンザ患者に対する効果は，オセルタミビルと同等（placeboと比較して，症状の改善が約1日早くなる）です[50]．ウイルス排泄が，オセルタミビル治療群より早く減少するため，感染性の低下が早い可能性はあります（あくまで可能性ですので，感染対策期間は変わりません）．合併症高リスク群に分類される12歳以上のインフルエンザ患者でも，オセルタミビルと効果は同等であることが米国感染症学会で発表されています[51]．

バロキサビルは，1回内服でよいため，良好なアドヒアランスが期待できる薬剤ですが，高価であること（40 mg 4,789円：オセルタミビルのジェネリックの3.52倍），**耐性化の懸念**があることが欠点です．前述の臨床試験では，A（H3N2）の約10％，A（H1N1）の3.6％で，治療中に耐性変異株が出現しました[50]．また，6カ月から12歳の小児を対象とした第3相試験では，A（H3N2）の23.4％で耐性変異株が出現しています[52]．実際に，2018年3月から日本でバロキサビルが使用可能となっていますが，すでに耐性変異株は実際の臨床現場から検出されています[52]．2019年3月25日時点での国立感染症研究所の報告では，A（H3N2）の18.5％，A（H1N1）の2.3％にバロキサビル耐性変異株が検出されており，臨床試験と同様の現象がすでに確認されています．耐性変異株の症例では，ウイルス排泄はタミフル群より長期持続するため，そのような株が大勢を占めた場合，感染伝播拡大の危険性があるかもしれません．すでに，バロキサビル未投与患者からバロキサビル耐性変異ウイルスが検出されており[53]，これらの患者は，バロキサビルを投与された患者からの感染伝播の可能性が指摘されています．

オセルタミビルと比較して明らかなメリットは1回投与であるという点だけであり，耐性化の懸念のコストを考慮すると，**現時点では第1選択薬にはなりませんし，筆者が処方することはありません．**今後，ノイラミニダーゼ阻害薬耐性ウイルスが増加した場合に有効な治療薬となる可能性もあるため，将来のために大切に使用したほうがよいと考えています．

また米国の添付文書では，多価陽イオン製剤（Ca，Al，Fe，Mgなど）との併用を避ける必要があるとされています[54]．これはサルの実験で，キレート形成して血中濃度が低下したからです．ヒトでは評価されていないようですが，問題ないと証明されるまでは，多価陽イオン製剤は避けたほうがよいでしょう（理由はわかりませんが，日本の添付文書には記載されていません）．

重要！
2019年時点では，ラニナミビルとバロキサビルを使用しないことを推奨する．

3）就学期以降の小児・未成年者における対応上の注意点

投与する抗ウイルス薬にかかわらず（または投薬しない場合でも），**少なくとも発熱から2日間は異常行動・それに伴って生じる重大事故のリスク**があります．保護者に対して，その危険性と対策について説明する必要があります．この異常行動は，オセルタミビルとの関連が指摘

されていましたが，因果関係ははっきりせず，適応がある場合にオセルタミビルの使用を控える必要はありません（ただし10歳以上の未成年において抗インフルエンザ薬が必要な状況は少ないと思います）[55]．

❺ 予防

インフルエンザ伝播の予防は，表12の4点が基本となります．本稿では，最も重要なインフルエンザワクチンについて説明します．ワクチンの基本事項は，表13にまとめました．

表12 ◆ インフルエンザ伝播予防の基本
- インフルエンザワクチン接種
- 抗ウイルス薬の予防内服
- マスクの着用，咳エチケット，手洗い
- 院内感染対策（標準予防策と飛沫予防策）

表13 ◆ インフルエンザワクチンの基本事項
- 4価のワクチン：A（H1N1），A（H3N2），B型（2種類の株）をカバーしている
- 接種対象は，生後6カ月以上の全員
- 免疫持続期間は6〜8カ月
- 毎年接種する必要がある
- 北半球（日本を含む）では **10月終わりまでに接種**することが推奨されている
  ※ただし流行がはじまった後でも，接種する意義はあるため，未接種者には接種を推奨する
- 成人では1回0.5 mL，3歳未満では1回0.25 mLを皮下注射（国際的には筋注が基本）
  ※日本で筋注する場合は，説明と同意が必要（主治医の責任のもと行う）
- 13歳未満では，4週間以上間隔をあけて2回目を接種する

1）ワクチン接種が推奨される群

生後6カ月以上のすべての人に接種が推奨されています[56]．特に接種が推奨されるのは，インフルエンザ合併症高リスク群とその家族または介護者，医療従事者ですが，各個人に対する効果と集団免疫効果を考慮すると全員接種がよいと考えます．禁忌は，「インフルエンザワクチンによる重篤なアレルギー反応の既往」のみで，卵アレルギーがある人にも安全に接種可能です[57]．最近の話題ですと，免疫チェックポイント阻害薬（オプジーボ® など）投与中のワクチン接種は安全か，という懸念がありましたが，irAE（immune-related adverse event：免疫関連副作用）を増加させずに，安全に使用できると考えられています[58〜60]．

2）インフルエンザワクチンの効果（表14）

ワクチン株と流行株が一致するかどうかで効果が変わるため，報告によって効果の程度が異なりますが，ワクチン株と流行株が一致した場合，インフルエンザ発症を**約60％減らします**[61, 62]．これは無作為比較試験のメタ解析で示された結果ですが，米国のここ数年の報告によると，ワクチン効果は**約40〜50％**で，高齢者よりも若年者，特に小児においてインフルエンザ発症予防効果が大きいことが示されています[1, 63〜65]．

表14 ◆ インフルエンザワクチンの効果

- インフルエンザ発症を40〜60％減らす
- 肺炎などのインフルエンザ関連合併症を減らす
- インフルエンザに関連した入院を減らす
- 自宅に居住する高齢者の入院，全死亡を減らす[62]
- ナーシングホームの高齢者のインフルエンザ様疾患の発症率，入院を減らす[62]
- 若年成人の休職期間を短縮する[66]
- 慢性閉塞性肺疾患（COPD）の患者の呼吸器感染症とCOPD急性増悪を減らす
- 冠動脈疾患をもつ患者の心血管疾患による死亡率，心筋虚血イベント，入院を減らす

（文献57などを参考に作成）

3）小児へのワクチン接種の重要性と集団免疫

高齢者は，合併症高リスク群であるため，インフルエンザワクチンは，高齢者に対して定期接種となっていますが，その他の年齢では，定期接種となっていません．しかし，集団免疫（herd immunity）の観点からは，**小児へのワクチン接種が特に重要**であることがわかっています．

日本で実施された学童へのインフルエンザワクチン集団接種によって，高齢者の死亡を減らすことが示されています[67]．米国の小学校の集団接種では，家族内のインフルエンザ発症が減少しました[68]．英国での報告でも，小児（5〜16歳）に接種することで，社会全体のインフルエンザの発症や死亡が効果的に抑制されることが示されており[69]，小児へのワクチン接種は，本人のためだけでなく，周りの家族・高齢者など社会全体にとっても重要であると考えられています．

4）ワクチン接種率

厚生労働省の資料[70]によると，年間ワクチン使用量が約2,500万mL（約5,000万人分）であるため，現在日本でのインフルエンザワクチン接種率は50％未満と予想されます．インフルエンザによる被害を最小限にするためにワクチン接種率を向上させることは，最も重要なインフルエンザ対策です．**全員接種が望ましい**ですが，特に，高リスク群に加えて，**小学生・中学生への接種をさらに勧めていく必要がある**と考えています．

重要！
インフルエンザワクチン接種が，最も重要なインフルエンザ対策である．

❻ 治癒証明書（表15）

　治癒証明書は，医学的にも社会的にもこれといった存在意義がなく，デメリットが大きいものです．行政的にも不要なものと考えられていますが，実際には提出を要求する学校は多いようです（地域差が大きいと思われます）．

　厚生労働省は，職場復帰に際して治癒証明書の提出を求めることは**「望ましくない」**としています．学校に対しても，罹患した学生に対して，一律に治癒証明書を求める**「必要はない」**としています[71]．また，「保育所における感染症対策ガイドライン（2018年改訂版）」によると，「市町村の支援の下，地域の医療機関，地区医師会・都道府県医師会，学校等で協議して決めることが大切」であるとされていますので，学校単独の判断ではなく，行政，医療機関，医師会の話し合いで決定していると思われます[71]．このため，現状を改善していくためには，行政や地域の医療機関・医師会の連携が重要であると考えられます．

表15 ◆ 治癒証明書の意義と効果

- 医学的には意味がない（行政的にも必須ではない）
- 病院に行くため，1日働ける日が減る
- 病院の待ち合いで，新しい感染症に罹患する可能性がある
- 患者の金銭的負担が増加する
- 医療者の業務量が増加する（ただし金銭的メリットはある）

症例の経過・その後

　症状と経過から，インフルエンザと診断可能であること，インフルエンザ迅速抗原検査は結果が陰性でも陽性でも，検査の感度が低いためインフルエンザという診断に変わりはない（陽性であった場合，A型かB型かはわかるが治療方針に影響はない）ことを説明したところ，検査は希望しなかった．また，基礎疾患がない生来健康な成人であるため，抗インフルエンザ薬は必須ではなく，自然治癒する疾患であることを伝えたうえで，オセルタミビルの効果と吐き気や嘔吐などの副作用について説明した．またバロキサビルは，耐性化の懸念が大きいため，当方としては処方しない方針であることを伝えた．最終的に，アセトアミノフェンのみを希望された．

◆ 文　献

1) Rolfes MA, et al：Effects of Influenza Vaccination in the United States during the 2017-2018 Influenza Season. Clin Infect Dis：doi：10.1093/cid/ciz075, 2019
2) 国立感染症研究所：インフルエンザ流行レベルマップ（2019年第11週）
https://nesid4g.mhlw.go.jp/Hasseidoko/Levelmap/flu/2018_2019/2019_11/jmap.html（2019年5月閲覧）
3) 国立感染症研究所：今冬のインフルエンザについて（2017/18シーズン）
https://www.niid.go.jp/niid/ja/flu-m/590-idsc/8107-fludoko-2017.html（2019年5月閲覧）
4) Greatorex JS, et al：Survival of influenza A (H1N1) on materials found in households：implications for infection control. PLoS One, 6：e27932, 2011

5) Perry KA, et al：Persistence of Influenza A (H1N1) Virus on Stainless Steel Surfaces. Appl Environ Microbiol, 82：3239-3245, 2016
6) Paules C & Subbarao K：Influenza. Lancet, 390：697-708, 2017
7) Fiore AE, et al：Antiviral agents for the treatment and chemoprophylaxis of influenza--- recommendations of the Advisory Committee on Immunization Practices (ACIP). MMWR Recomm Rep, 60：1-24, 2011
   ▶ 必読：抗インフルエンザ薬治療の基本が記載されています．
8) Bridges CB, et al：Transmission of influenza：implications for control in health care settings. Clin Infect Dis, 37：1094-1101, 2003
9) Lau LL, et al：Viral shedding and clinical illness in naturally acquired influenza virus infections. J Infect Dis, 201：1509-1516, 2010
10) Ghebrehewet S, et al：Influenza. BMJ, 355：i6258, 2016
11) Call SA, et al：Does this patient have influenza？ JAMA, 293：987-997, 2005
12) Uyeki TM, et al：Clinical Practice Guidelines by the Infectious Diseases Society of America：2018 Update on Diagnosis, Treatment, Chemoprophylaxis, and Institutional Outbreak Management of Seasonal Influenzaa. Clin Infect Dis, 68：e1-e47, 2019
   ▶ 必読：インフルエンザの診断，治療，化学予防についての最新のガイドライン．
13) Silvennoinen H, et al：Clinical presentation of influenza in unselected children treated as outpatients. Pediatr Infect Dis J, 28：372-375, 2009
14) Peltola V, et al：Influenza A and B virus infections in children. Clin Infect Dis, 36：299-305, 2003
15) Chertow DS & Memoli MJ：Bacterial coinfection in influenza：a grand rounds review. JAMA, 309：275-282, 2013
16) Metersky ML, et al：Epidemiology, microbiology, and treatment considerations for bacterial pneumonia complicating influenza. Int J Infect Dis, 16：e321-e331, 2012
17) Kaiser L, et al：Impact of oseltamivir treatment on influenza-related lower respiratory tract complications and hospitalizations. Arch Intern Med, 163：1667-1672, 2003
18) Hayashi Y, et al：Influenza-associated bacterial pathogens in patients with 2009 influenza A (H1N1) infection：impact of community-associated methicillin-resistant Staphylococcus aureus in Queensland, Australia. Intern Med J, 42：755-760, 2012
19) Mina MJ & Klugman KP：The role of influenza in the severity and transmission of respiratory bacterial disease. Lancet Respir Med, 2：750-763, 2014
20) Maruyama T, et al：Outcomes and Prognostic Features of Patients With Influenza Requiring Hospitalization and Receiving Early Antiviral Therapy：A Prospective Multicenter Cohort Study. Chest, 149：526-534, 2016
21) Monto AS, et al：Clinical signs and symptoms predicting influenza infection. Arch Intern Med, 160：3243-3247, 2000
   ▶ インフルエンザ流行期に典型的な症状で来院した患者は，インフルエンザの診断に検査は不要．
22) Chartrand C, et al：Accuracy of rapid influenza diagnostic tests：a meta-analysis. Ann Intern Med, 156：500-511, 2012
23) 厚生労働省事務連絡（平成21年8月28日付）：新型インフルエンザ患者数の増加に向けた医療提供体制の確保等について
   https://www.mhlw.go.jp/kinkyu/kenkou/influenza/hourei/2009/08/dl/info0828-01.pdf（2019年5月閲覧）
24) 亀田メディカルセンター感染症ガイドライン：インフルエンザ流行期に致死的な疾患を見逃さないための手引き（2018年8月更新）
   http://www.kameda.com/files/kameda_ja_general/medi_personnel/infectious_disease/pdf/23.pdf（2019年5月閲覧）
   ▶ 必読：インフルエンザと鑑別すべき疾患について，日本語でわかりやすく説明されています．
25) Miyamoto A & Watanabe S：Follicles on the posterior pharyngeal wall are an early diagnostic marker for both seasonal and novel influenza. Gen Med, 12 (2)：51-60, 2011
   ▶ インフルエンザ濾胞の有用性を示した論文．
26) Miyamoto A & Watanabe S：Influenza follicles and their buds as early diagnostic markers of influenza：typical images. Postgrad Med J, 92：560-561, 2016
27) 宮本昭彦，渡辺重行：咽頭の診察所見（インフルエンザ濾胞）の意味と価値の考察．日大医誌，72：11-18, 2013

28) Saita M, et al：The efficacy of ma-huang-tang (maoto) against influenza. Health, 3 (5)：300-303, 2011

29) Jefferson T, et al：Oseltamivir for influenza in adults and children：systematic review of clinical study reports and summary of regulatory comments. BMJ, 348：g2545, 2014

30) Heneghan CJ, et al：Zanamivir for influenza in adults and children：systematic review of clinical study reports and summary of regulatory comments. BMJ, 348：g2547, 2014

31) Dobson J, et al：Oseltamivir treatment for influenza in adults：a meta-analysis of randomised controlled trials. Lancet, 385：1729-1737, 2015

32) Hsu J, et al：Antivirals for treatment of influenza：a systematic review and meta-analysis of observational studies. Ann Intern Med, 156：512-524, 2012

33) Jefferson T, et al：Neuraminidase inhibitors for preventing and treating influenza in healthy adults and children. Cochrane Database Syst Rev：CD008965, 2014

34) Hernán MA & Lipsitch M：Oseltamivir and risk of lower respiratory tract complications in patients with flu symptoms：a meta-analysis of eleven randomized clinical trials. Clin Infect Dis, 53：277-279, 2011

35) Malosh RE, et al：Efficacy and Safety of Oseltamivir in Children：Systematic Review and Individual Patient Data Meta-analysis of Randomized Controlled Trials. Clin Infect Dis, 66：1492-1500, 2018

36) Chaves SS, et al：Impact of Prompt Influenza Antiviral Treatment on Extended Care Needs After Influenza Hospitalization Among Community-Dwelling Older Adults. Clin Infect Dis, 61：1807-1814, 2015

37) Muthuri SG, et al：Impact of neuraminidase inhibitor treatment on outcomes of public health importance during the 2009-2010 influenza A (H1N1) pandemic：a systematic review and meta-analysis in hospitalized patients. J Infect Dis, 207：553-563, 2013

38) Muthuri SG, et al：Effectiveness of neuraminidase inhibitors in reducing mortality in patients admitted to hospital with influenza A H1N1pdm09 virus infection：a meta-analysis of individual participant data. Lancet Respir Med, 2：395-404, 2014

39) Ramirez J, et al：A Randomized Study Evaluating the Effectiveness of Oseltamivir Initiated at the Time of Hospital Admission in Adults Hospitalized With Influenza-Associated Lower Respiratory Tract Infections. Clin Infect Dis, 67：736-742, 2018

40) Watanabe A, et al：Long-acting neuraminidase inhibitor laninamivir octanoate versus oseltamivir for treatment of influenza：A double-blind, randomized, noninferiority clinical trial. Clin Infect Dis, 51：1167-1175, 2010

41) Sugaya N & Ohashi Y：Long-acting neuraminidase inhibitor laninamivir octanoate (CS-8958) versus oseltamivir as treatment for children with influenza virus infection. Antimicrob Agents Chemother, 54：2575-2582, 2010

42) Watanabe A：A randomized double-blind controlled study of laninamivir compared with oseltamivir for the treatment of influenza in patients with chronic respiratory diseases. J Infect Chemother, 19：89-97, 2013

43) Higashiguchi M, et al：A meta-analysis of laninamivir octanoate for treatment and prophylaxis of influenza. Antivir Ther, 23：157-165, 2018

44) Katsumi Y, et al：Effect of a single inhalation of laninamivir octanoate in children with influenza. Pediatrics, 129：e1431-e1436, 2012

45) Zumla A, et al：Emerging novel and antimicrobial-resistant respiratory tract infections：new drug development and therapeutic options. Lancet Infect Dis, 14：1136-1149, 2014

46) Kohno S, et al：Efficacy and safety of intravenous peramivir for treatment of seasonal influenza virus infection. Antimicrob Agents Chemother, 54：4568-4574, 2010

47) Kohno S, et al：Phase III randomized, double-blind study comparing single-dose intravenous peramivir with oral oseltamivir in patients with seasonal influenza virus infection. Antimicrob Agents Chemother, 55：5267-5276, 2011

48) Kohno S, et al：Intravenous peramivir for treatment of influenza A and B virus infection in high-risk patients. Antimicrob Agents Chemother, 55：2803-2812, 2011

49) de Jong MD, et al：Evaluation of intravenous peramivir for treatment of influenza in hospitalized patients. Clin Infect Dis, 59：e172-e185, 2014

50) Hayden FG, et al：Baloxavir Marboxil for Uncomplicated Influenza in Adults and Adolescents. N

Engl J Med, 379：913-923, 2018

51) Ison MG, et al：Phase 3 Trial of Baloxavir Marboxil in High Risk Influenza Patients (CAPSTONE-2 Study). IDWeek 2018, Presentation #LB16,
https://idsa.confex.com/idsa/2018/webprogram/Paper74204.html（2019年5月閲覧）

52) Takashita E, et al：Detection of influenza A (H3N2) viruses exhibiting reduced susceptibility to the novel cap-dependent endonuclease inhibitor baloxavir in Japan, December 2018. Euro Surveill, 24：doi：10.2807/1560-7917.ES.2019.24.3.1800698, 2019

53) 国立感染症研究所ホームページ．新規抗インフルエンザ薬バロキサビル未投与患者からのバロキサビル耐性変異ウイルスの検出．IASR, 40：67-69, 2019
https://www.niid.go.jp/niid/ja/flu-m/flu-iasrs/8664-470p01.html（2019年5月閲覧）

54) 米国のバロキサビルの添付文書
https://www.accessdata.fda.gov/drugsatfda_docs/nda/2018/210854Orig1s000lbl.pdf（2019年5月閲覧）

55) 日本小児科学会：2018/2019シーズンのインフルエンザ治療指針
http://www.jpeds.or.jp/uploads/files/2018_2019_influenza_all.pdf（2019年5月閲覧）

56) Grohskopf LA, et al：Prevention and Control of Seasonal Influenza with Vaccines：Recommendations of the Advisory Committee on Immunization Practices-United States, 2018-19 Influenza Season. MMWR Recomm Rep, 67：1-20, 2018
▶ 必読：2018-2019シーズンのインフルエンザワクチンの総説．毎年8月に発表される．

57) Grohskopf LA, et al：Prevention and Control of Seasonal Influenza with Vaccines. MMWR Recomm Rep, 65：1-54, 2016

58) Wijn DH, et al：Influenza vaccination in patients with lung cancer receiving anti-programmed death receptor 1 immunotherapy does not induce immune-related adverse events. Eur J Cancer, 104：182-187, 2018

59) Chong CR, et al：Safety of Inactivated Influenza Vaccine in Cancer Patients Receiving Immune Checkpoint Inhibitors (ICI). Clin Infect Dis：doi：10.1093/cid/ciz202, 2019

60) Redelman-Sidi G, et al：ESCMID Study Group for Infections in Compromised Hosts (ESGICH) Consensus Document on the safety of targeted and biological therapies：an infectious diseases perspective (Immune checkpoint inhibitors, cell adhesion inhibitors, sphingosine-1-phosphate receptor modulators and proteasome inhibitors). Clin Microbiol Infect, 24 Suppl 2：S95-S107, 2018

61) Demicheli V, et al：Vaccines for preventing influenza in healthy adults. Cochrane Database Syst Rev, 2：CD001269, 2018

62) Demicheli V, et al：Vaccines for preventing influenza in the elderly. Cochrane Database Syst Rev, 2：CD004876, 2018

63) Jackson ML, et al：Influenza Vaccine Effectiveness in the United States during the 2015-2016 Season. N Engl J Med, 377：534-543, 2017

64) Stewart RJ, et al：Influenza Antiviral Prescribing for Outpatients With an Acute Respiratory Illness and at High Risk for Influenza-Associated Complications During 5 Influenza Seasons-United States, 2011-2016. Clin Infect Dis, 66：1035-1041, 2018

65) Doyle JD, et al：Interim Estimates of 2018-19 Seasonal Influenza Vaccine Effectiveness- United States, February 2019. MMWR Morb Mortal Wkly Rep, 68：135-139, 2019

66) Nichol KL, et al：The effectiveness of vaccination against influenza in healthy, working adults. N Engl J Med, 333：889-893, 1995

67) Reichert TA, et al：The Japanese experience with vaccinating schoolchildren against influenza. N Engl J Med, 344：889-896, 2001

68) King JC Jr, et al：Effectiveness of school-based influenza vaccination. N Engl J Med, 355：2523-2532, 2006

69) Baguelin M, et al：Assessing optimal target populations for influenza vaccination programmes：an evidence synthesis and modelling study. PLoS Med, 10：e1001527, 2013

70) 厚生労働省：事務連絡季節性インフルエンザワクチンの供給について（2018年11月22日）
https://www.mhlw.go.jp/content/000410147.pdf（2019年5月閲覧）

71) 厚生労働省：第26回厚生科学審議会感染症部会．資料6季節性インフルエンザの対策について（平成30年9月27日）
https://www.mhlw.go.jp/content/10601000/000360795.pdf（2019年5月閲覧）

黒田浩一　Hirokazu Kuroda
神戸市立医療センター中央市民病院 感染症科
2009年名古屋大学医学部卒，愛知県厚生連安城更生病院で初期研修，後期研修（呼吸器内科），呼吸器内科スタッフを経て，2016年から亀田総合病院感染症科フェロー，2019年4月から現職．

各論　風邪へのアプローチ

B）気道症状があまり目立たない風邪へのアプローチ

4　胃腸炎型の風邪とその類似疾患
お腹の風邪？にご用心

石原千尋，和足孝之

> **Point**
> - 外来でよく遭遇する腹痛の原因で最も多い食中毒を中心に，原因微生物ごとに基本的な知識とその対処法を学ぶ
> - 細菌性腸炎の抗菌薬使用適応に関して，しっかりと理解する
> - 渡航者下痢症で意外と見落としがちな症状も考慮し，食中毒以外の原因も鑑別にあげることを心がける

Keyword　急性腸炎　ウイルス性腸炎　細菌性腸炎　旅行者下痢症

　往々にして患者は，下痢などの腹部の症状も風邪というように考えて来院されます．患者が「風邪っぽいのです」と訴えたら，風邪診断の極意として腸炎症状を除外しにいく姿勢があれば，本物の風邪をより的確に診断できるようになります．

1　お腹の風邪　〜急性腸炎のみかた〜

　急性腸炎を的確に診療するためには，実はその疫学的な情報，流行状況と季節背景，また簡単な感染経路と潜伏期間の知識を身につけておく必要があります．どのようなことがあれば（原因食品を食べたりなど），どのような時間経過で来院するかを知っておくと，ぐっと診断を絞り込むことができるのです．本稿の内容を押さえておくと，詳細な病歴聴取がスムーズにできます．

　ただし，実際は，上気道感染の微生物でも全身症状の一部（関連症状）として，消化器症状を伴うことがあります．後述しますが，**消化管感染を起こす微生物による感染性腸炎なのか，上気道感染を契機に関連症状として消化器症状を伴うのか**，可能な限り区別できるように知識の整理をしましょう．

1）急性腸炎のメインの症状である下痢

　WHOによると，下痢は「1日に3回以上（またはその人の普段の回数以上）の軟便または水様便がある」と定義されています[1]．症状の持続期間により，急性（〜14日），持続性（14〜30日），慢性（30日以上）と分類されていますが，便の性状（血性の有無）や回数増加，腸での水吸収不良や分泌に伴う排泄量の増加にも注意が必要です．

表1 ◆ 日本における急性下痢の主な原因微生物

	原因微生物	潜伏期間（重要）	原因食品
毒素型	黄色ブドウ球菌	2〜6時間	おにぎり，寿司，肉・卵・乳などの加工品
	ウェルシュ菌 (Clostridium perfringens)	6〜24時間	カレー・シチュー（特に常温），加熱不十分な食肉
感染型	サルモネラ属菌	6〜72時間	卵，生や加熱不十分な食肉・乳，カメなどの爬虫類との接触
	ノロウイルス	12〜48時間	生ガキなどの二枚貝
	カンピロバクター	2〜7日間	生や加熱不十分な鶏肉・乳
	腸管出血性大腸菌	1〜7日間	生や加熱不十分な牛肉

細菌が食品のなかで増殖して毒素をつくり出す毒素型のものと，微生物そのものが原因（感染型）となる食中毒で分けることができる．

　急性下痢の主な原因は，ウイルス性，細菌性の他に，海外ではジアルジア症などの寄生虫によるものもあげられますが，日本では前者2つがメインです．2018年食中毒発生件数（厚生労働省）によると，**ウイルス性の急性下痢の95％以上はノロウイルスが原因で，細菌性ではウェルシュ菌，カンピロバクター（C.jejuni, C.coli），サルモネラ属菌，腸管出血性大腸菌や黄色ブドウ球菌**が主な原因微生物となります（表1）[2]．原因細菌の順位は毎年変わりますが，上位に登場する細菌は大きく変わることはありません．慢性下痢症は，既往症（クローン病や糖尿病など）に伴ったものが多く，ここでは割愛しますが**徹底的な病歴聴取が重要**となってきます．

　意外と見落とされがちなのは，外来で抗菌薬曝露歴がある人や退院歴がある人の，Clostridioides difficile感染症（CDI）による下痢で，これは若い患者にも言えます．CDIは細菌学的検査を行わない限り診断はできないので，安易に急性腸炎と決めつけて診断する前に，**CDIの可能性も念頭に入れ，外来での抗菌薬使用歴や最近の入院歴を確認**することが重要です．

❷ お腹の風邪の常連客 〜ウイルス性腸炎について〜

1）ノロウイルス

　ノロウイルスは，秋から春に流行します．感染力は強く，ノロウイルスに汚染された食べものや水から，あるいはノロウイルスに感染したヒトと接触することにより感染し，急速に広がります．

　潜伏期間は12〜48時間で，主な症状は下痢の他に吐き気・嘔吐，腹痛ですが，発熱を伴うこともあります．山本舜悟先生の「かぜ診療マニュアル」には，水様性下痢に先行して吐き気と嘔吐の症状が出るとの記載があり，下痢が出現する前に受診された場合には，腸炎の診断が難しい場合があります．腸炎を疑う**曝露歴（特にアウトブレイク状況）や食事歴（特に生ガキ）**の聴取は重要で，嘔吐だけで来院された場合には，腸炎の可能性もふまえた病歴聴取が必要となります．また，腹痛が先行し下痢がない場合などには虫垂炎の可能性もあるため，腸炎以外の鑑別をあげ，容易に「お腹の風邪ですね」と説明しないことが大切です．

a) 検査

迅速検査の保険適用は，3歳未満の乳幼児，65歳以上の高齢者，臓器移植後の患者，抗がん剤・免疫抑制薬投与中の患者となっており，それ以外の患者は自己負担となります[3]．

抗原診断のなかでイムノクロマト法（IC）が簡便で，従来の遺伝子型GⅡ.4株に対する感度はRT-PCR法と比較して**便検体で90％前後**となっているようですが，2014年からみられるようになった新型のGⅡ.17株に関しては，検体量が少なければ偽陰性になることが多く，除外診断には使用できません[4]．そうなると，臨床的にも，コストの面でも，迅速検査を行うことはあまり意味がありません．疫学調査や研究を対象としない臨床の現場ではRT-PCR法や遺伝子型の特定までは必要ないので，**病歴と臨床症状**などからノロウイルスと診断し，すみやかに**治療と今後の感染伝播予防の説明を行う**べきです．

b) 治療

原則的に**安静・水分補給**といった対症療法となります．経口摂取が困難な場合は点滴で補液してください．

c) 二次感染予防

感染者および周囲の人への積極的な手洗い（**石鹸**は必ず使用することも忘れずに）と，ノロウイルス感染が疑われる人との接触や，嘔吐物を片付けるなどの行為も避けるように指導してください．また，基本的にアルコール消毒は無効ですので，消毒作業には**次亜塩素酸ナトリウム**を用い，石鹸と流水を用いた手洗いも徹底しましょう．

CDCが「Have you ever heard of Norovirus？」という約2分半のわかりやすい動画を作成しています[5]．患者に説明するときに役に立つと思うので参考にしてください．

❸ 細菌性腸炎

1）ウェルシュ菌

本邦では統計的には報告件数が多く，**腹痛，下痢，吐き気**が主症状ですが，一般的には短期間でマイルドな経過をたどります．先ほど述べたように，ウェルシュ菌は毒素型に分類され，これらの症状は，この毒素を摂取したことにより引き起こされます．**集団感染**が多く，**カレーやシチューを常温で保存している**と胞子が生存し続け増殖します．これらは芽胞を形成し，耐熱性であるため，（70℃以上で）**再加熱せずに食べた**などの病歴があれば可能性として考えられます．重症化することは稀なので，対症療法でほとんど軽快します[6]．

2）カンピロバクター

下痢（血性のこともある），**腹痛，吐き気，発熱**などの症状があり，数日から数週間持続することもあります．そのため，虫垂炎や炎症性腸疾患と誤診される可能性もあるため，**加熱不十分な食肉**（特に鶏肉）を食べたなどの病歴が診断のカギとなってきます．

多くは自然治癒するために**抗菌薬は原則不要**です．カンピロバクター属は抗菌薬（特にニューキノロン系薬剤）への耐性が急速に増加することが，あるメタ解析で指摘されています．また，

抗菌薬投与群とプラセボ群を比較し有症状期間を1.32日短縮できると証明されていますが，抗菌薬への耐性を考慮すると，重症例でない限り投与は推奨されていません[7]．

一般的な予後は良好ですが，感染後に0.1％程度の頻度であの有名な**ギランバレー症候群**を発症することもあり注意が必要です[6]（ただし，いたずらに説明して患者を心配させる必要はないと考えています）．また，妊婦や免疫不全患者では重症化しやすいので注意しましょう．

腸管外への感染では，髄膜炎，虫垂炎，胆嚢炎，腹膜炎，膿瘍，菌血症などが問題となりますので，**血液培養**をとっておくことが必要と考えます．

3）サルモネラ属菌

下痢，腹痛，吐き気・嘔吐，発熱が主症状です．主な原因は**卵，加熱不十分な食肉**（特に鶏肉）ですが，アメリカでは生きている鶏や爬虫類（特にカメ）と接触し，感染のアウトブレイクが起こったこともあります[6]．また，サルモネラ属菌は種類が多く，先進国と発展途上国で問題になる亜型は多少異なるため，**渡航歴**を聴取するのも重要です．サルモネラ属菌は2,000種類以上の血清型に細分されていて，チフス性疾患を起こすチフス菌（*S. Typhi*）およびパラチフス菌（*S. Paratyphi A*）も含まれますが，私たちが日常臨床で遭遇するサルモネラ感染症の原因菌は主に*Salmonella enterica*です．ここではヒトの胃腸炎，つまり食中毒の原因となるサルモネラについてのみ紹介します．

近年多剤耐性菌の問題もあり，**原則として軽症から中等症の患者には，抗菌薬投与は推奨されていません**．しかし，幼児や高齢者，免疫が低下している患者には抗菌薬の投与が推奨されます[1]．

抗菌薬投与が必要な場合，大人にはシプロフロキサシンが効果的（1回500 mgを1日2回，経口でできるまでは400 mgを12時間ごと）とされていますが[8]，その他にレボフロキサシン，セフトリアキソンが一般的に使われています．また代替案としてアジスロマイシンも可能です．子どもにはアモキシシリンが推奨されていますが，**耐性の問題**もあり，empiricalに使用することは推奨されていません．投与には本当に必要なのか注意が必要です[6]．

細菌性腸炎としてコモンなサルモネラですが，菌血症から感染性動脈瘤などの血管系感染症へ発展しやすいので注意が必要です．特に症状が強い人や易感染性の患者は血液培養を提出しておいて菌血症を強く疑えば治療を開始することもよいでしょう[9]．

4）O157，腸管出血性大腸菌（EHEC）

O157はEHECに属する大腸菌で，EHECは**ベロ毒素**を産生する大腸菌です．O157感染症は軽症から出血や激しい腹痛を伴う重症例までさまざまです．治療は原則，**安静・水分の補給などの対症療法**とし，経口摂取が困難な場合は輸液としています．また，抗菌薬治療の解釈は注意が必要で，重症度と溶血性尿毒症症候群（HUS）を引き起こす原因との関係を示した後ろ向きコホート研究によると，重症例ではHUSを合併（6〜14％）することがあり，特にβラクタム系薬剤を使用するとHUSのリスクが上がるとしています．さらには，O157感染症の疑いがあれば，疑った時点で感染症専門医へコンサルトするべきであるとの意見もあります[10]．

❹ 急性腸炎の診断精度を上げる病歴聴取法！

下痢の初期評価で重要なのは病歴を聴取することです[11].

> 1. いつから症状がはじまりましたか．
> 2. 下痢の**頻度**はどれぐらいですか．（1時間/1日に何回トイレに行きますか？）
> 3. 便はどんな色をしていますか．（水様性，血性や脂性かが病歴聴取でわかればいいですが，医師による便の視察ができればなおよしです）
> 4. **発熱**や**嘔吐**，**腹痛**など他の症状はありますか．（もし「はい」と答えたら，嘔吐の頻度，腹痛の場所など詳しく病歴聴取していきましょう）
> 5. 下痢の症状が出る前に，**生もの**などの摂取や，他に原因となりそうな**食事歴**はありませんか（大体3日以内に食べたものを徹底的に聴取してください．ここが一番大事です！）．
> 6. 最近**旅行**に行きましたか？ どこですか？
> 7. **家族**や周りの人で同じ症状の人はいますか？
> 8. 何か**持病**はありますか？
> 9. 最近はじめた薬や抗菌薬はありませんか？
> 10. 最近まで入院していたというエピソードはありますか？

食事が原因で下痢になることがほとんどだと思いますが，薬剤によって引き起こされていることもありますので，**抗菌薬使用例や直近の入院歴はとても重要**です．胃酸抑制剤であるプロトンポンプ阻害薬（PPI）も腸炎を引き起こす原因となります．わからないという患者も多いと思うので，お薬手帳を確認するのが確実です．また，HIV感染のリスクがある患者であるかも見極めが必要です[11]．

❺ 腸炎だと思ったら風邪だった？

他稿で述べられてきたように，かぜ症候群は，上気道（鼻腔から咽頭まで）の急性の炎症による疾患を言います．

しかし，**インフルエンザ**など，ウイルス性上気道炎の症状に加えて，吐き気・嘔吐，下痢などの消化器症状を引き起こすケースがあります．この場合，臨床的には腹部の症状よりもやはり，くしゃみ，鼻水，咳などの上気道症状の時間経過や症状の程度をメインに考えることが多いです．実はインフルエンザであったため数日後苦情が入った，という事態を考え，安易に下痢症状のみに注目し感染性腸炎と診断しないようにしましょう．

❻ 抗菌薬は必要か

急性下痢はノロウイルスなどのウイルス性腸炎が原因であることが多く，その場合は当然抗

菌薬は無効となります．細菌性腸炎であっても，上記で述べたとおり重症例や免疫低下症などの背景がない限り，薬剤耐性化の観点からも抗菌薬投与は必ずしも推奨されません．「とりあえず，念のため抗菌薬の処方を」と安易に処方するのは，期待できる効果以上に，抗菌薬の投与が原因で下痢が悪化したり，副作用が出たりすることがあるために患者にとってもよいことではありません．抗菌薬の使用は，一般的に「① 発熱，1日6回以上の軟便が続き，入院が考慮される脱水症状がある重症例，② 粘血便などの細菌感染が疑われる場合（ただし軽症例は除く），③ 70歳以上，心疾患や免疫低下など合併症のリスクが高い患者」には考慮されるとしていますが，このような状態が風邪の鑑別にあがることはないので，上級医や感染症内科医などにコンサルトするのがよいでしょう．

❼ 旅行者下痢症

特に途上国へ旅行した人が帰国後に下痢の症状で来院するのはよくみられます．しかし，感染源を特定するのは容易ではありません．筆者も昔，東南アジアで下痢に苦しみましたが，生野菜を食さない，ホテルの食事しか口にしないなど万全に気をつけたにもかかわらず，見事に2日目で罹ってしまいました．いくらホテルや高級なレストランであっても汚染された水で処理されているかはわかりません．ただ，魚介類や加熱処理が不十分な食材を食べたかどうかは役に立つ情報です．

旅行者下痢症の原因微生物は，腸管毒素性大腸菌，サルモネラ，赤痢菌，カンピロバクターが全体の半数を占めており，10％程度にウイルス・寄生虫，約30％は特定できないとされています．旅行者下痢症においても基本的な治療方法は水分補給となりますが，重症例は専門医へ相談し，適切な治療が必要となります[12]．

また，ここでは食中毒による下痢をメインで扱いましたが，**マラリア**による感染でも下痢が引き起こされます．マラリアの症状も発熱，嘔吐，腹痛などの似た症状を引き起こすので，わが国では特に見逃しやすいと言えます．特に熱帯熱マラリアの重症型は助からないことがあるので，診断を見誤ると大変です．マラリアの発生地域は種類によっても異なるため，WHOやCDCなどのホームページで確認し，特に熱帯熱マラリアの流行地域へ渡航した患者には慎重な病歴聴取を加えてください．

◆ 文 献

1) Diarrhoeal disease：World Health Organization (WHO)
   https://www.who.int/news-room/fact-sheets/detail/diarrhoeal-disease
2) 厚生労働省：食中毒統計資料. 平成30年食中毒発生状況
3) 「かぜ診療マニュアル第2版」（山本舜悟/編著），p15，日本医事新報社，2017
4) Théry L, et al：Evaluation of immunochromatographic tests for the rapid detection of the emerging GII.17 norovirus in stool samples, January 2016. Euro Surveill, 21：doi：10.2807/1560-7917.ES.2016.21.4.30115, 2016
5) Have you ever heard of Norovirus?：Centers for Disease Control and Prevention (CDC)
   https://www.youtube.com/watch?v=Ey_OV_-pBeo

Advanced Column

コレラと John Snow

　1854年8月に，ロンドンのSohoで，コレラが大流行し，2週間で550人以上が死亡しました．当時は「コレラ＝死」と言われており，原因がわかっていませんでした．「近代疫学の父」と称されるイギリスの医師John Snowは，死亡した患者の住んでいた家をmappingし，インタビューを行いながら，コレラの原因があるポンプにあったことを突き止めたのです．当時のロンドンは，下水処理が適切に行われておらず，汚水物もすべて垂れ流しであったため，最初の感染者の汚染物がポンプを介して広がっていきました．このとき実施された，罹患者の位置情報と罹患日時を詳細に記録し原因を突き止める方法は，現在でもアウトブレイクの調査で用いられています．ポンプが撤去されてすぐに，大流行は急激に終息を迎えました．そのポンプがあったとされる場所は，現在John Snow Pubと呼ばれるパブになっており，ポンプのレプリカが設置されています．London School of Hygiene and Tropical Medicineの構内にも展示されておりますので，イギリスへいらした際はぜひお立ち寄りください．

---

6)「Control of communicable disease manual, 20th edition」(Heymann DL), pp85-88, pp158-172, pp436-438, pp532-538, APHA PRESS, 2014
7) Ternhag A, et al：A meta-analysis on the effects of antibiotic treatment on duration of symptoms caused by infection with Campylobacter species. Clin Infect Dis, 44：696-700, 2007
8)「レジデントのための感染症診療マニュアル第3版」(青木 眞/著), pp699-700, 医学書院, 2015
9) Benenson S, et al：The risk of vascular infection in adult patients with nontyphi Salmonella bacteremia. Am J Med, 110：60-63, 2001
10) Launders N, et al：Disease severity of Shiga toxin-producing E. coli O157 and factors influencing the development of typical haemolytic uraemic syndrome：a retrospective cohort study, 2009-2012. BMJ open, 6 (1), e009933, 2016
11)「Oxford Handbook of Tropical Medicine, Forth edition」(Davisson R & Seale A), p234, Oxford University Press, 2014
12)「トラベル・アンド・トロピカル・メディシン・マニュアル」(岩田健太郎, 土井朝子/監訳), pp497-499, メディカル・サイエンス・インターナショナル, 2012

Profile

石原千尋　Chihiro Ishihara
London School of Hygiene and Tropical Medicine
2014年東京女子医科大学卒業後，沖縄にある中頭（なかがみ）病院で初期研修を修了する．そこは一般感染症のみならず日本では数少ない熱帯医学を学べる環境で，熱帯医学に興味を抱く．初期研修終了後は形成外科後期研修医として沖縄で研修していたが，熱帯医学への情熱を捨てきれず，London School of Hygiene and Tropical Medicine (LSHTM) の門を叩いた．現在は皮膚リーシュマニア症の研究中．将来は，熱帯医学・形成外科医として臨床のみならず研究にも携わっていきたいと考えている．

和足孝之　Takashi Watari
島根大学医学部附属病院 卒後臨床研修センター
p.49を参照

各論　風邪へのアプローチ

B）気道症状があまり目立たない風邪へのアプローチ

5　頭痛型の風邪とその類似疾患

橋本忠幸

Point
- 細菌性髄膜炎をしっかり除外しよう
- 頭痛がメインかサブかを見極める
- よくある頭痛をしっかりrule inする

Keyword　細菌性髄膜炎　腰椎穿刺　片頭痛　大後頭神経痛

はじめに

　問診票に頭痛と発熱と書かれていたらどう思いますか？
　熱が出ているから頭痛がしている可能性も高いし，熱を出すような頭痛を起こす疾患の可能性もあります．う〜ん，こっちが頭が痛くなります．そこで，皆さんの頭痛の種を取り除くために，わかりやすく「発熱＋頭痛」の解説をしていきたいと思います．

1　まずは除外すべき疾患，細菌性髄膜炎を除外する

　発熱＋頭痛患者でまずなんといっても除外が必要な疾患は「**細菌性髄膜炎**」でしょう．そこは皆さんすぐに考えますよね．問題は次です．「いつ疑って，いつ腰椎穿刺をすべきか」が悩むところだと思います．

1）細菌性髄膜炎を強く疑ったときは血培・抗菌薬1st！

　数日前から発熱，頭痛が出現し，意識障害も出現し，来院時にはぐったりして反応も悪い．もうこんな症状は細菌性髄膜炎の可能性大です．こんな人が来院したら，もうそれは風邪診療というより髄膜炎診療です．
　病歴と身体所見から髄膜炎を強く疑った場合はそこから心の中でストップウォッチ（実際に押してもいいと思います）を押しましょう．できるだけ30分以内に適切な抗菌薬を投与できるように図1の流れ[1]に沿ってなるべく早く治療を開始すべきです[2]．
　治療までの時間短縮に重要なのは2点です．「**血液培養や必要な培養検体を採取し，時間がか**

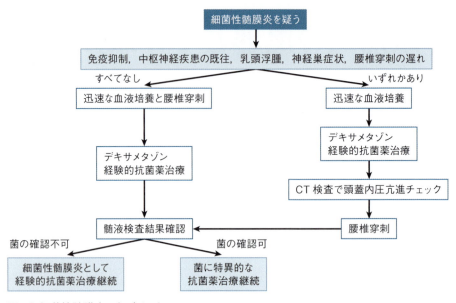

図1 ◆ 細菌性髄膜炎マネジメント

A）橋本市民病院の取り組み

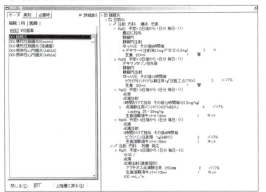

B）市立福知山市民病院の取り組み

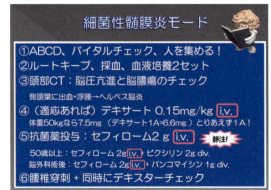

図2 ◆ 細菌性髄膜炎に対して適切な抗菌薬を迅速に投与するための工夫

かるようであれば腰椎穿刺より先に抗菌薬を入れてしまうこと」，「適切な抗菌薬をすぐに投与できる工夫を前もってしておくこと」です．皆さん，腰椎穿刺を最速で何分で成功できますか？　どんなに早い人でも準備から10分くらいはかかると思います．図1にあるように可能であれば髄液穿刺を行ってから抗菌薬投与を行うべきですが，時間がかかると思えば先に抗菌薬を投与することも考慮します．

そしてもう1点．すぐに細菌性髄膜炎に対して適切な抗菌薬を投与できますか？　いちいち分厚い感染症のマニュアルやポケットブックで探していませんか？　遅いですよ！　前もって準備しておきましょう．図2は当院（橋本市民病院）でつくっている電子カルテのオーダーセット

表1 ◆ 年齢と想定される髄膜炎起因菌と推奨される抗菌薬

年齢	想定される起因菌	抗菌薬（成人・腎機能正常）
1〜23カ月	B群溶連菌, Hib※, 肺炎球菌※, 髄膜炎菌	デキサメタゾン 0.15 mg/kg　6時間ごと ＋セフトリアキソン 2 g　12時間ごと ＋バンコマイシン 2 g/日（初回投与は 25 mg/kg）
2〜50歳	肺炎球菌, 髄膜炎菌	
1カ月未満	B群溶連菌, 腸内細菌科, リステリア	デキサメタゾン 0.15 mg/kg　6時間ごと ＋セフトリアキソン 2 g　12時間ごと ＋バンコマイシン 2 g/日（初回投与は 25 mg/kg） ＋アンピシリン 2 g　4時間ごと
50歳以上	肺炎球菌, 髄膜炎菌, リステリア, その他 GNR	

※近年は肺炎球菌ワクチン, Hibワクチンの普及により減少傾向にあり, 想定すべき起因菌が変わってくる可能性がある[3, 4].

表2 ◆ 起因菌と推奨される抗菌薬

起因菌	推奨される抗菌薬
肺炎球菌	バンコマイシン＋第3世代セフェム
髄膜炎菌	第3世代セフェム
リステリア	アンピシリン, もしくは, ペニシリン G
溶連菌	アンピシリン, もしくは, ペニシリン G
インフルエンザ桿菌	第3世代セフェム
大腸菌	第3世代セフェム

と市立福知山市民病院で研修医たちがもっている髄膜炎診療のラミネートです．このように重症感染症で抗菌薬投与を1分でも早くしたい疾患に関しては，前もって準備しておくことが投与期間の短縮につながります．

2）細菌性髄膜炎に対する初期治療薬

髄液検査する前，もしくは髄液グラム染色では菌が判明しなかった場合の初期治療は**年齢と免疫状態**で考えます．表1のように年齢で起因菌が大きく変わってきます．それに合わせて投与すべき抗菌薬も変わってきます[1]．もちろんグラム染色で起因菌がある程度想定された場合は抗菌薬を絞って投与します（表2）．

3）髄膜炎をそこそこ疑うときはどうすればいいのか

それではもう少し軽症そうな患者で髄膜炎をいつ疑えばいいのか．細菌性，ウイルス性ともに症状としては典型的な三徴である「**発熱，頭痛，意識障害**」ですが，実際に三徴そろうことは3分の2程度です[5]．身体所見も同様で，Neck flexion testは比較的感度が高く，除外向きな所見ですが，これ1つで髄膜炎を除外するのは危険だと思います（表3）．

もうすでにご存知かもしれませんが，本邦から提唱された感度が高いとされるJolt accentuationも追試では感度は高くなかったとありました．やはり1つの身体所見だけを頼りに細菌性髄膜炎を除外しようとするのは危険です[7, 8]．

表3 ◆ 細菌性髄膜炎に対する身体所見の検査特性

徴候	感度	特異度	LR＋	LR−
項部硬直	30％	68％	0.94	1.03
Kernig sign	5％	95％	1	1
Brudzinski's sign	5％	95％	1	1
Neck flexion test	97％	60％	2.43	0.05

（文献6より引用）

表4 ◆ 腰椎穿刺の禁忌

- 頭蓋内圧亢進症
- 穿刺部の局所感染
- 出血性素因・抗凝固療法中[10, 11]
  血小板＜50,000/μL，PT-INR＞1.4

4）腰椎穿刺の閾値を下げよう

そうなるとやはり頼りになるのは**髄液検査**です．これなしでは髄膜炎の診療は語れません．髄膜炎診療のポイントはいかに**腰椎穿刺の閾値を下げて**髄液検査を行えるかです．

とは言いつつも，なかなか閾値が高いのが腰椎穿刺ではないでしょうか…．心でわかっているものの，いざそこまで症状が強くない，あってもウイルス性髄膜炎かも，と考える患者に対して腰椎穿刺をすることにためらってしまうかもしれません．よく研修医たちからの言い訳として「悪くてもウイルス性髄膜炎と思って，それなら方針変わらないのでやりませんでした」と言われることがあります．気持ちはわからないでもないですが，本当にウイルス性髄膜炎かなんてわからないので，その言い訳は成立しないと思っています．

筆者自身もそうでしたが，当時の上級医に「ウイルス性髄膜炎でも腰椎穿刺することで髄圧が下がって楽になることもあるからやってあげたほうがいいよ」と言われてから，治療という意味合いもあるかもしれないとして，閾値が下がった気がします．この研究[9]自体は小児が対象ですが，実際に成人で穿刺後に楽になったという人は経験します．

5）さぁ，腰椎穿刺．と，その前に…

さて，もうこれで腰椎穿刺の閾値は下がりましたね．おっとちょっと待ってください．もうすぐに刺してしまっていいんでしたっけ？ 腰椎穿刺をする前に確認することがありましたね．**腰椎穿刺の禁忌項目のチェック**です（表4）．

そのなかでも**頭蓋内圧亢進症の評価**が重要です．頭部CTで出血や粗大な占拠性病変がないかをチェックすることが一般的ですが，時間がかかる場合の治療の遅れが問題だとされています．そこで，時間の短縮のために，60歳以下，免疫不全がない，中枢神経疾患の既往がない，1週間以内の痙攣や神経症状といった異常がない，という場合には，頭蓋内圧亢進のリスクは少ないとして，頭部CTは省略してよいとされています[12]．

ただ筆者としては，日本の場合はCTのアクセスがよく，多くの病院の救急外来ではすぐに撮像できることがほとんどだと思います．すぐに撮像可能な施設では他の意識障害や頭痛を起こす病気を除外する目的で，血液培養と抗菌薬投与後にぱっと撮ってしまうことは許容されると思っています．

6）髄液検査の解釈（ピットフォールを添えて）

さて，ようやくゲットした髄液ですが，その解釈は大丈夫でしょうか．学生のときに皆さんが見たあの「蛋白上昇なら細菌性」や「リンパ球優位ならウイルス性」と書かれていた表はたぶん忘れたほうがよいです．まぁ，といっても大まかには合っているんですが，いくつかのピットフォールがあります．

> **髄液検査ピットフォール①**　「細菌性髄膜炎でもWBCも蛋白もそんなに上がっていなくて，糖もそんなに下がっていないこともある」
>
> 髄液所見だけで細菌性かどうかを判断するのは危険です．細菌性髄膜炎でも13％でWBC 100/μL以下，50％で血糖40 mg/dL以上，44％で蛋白200 mg/dL以下というデータもあります．細胞数が上昇していない細菌性髄膜炎も報告はされています（主に小児で，成人では少ない）[13]．

> **髄液検査ピットフォール②**　「リンパ球優位な細菌性髄膜炎もある」
>
> 細菌性髄膜炎では典型的には多核球が優位に上昇しますが，リンパ球優位であることもあります[5]．また小児ではウイルス性髄膜炎でも多核球優位になることは少なくありません[14]．

> **髄液検査ピットフォール③**　「グラム染色で菌が見えないことは結構ある」
>
> また髄液のグラム染色の感度も50～90％と，髄液で菌が見えないからと言って安心もできないのです．抗菌薬が先行投与されているとさらに低下します（7～41％）．また培養も確実なものではなく，感度は80％程度です[14]．

そんな例外だらけではどうすればいいんだ！ という声が聞こえてきそうです．否定しきれないうちは細菌性髄膜炎として治療するのが無難でしょう．しかし，**特異度が高い検査値**も結構あります．ここを押さえておけば，細菌検査が陰性であっても，自信をもって抗菌薬治療を継続する根拠となります．

> **これがあれば細菌性！①**　「さすがにここまでくれば細菌性」
>
> 髄液の検査項目では**カットオフ値**も重要です．髄液白血球であれば300/μL以上，蛋白であれば131 mg/dLでおのおののLR＋8.33，10.5と確定診断にかなりつながります[15]．

> **これがあれば細菌性!②** 「髄液乳酸値」
>
> 髄液中の乳酸値を測定することも有用です．髄液中乳酸値の上昇で細菌性髄膜炎を診断することも可能です（3.5 mmol/L 以上で LR + 21[15]，4.0 mmol/L 以上で LR + 44[16]）．ただし，検査科に嫌がられることがあるので一応事前に相談しておいた方が無難です．

7) 結構大変な無菌性髄膜炎

髄液検査の結果から細菌性髄膜炎であった可能性はかなり低いことがわかりました．一安心ですね！ しかし，実はここからも注意が必要です．細菌性髄膜炎ではない，それはつまり**無菌性髄膜炎**である，ということですね．実は無菌性髄膜炎の原因の鑑別は結構大変なんです．

大半は**ウイルス性**ですが[17]，なかにはやっかいなものも隠れています．NSAIDs や ST 合剤などによる**薬剤性髄膜炎**や SLE や Behçet 病のような**膠原病関連の髄膜炎**，**癌による髄膜炎**などもときどき出くわします．また感染症でも**硬膜外膿瘍**からの波及や**感染性心内膜炎**に伴った髄膜炎もあったり，結核やクリプトコッカスなどの**真菌感染**も忘れてはいけません[18]．すぐに，「まぁ～ウイルスでしょ」と決めつけるのではなく，その他の鑑別にも思いを巡らすことが重要です．

8) 知っておこうウイルス性髄膜炎の自然経過

初期症状としては細菌性髄膜炎と似ることがありますが，やはり細菌性髄膜炎に比べると軽症のことがほとんどです．もちろんヘルペス脳炎などは重症なことも多いですが，意識障害を伴うことがほとんどなので風邪診療の延長としてはあまり見つからないでしょう．

重要なのは**有症状期間**です．頭痛，発熱，嘔気などの症状が**7～10日間**続くことを知っておかないと，なかなか改善しない症状に患者も医療者も不安になってしまいます[19]．

❷ よくある病気を rule in

さて，さんざん怖い話をしましたが，実際に発熱と頭痛で受診される患者の大半は**発熱に伴った頭痛**であることがほとんどです．主訴を発熱として来院する人もいれば，頭痛を主訴に来院されて発熱もあったという人もいます．一番強い症状が診断に直結するかというとそうでもないので注意が必要です．

よく遭遇するのは**急性上気道炎のときに片頭痛が悪化**したというパターンです．片頭痛のトリガーとしてストレスや食事不足，睡眠不足，熱などがあります[20]．風邪を引いたときに出てきそうなものも多いので，上気道炎を契機に片頭痛が惹起されるということも結構経験します．では，片頭痛を片頭痛だと自信をもって診断するにはどうしたらいいでしょう？ 皆さん **POUND クライテリア**[21] はご存知ですか？ Pulsatile（拍動性），One day duration（4～72時間続く頭痛），Unilateral（片側性），Nausea（嘔気），Disability（日常生活に支障がでる）といった5つの項目中4つ以上で LR + 24 で片頭痛らしい，というスコアですね．

表5 ◆ 片頭痛の症状とその検査特性

	感度	特異度	LR＋	LR−
嘔気	81	96	19.2 (15.0-24.5)	0.20 (0.19-0.21)
羞明	79	86	5.8 (5.1-6.6)	0.25 (0.24-0.26)
聴覚過敏	67	87	5.2 (4.5-5.9)	0.38 (0.36-0.40)
身体活動で増悪	81	78	3.7 (3.4-4.0)	0.24 (0.23-0.26)
片側性	65	82	3.7 (3.4-3.9)	0.43 (0.41-0.44)
拍動性	73	75	2.9 (2.7-3.1)	0.36 (0.34-0.37)
持続時間＜4時間	26	51	0.52 (0.44-0.61)	1.5 (1.3-1.6)
持続時間4〜24時間	57	67	1.7 (1.5-2.0)	0.64 (0.58-0.71)
持続時間24〜72時間	13	91	1.4 (1.0-2.0)	0.96 (0.92-1.0)
片頭痛の家族歴	58	88	5.0 (4.4-5.6)	0.47 (0.46-0.49)

　頭痛診療においては重要なスコアだと思いますので，知っておいてください．

　ただ，もう一歩片頭痛の診断を深めるにはもう2つポイントを押さえておいてください．1つは「POUNDクライテリアの裏側」，もう1つは「発症時期」です．

　POUNDクライテリアの裏側とはどういうことかと言うと，各項目でも結構重みが変わってくるということです（表5）．特に**嘔気**はかなり片頭痛らしい症状で，片側性や拍動性，持続時間はあまり高くないことがわかります[6]．

　そして発症時期も重要です．ほとんどの片頭痛は**40歳以下で初回発作**を迎えます[22]．逆に65歳以上の新規発症で片頭痛であったことは0.5％と超レアです[23]．

❸ 比較的ある見逃しがちな疾患

1）耳・鼻・口の感染症

　頭痛だから頭が原因だろう，と思っていると痛い目にあいます．頭部以外の感染症による頭痛も少なくなく[24]，頭痛・発熱を主訴に，耳，鼻，口の感染症が原因であることも忘れてはいけません．**歯性上顎洞炎**や**副鼻腔炎**は歯や鼻の訴えがなく来院される患者も経験します．他の疾患が否定的な場合はチェックするべき疾患です．

2）大後頭神経痛

　あと，これはあまりメジャーな疾患ではないかもしれませんが，**大後頭神経痛**の存在も外せません．あまり総論的な文献や資料が存在しないので，筆者の経験に基づく意見になりますがご了承ください．今まで後頭部を中心に，主に片側で，図3のような位置をピンポイントに圧痛のある頭痛患者を見たことはありませんか？ その人です！ その人が大後頭神経痛患者です．軽く痛む人からかなり強く痛む人までさまざまですが，共通しているのは**圧痛を伴う**ことです．発熱を伴うことはありませんが，風邪で寝込んで，神経に物理的な圧迫が起こり，神経痛が悪

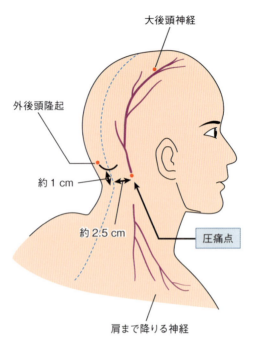

図3 ◆ 大後頭神経の走行

化するといった病態をときどき経験します．

　頭部に圧痛のある疾患は多くありません．そもそも頭部で痛む可能性があるのは**血管（巨細胞性動脈炎）と神経（帯状疱疹と神経痛）**くらいです．**頭痛患者の頭部触診は意外に重要**です．稀に大後頭神経痛の帯状疱疹も経験しますので，数日内の発症の場合は水疱の有無も確認しましょう[25]．

まとめ

　頭痛と発熱はよくある訴えのセットです．そのなかでも細菌性髄膜炎はときどき遭遇する重症疾患ですので，疑った場合にしっかりと腰椎穿刺を行い，その結果を解釈できるようにしましょう．

　そして頻度が高い，片頭痛などの一次性頭痛の悪化を診断できるように，症状と所見から判断できるようになりましょう．

◆ 文　献

1）Tunkel AR, et al：Practice guidelines for the management of bacterial meningitis. Clin Infect Dis, 39：1267-1284, 2004
2）「レジデントのための感染症診療マニュアル 第3版」（青木 眞/著），医学書院，2015
3）石和田稔彦：インフルエンザ菌b型ワクチンは日本の小児感染症に変化をもたらしたか？ モダンメディア，62：

191-195, 2016
4) 岡田賢司, 他：小児の細菌性髄膜炎に対するワクチンの効果. 日化療会誌, 64：652-655, 2016
5) Durand ML, et al：Acute bacterial meningitis in adults. A review of 493 episodes. N Engl J Med, 328：21-28, 1993
6) Smetana GW：The diagnostic value of historical features in primary headache syndromes：a comprehensive review. Arch Intern Med, 160：2729-2737, 2000
7) Uchihara T & Tsukagoshi H：Jolt accentuation of headache：the most sensitive sign of CSF pleocytosis. Headache, 31：167-171, 1991
8) Tamune H, et al：Absence of jolt accentuation of headache cannot accurately rule out meningitis in adults. Am J Emerg Med, 31：1601-1604, 2013
9) Jaffe M, et al：The ameliorating effect of lumbar puncture in viral meningitis. Am J Dis Child, 143：682-685, 1989
10) van Veen JJ, et al：The risk of spinal haematoma following neuraxial anaesthesia or lumbar puncture in thrombocytopenic individuals. Br J Haematol, 148：15-25, 2010
11) Choi S & Brull R：Neuraxial techniques in obstetric and non-obstetric patients with common bleeding diatheses. Anesth Analg, 109：648-660, 2009
12) Hasbun R, et al：Computed tomography of the head before lumbar puncture in adults with suspected meningitis. N Engl J Med, 345：1727-1733, 2001
13) Hase R, et al：Bacterial meningitis in the absence of cerebrospinal fluid pleocytosis：A case report and review of the literature. Can J Infect Dis Med Microbiol, 25：249-251, 2014
14) Negrini B, et al：Cerebrospinal fluid findings in aseptic versus bacterial meningitis. Pediatrics, 105：316-319, 2000
15) Ray P, et al：Accuracy of the cerebrospinal fluid results to differentiate bacterial from non bacterial meningitis, in case of negative gram-stained smear. Am J Emerg Med, 25：179-184, 2007
16) Straus SE, et al：How do I perform a lumbar puncture and analyze the results to diagnose bacterial meningitis? JAMA, 296：2012-2022, 2006
17) Parasuraman TV, et al：Enteroviral meningitis. Cost of illness and considerations for the economic evaluation of potential therapies. Pharmacoeconomics, 19：3-12, 2001
18) 『誰も教えてくれなかった「風邪」の診かた』（岸田直樹/著），医学書院，2012
19) CDC：Viral meningitis.
https://www.cdc.gov/meningitis/viral.html（2019年5月閲覧）
20) Kelman L：The triggers or precipitants of the acute migraine attack. Cephalalgia, 27：394-402, 2007
21) Ebell MH：Diagnosis of migraine headache. Am Fam Physician, 74：2087-2088, 2006
22) Rasmussen BK & Olesen J：Migraine with aura and migraine without aura：an epidemiological study. Cephalalgia, 12：221-228；discussion 186, 1992
23) Pascual J & Berciano J：Experience in the diagnosis of headaches that start in elderly people. J Neurol Neurosurg Psychiatry, 57：1255-1257, 1994
24) 横川雅子, 他：救急搬送患者における頭痛. 日本頭痛学会誌, 28：4-5, 2001
25) Kihara T & Shimohama S：Occipital neuralgia evoked by facial herpes zoster infection. Headache, 46：1590-1591, 2006

Profile

橋本忠幸　Tadayuki Hashimoto
橋本市民病院　総合内科
最近，米国の公衆衛生大学院を卒業できました．オンラインのコースなので日本にいながら米国の教育を受けられたことはとても貴重な経験でした．また臨床医として勤務しながら，公衆衛生を学ぶことでマクロとミクロ，理論と実践を行き来するような体験もできて，医療者としての幅も広がったと思います．プログラムに興味のある人は当院までご連絡ください！

各論　風邪へのアプローチ

B）気道症状があまり目立たない風邪へのアプローチ

6 関節痛型の風邪とその類似疾患

的野多加志

Point
- 関節痛型の発熱（気道症状なし）は風邪ではない
- 菌血症と熱帯熱マラリアを見落としてはいけない
- 急性の単関節炎では必ず化膿性関節炎を否定する

Keyword　海外渡航歴　　自動痛と他動痛　　化膿性関節炎

はじめに

　ライノウイルスやコロナウイルスなどによる通常感冒を風邪と定義するのであれば，節々の痛みや関節痛が目立つ発熱はむしろ風邪ではないと考えた方がいいでしょう．気道症状がある場合，流行期ではインフルエンザの可能性が高いですが，特に**気道症状のないインフルエンザ様症状には注意が必要です**．なかには菌血症やデング熱が紛れ込んでいる可能性もあります．「風邪でしょう」と帰したあとに取り返しのつかないことになるようなミスは避けたいものです．「いつもの風邪とは違う」と察知できる直感（第六感）を磨くトレーニングも重要ですが，知識でカバーすることもできます．本稿では主に気道症状がないもしくは気道症状が乏しい関節痛型の発熱性疾患を解説します．

症例1

　生来健康な33歳女性．来院1週間前に頭痛，発熱（体温38.5℃）が出現したが，1〜2日で解熱した．2日前から全身の関節痛が出現し，近医ではSLE（全身性エリテマトーデス）が疑われ，紹介受診となった．受診時の体温37.2℃，左右対称性の関節（手指PIP，MP関節，手関節，肘関節，膝関節，足関節）の腫脹・圧痛あり．採血では白血球3,800/μL，Hb 11.0 g/dL，血小板24万/μL，CRP 0.58 mg/dLであった．

症例2

　生来健康な43歳男性．2カ月間インドに出張している間（帰国4日前）から発熱，筋肉痛，多関節痛を自覚していた．帰国後近医で精査を行い，デングウイルス特異的IgM抗体（ELISA法）が弱

陽性であったため，1カ月持続する発熱および多関節痛の精査目的に（デング熱およびチクングニア熱疑いとして）紹介受診となった．受診時，体温37.7℃，両側肩関節，両側膝関節，左手関節に圧痛あり．採血では白血球4,800/μL，血小板20万/μL，CRP 0.79 mg/dLであった．

1 問診で鑑別を絞る

　鑑別を網羅的にあげると日が暮れてしまいます．初診時に重要なのは緊急疾患を見落とさないように心がけることです．例えば，結晶誘発性関節炎の診断や治療が数日遅れても患者の生死には直結しません．ところが，**菌血症（感染性心内膜炎，化膿性関節炎など）や輸入感染症（熱帯熱マラリアなど）を見落とすと大変です**．そのため，問診では**悪寒戦慄と海外渡航歴を必ず質問しましょう**．「薬剤誘発性ループス！」「家族性地中海熱！」「炎症性腸疾患！」と瞬時に診断を想起できるスペシャリストでなくても，緊急疾患さえ否定できれば，後日質問事項や検査を追加し，診断に近づくことができます．なかでも，先行感染（反応性関節炎やリウマチ熱），薬剤歴（薬剤誘発性ループス），接触歴（伝染性紅斑），性行歴（HIV感染症，淋菌感染症，HBV感染症，HCV感染症），家族歴（家族性地中海熱，強直性脊椎炎），飲酒歴（骨壊死）など病歴にヒントが隠されていることもあります．

2 診察で鑑別を絞る

1）1stステップ（関節か関節外か？）

　診察のキーワードは関節の自動痛と他動痛です．関節痛という訴えのなかには関節以外の疾患も含まれていますので，まずは原因が関節なのか関節外なのかを区別します．最初に患者自身に関節を動かしてもらい自動痛があることを確認します．次にわれわれが他動的にその関節を動かします．**他動時にも痛みがあれば関節（関節包，滑膜，軟骨，軟骨下骨）が病巣**です．しかし，**他動時に痛みがなければ関節外（腱，靭帯，滑液包，筋肉，骨）に病巣があります**（表1）．

表1 ◆ 他動痛の有無による病巣の鑑別

他動痛あり	自動痛のみ
病巣＝関節	病巣＝関節外
・関節包 ・滑膜 ・軟骨 ・軟骨下骨	・腱 ・靭帯 ・滑液包 ・筋肉 ・骨

表2 ◆ 関節炎（痛）の診断フレーム

	単関節	多関節
急性	化膿性関節炎 結晶誘発性関節炎（痛風，偽痛風） 外傷性 関節内血腫	ウイルス性関節炎 播種性淋菌感染症 感染性心内膜炎 反応性関節炎 リウマチ熱
慢性	非炎症性（変形性関節症，骨壊死） 炎症性（結核性関節炎）	関節リウマチ リウマチ性多発筋痛症 多発筋炎 SLE（全身性エリテマトーデス） 全身性強皮症 ベーチェット病 炎症性腸疾患関連関節炎 結晶誘発性関節炎 乾癬性関節炎

　非常に簡単な診察ですが，疎かにすると診断にたどり着けない場合もあります．つい先日，化膿性関節炎の診断に難渋しているという相談がありました．感染を疑っているにもかかわらず，肘関節液の一般細菌培養から菌が検出されないという内容でした．診察では，肘関節の他動時痛はなく，真っ先に関節外の疾患を疑いました．上腕三頭筋に圧痛の最強点があったため，化膿性筋炎と考えMRIで確定診断となりました．主治医はヒーローを見るような眼差しを私に向けていましたが，私はただ基本に忠実に物事を進めただけです．悩んだ際にはこのように基本の「き」に立ち返ることも重要です．

2）2ndステップ（炎症はあるか？）

　次は炎症の有無を評価します．軟部組織の腫脹，関節および関節周囲の熱感，関節液貯留などがあれば炎症性を疑います．炎症性の場合は安静時にも疼痛を訴えていることが多いです．炎症性の関節炎には化膿性関節炎や関節リウマチなど重要な疾患が含まれていますので，**採血や関節穿刺などの精査を検討します**．

3）3rdステップ（急性か慢性か？　単関節か多関節か？）

　症状の経過「急性か慢性か」および診察所見「単関節か多関節か」を用いて鑑別疾患を絞り込むことができます（表2）．最も痛い関節だけに着目せず，全身の関節をくまなく診察します．また，今回の関節痛に限らず，過去の関節痛エピソードを質問する必要もあります．関節炎の場合，一般的に6週間を超える場合は慢性と考えます．ただし，急性だからといって慢性疾患が除外できるわけではありませんので注意が必要です．

　少し上級者向けですが，**膠原病関連の関節炎は左右対称性**であることが多く，**乾癬性関節炎や結晶誘発性関節炎は非対称性**であることが多いです．

③ 重要疾患に注目（各論）

1）ウイルス性関節炎

　　関節痛が目立つタイプのウイルス性感染症として，**ヒトパルボウイルスB19感染症，HIV感染症，風疹，肝炎ウイルス感染症（B型，C型）**などがあげられます．ヒトパルボウイルスB19感染症，HIV感染症，風疹は咽頭痛や気道症状を伴うこともありますが，乏しい場合もあります．肝炎以外の疾患は通常の採血のみでは正解にたどり着けませんので，疾患を想起できるように特徴を知っておく必要があります．

a）ヒトパルボウイルスB19感染症（伝染性紅斑）[1]

　　両頬部の境界明瞭な紅斑が特徴的でリンゴ病（俗称）とも呼ばれ，小児を中心に流行します．成人で感染した場合，典型的な紅斑の出現頻度は25％ほどであり，関節痛が主症状となることも多いです．曝露後5〜10日でウイルス血症となり，約5日間持続します．感染者の約半数がインフルエンザ様症状（発熱，倦怠感，筋肉痛）を発症しますが，25％は不顕性感染となります．その後，遅れて四肢や体幹のレース状の紅斑や左右対称性の関節痛が出現します．関節痛の頻度は小児では少なく（10％以下），成人では男性（30％）よりも女性（60％）に多いと言われています．関節痛は2〜4週程度持続するため，関節リウマチやSLEと間違えられることもあります．また，妊婦が感染した場合は**胎児水腫や流産のリスク**となります．

　　診断はPCR法による遺伝子の検出や血清IgMやペア血清でのIgGの上昇を確認しますが，保険適用には制限があります（2019年4月時点でIgMは15歳以上の感染を疑う患者にのみ保険適用あり，IgGやPCRは自由診療）．

　　総じて，**子どもと接触する機会のある成人女性が左右対称性の関節痛を訴えている場合は，リンゴ病の人との接触歴を質問するべきです．**

b）急性HIV感染症

　　HIVに感染した2〜6週後に40〜90％がインフルエンザ様症状を発症します．症状は発熱（96％），リンパ節腫脹（74％），咽頭炎（70％），皮疹（70％），筋肉痛/関節痛（54％），頭痛（32％），下痢（32％），嘔気・嘔吐（27％）など多彩です[2]．通常2〜4週間で自然軽快します．

　　診断はHIV-1抗原（p24）とHIV-1/2抗体（IgM/IgG）の同時測定検査（第4世代試薬）を用いてスクリーニングをします．第4世代試薬を用いた検査では感染後最短で15〜17日目で陽性になります[3]．仮にスクリーニング検査が陰性でも急性HIV感染症を強く疑う場合には，さらにPCR（HIV RNA）検査を追加することもあります（特に第3世代試薬を用いた場合）．

　　発症6週間以内の感染リスクとなる行為（リスクのある性行為や注射の回し打ちなど）の有無を質問し，少しでも疑わしい場合には積極的に検査を行います（検査を行わない限り診断がつきません）．

c）風疹

　　感染後発症するまでの潜伏期間は14〜18日（報告によっては12〜23日）と長いです[4]．典

型的な症状は**発熱，皮疹，後頸部リンパ節腫脹**です．皮疹は一般的に顔面からはじまり，頸部から体幹や四肢とへと広がります．しかし，軽症例も多く，発熱の出現頻度は約50％ですし，約15％が不顕性感染となります．そのため，いつの間にか感染が広まってしまいます．成人の場合は関節痛が目立つこともあり，ヒトパルボウイルスB19感染症や急性HIV感染症と区別が困難なこともあります．妊娠20週までに（特に12週までに）風疹に感染した場合，25〜90％の頻度で胎児が**先天性風疹症候群**（白内障：25％，難聴：60％，先天性心疾患：45％など）となります[5, 6]．

診断は血清IgMやペア血清でのIgGの上昇を確認します．臨床診断で風疹が疑わしい場合は管轄保健所に届け出ることでPCR法による遺伝子の検出を行ってくれます（感染症法に基づく届出）．

日本では特に30〜50代の男性の抗体保有率が低いため（2019年4月現在），その対策として，2019年4月から3年間，昭和37年4月2日から昭和54年4月1日までの間に生まれた男性が定期予防接種（公費負担）を受けられます．生涯で2回のワクチン接種が必要です．

2）化膿性関節炎

急性の単関節炎をみた場合には必ず化膿性関節炎の否定から開始します．化膿性関節炎を絶対に見落としてはいけません．結晶誘発性関節炎の既往がある場合は化膿性関節炎の可能性を下げる（オッズ比0.09）と言われていますが[7]，完全に否定することはできません．よって，**急性の単関節炎をみた場合には原則，関節穿刺を行い関節液の評価を行います**．このような状況には頻回に遭遇するため，内科医でも少なくとも膝関節穿刺は行えるようにしておきましょう．まず，関節液を生化学的検査，結晶検査，一般塗抹・培養検査，（ときに抗酸菌塗抹・培養検査）に提出し，**関節液の白血球数が5万/μLを超える場合（特に好中球優位）は化膿性関節炎を強く疑います**（オッズ比6.8）[7]．ただし，人工関節感染の場合は関節液の白血球数上昇が乏しいこともありますので，関節液細胞数のみで判断するのは危険です．

また，化膿性関節炎での血液培養陽性率は50％程度ですが[8]，感染性心内膜炎を伴っている場合もありますので，化膿性関節炎を疑う場合は血液培養を採取します．治療は**抗菌薬投与に加えて関節ドレナージが必要ですので，すみやかに整形外科に相談します**．

3）反応性関節炎

先行感染（消化管，泌尿生殖器，気道感染症など）から数日〜数週間経過し，**左右非対称性の単〜多発関節炎を発症します．四肢末梢，特に下肢の関節が好発部位**です．*Chlamydia trachomatis*, *Yersinia spp*, *Shigella spp*, *Campylobacter spp*, *Escherichia coli*, *Clostridioides difficile*, *Chlamydia pneumoniae*などによる感染症との関連性が報告されています[9]．また，膀胱癌に対するBCG治療後に発症することも知られています．20％前後の確率で眼病変（結膜炎など）や皮膚病変（皮膚角化症や結節性紅斑）を伴います[10]．泌尿生殖器（排尿障害や膀胱炎など），口腔粘膜（潰瘍），消化管（下痢など）の病変を伴うこともあります．**先行感染の有無や既往歴を質問し，臨床経過や症状から臨床診断を行います．**

4) 海外渡航がある場合

詳細は各論-B-1に譲りますが，熱帯熱マラリアは絶対に見落としてはいけません．診断の遅れが死亡や後遺症に直結します．そのため，**インフルエンザ様症状の患者全員に必ず海外渡航歴を聴くよう心がけてください**．マラリアに限らず，**熱帯感染症（デング熱，腸チフス，リケッチア，レプトスピラ，A型肝炎など）の主な自覚症状はインフルエンザ様症状**ですので，海外渡航歴を聴取しなければこれらの疾患の見落としにつながります．また，熱帯地域では年中インフルエンザに罹患します．

症例1の経過

成人女性の左右対称性の急性多関節炎であったため，問診を追加し，発症1週間前に5歳の息子がリンゴ病（伝染性紅斑）の診断であったことが判明した．風疹流行時期であったため，本人と相談のうえ，風疹との鑑別を行い，ヒトパルボウイルスB19の血清IgM上昇を確認し，伝染性紅斑の確定診断に至った．

症例2の経過

デング熱やチクングニア熱にしては発熱の持続期間が長すぎるため，抗体検査の結果は偽陽性と考えた．左右対称性の亜急性多関節炎として全身をくまなく診察し，ゴットロン徴候があったため，精査を追加し，間質性肺炎を伴う皮膚筋炎の診断で緊急入院の方針とした[11]．

まとめ

気道症状のないもしくは気道症状の乏しい関節型の発熱は風邪ではありません．悪寒戦慄の有無や海外渡航歴を聴きつつ，病巣は関節なのか関節外なのかを自動痛，他動痛を用いて区別します．また，炎症の有無を確認し，問診を追加しつつ，「急性・慢性」「単関節・多関節」「左右対称・非対称」などから鑑別疾患を絞り込みます．くり返しになりますが，菌血症（感染性心内膜炎，化膿性関節炎など）と輸入感染症（熱帯熱マラリアなど）は絶対に見落とさないように気をつけてください．

◆ 文献

1) Jordan JA, et al：Clinical manifestations and diagnosis of parvovirus B19 infection. UpToDate®
https://www.uptodate.com/contents/clinical-manifestations-and-diagnosis-of-parvovirus-b19-infection
2) Kuhar DT, et al：Updated US Public Health Service guidelines for the management of occupational exposures to human immunodeficiency virus and recommendations for postexposure prophylaxis. Infect Control Hosp Epidemiol, 34：875-892, 2013
3) Chu C & Selwyn PA：Diagnosis and initial management of acute HIV infection. Am Fam Physician, 81：1239-1244, 2010

4）Edwards MS, et al：Rubella. UpToDate®
　　https://www.uptodate.com/contents/rubella
5）Reef SE, et al：Preparing for elimination of congenital Rubella syndrome (CRS)：summary of a workshop on CRS elimination in the United States. Clin Infect Dis, 31：85-95, 2000
6）Banatvala JE & Brown DW：Rubella. Lancet, 363：1127-1137, 2004
7）Couderc M, et al：Predictive value of the usual clinical signs and laboratory tests in the diagnosis of septic arthritis. CJEM, 17：403-410, 2015
8）Goldenberg DL & Reed JI：Bacterial arthritis. N Engl J Med, 312：764-771, 1985
9）Braun J, et al：On the difficulties of establishing a consensus on the definition of and diagnostic investigations for reactive arthritis. Results and discussion of a questionnaire prepared for the 4th International Workshop on Reactive Arthritis, Berlin, Germany, July 3-6, 1999. J Rheumatol, 27：2185-2192, 2000
10）Kvien TK, et al：Three month treatment of reactive arthritis with azithromycin：a EULAR double blind, placebo controlled study. Ann Rheum Dis, 63：1113-1119, 2004
11）Matono T, et al：［Unexpected Diseases in Two Patients with False-Positive Dengue Immunoglobulin M Antibody Test Results］. Kansenshogaku Zasshi, 90：125-128, 2016

Profile

的野多加志　Takashi Matono

飯塚病院 感染症科 部長
専門：感染症
2019年4月1日飯塚病院に感染症科を立ち上げました．国際協力をしたい！ WHOで働きたい！ CDCで研究をしたい！ 感染症に関するあらゆる想いをサポートし，日本にそして世界に羽ばたくお手伝いをします．重要なのは学歴でも資格でもなく，志をもち続けることです．見学，短期研修，就職，大歓迎です！ お気軽にお問い合わせください．

各論　風邪へのアプローチ

B）気道症状があまり目立たない風邪へのアプローチ

7　発疹型の風邪とその類似疾患

山藤栄一郎

Point
- 命にかかわる疾患，公衆衛生の観点で重要な疾患を意識する
- そもそも患者が「発疹を自覚していない」ことを念頭に，身体診察を行う

Keyword　SMARTTT killer　　リケッチア症　　ツツガムシ病　　日本紅斑熱　　薬疹

はじめに

　発疹型の風邪というのは，風邪のなかでは比較的稀です．しかしそのなかに，見逃すと命にかかわる，あるいは公衆衛生的に重要となる疾患が含まれています．

症例
　76歳女性．千葉県南部在住．11月下旬，受診5日前に発熱や頭痛，倦怠感を自覚．3日前に近医を受診し，風邪と診断され，経口第3世代セフェムを処方された．当日になって，家族が体の皮疹に気づき，近医を再診した（図1）．薬疹が疑われ，紹介受診した．

　本症例は，発疹を伴う風邪でしょうか？ 風邪に抗菌薬！？ という疑問はさておき，抗菌薬投与による薬疹でしょうか？ 全く別の疾患でしょうか？ このように鑑別診断を悩むことは実際多いかもしれません．
　筆者が研修医のとき，指導医から「風邪を診ることができる，ということは，風邪のように見える他の疾患を除外できることである」と教えてもらいました．
　まず，風邪様症状に皮疹を伴う疾患を考える前に，「皮疹を患者が自覚していない」可能性を考えます．**皮疹が存在しない**ことと，**存在する皮疹を自覚していない**ことは異なります．しかし，痛くも痒くもない患者が自覚しない皮疹を，医師が認識するまでの過程には落とし穴があります．

　ここがポイント
　無症状の皮疹は，意外なほど患者に気づかれない．

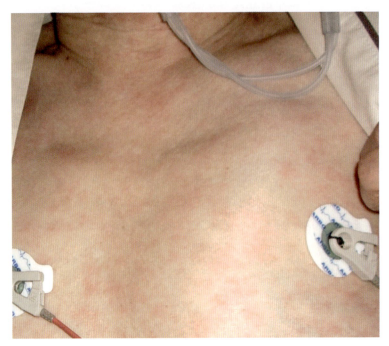

図1◆体幹を中心に，小指頭大〜母指頭大の辺縁不整な淡い紅斑を認める

図1のような派手な皮疹は自分で気づきそう，と思われるかもしれません．しかし，特に発熱のある高齢者は，無症状の皮疹を意外なほど自覚していません．本症例でも，家族に指摘されるまで本人は気づきませんでした．

患者が皮疹を自覚しない場合，身体診察で医師が皮疹を指摘しない限り，問診で「体に発疹はありますか？」という質問をしても当然わかりません．皮疹に気づかなければ，皮疹がない疾患と扱われるため，**積極的な身体診察が重要**です．ちなみに，皮疹を診察ではじめて指摘した場合「この発疹はいつからありますか？」という質問はしないほうが賢明です．特に高齢患者では「以前からあります」とか「普段からこんな感じです」と否定的に答えることがあります．病歴は大切ですが，患者の発言を鵜呑みにしないほうがよい場合もあります．

「皮疹を伴う」事実を，自覚的／他覚的に認識している前提で，風邪様症状＋皮疹のある患者の診療時に注目するのは次の点です．

① 命にかかわる疾患か？
② 人から人へ感染するか？

つまり，患者さんの予後や，周りの人へ影響が大きいかどうか，ということです．

表1 ◆ 発熱+皮疹をきたす"SMARTTT killer"

Sepsis	敗血症
Meningococcemia	髄膜炎菌菌血症
Acute endocarditis	急性心内膜炎（特に黄色ブドウ球菌）
Rickettsiosis	リケッチア症（ツツガムシ病，日本紅斑熱）
Toxic shock syndrome	トキシックショック症候群
TEN（toxic epidermal necrolysis）	中毒性表皮壊死融解症，その他の重症薬疹
Travel related infection	ウイルス性出血熱（SFTS，エボラ，ラッサ，クリミアコンゴなど），デング熱，腸チフスなど

（文献1をもとに作成）

1 命にかかわる疾患か？

発熱・皮疹をきたす，命にかかわる疾患リストは"SMARTTT killer"で覚えるのが，便利かもしれません（表1）[1]．

ただし，このすべてが「一見風邪に見える」とも言い切れません．例えば，敗血症や髄膜炎菌菌血症，それに急性心内膜炎は，発疹型の風邪と悩むことはあまりなさそうです．敗血症や急性心内膜炎の皮疹は，その疾患を疑って診察中に指摘することが多いためです．これらの診断に重要なのは血液培養です．そして，髄膜炎菌菌血症は急速に重症化し，特徴的な皮疹（いびつな形）を呈します．

このなかでは，**ウイルス性出血熱**，**リケッチア症**，**重症薬疹**に注目します．

1）ウイルス性出血熱

ウイルス性出血熱やデング熱，腸チフスなどは**海外渡航歴**が重要ですが，ウイルス性出血熱のなかでも，日本国内では西日本を中心に，**重症熱性血小板減少症候群**（severe fever with thrombocytopenia syndrome：SFTS）が重要となります．高齢者での致命率が高く，特異的治療法は確立していませんが，全身管理が必要です．SFTSは診療の手引きが公開されており，参考にできます[2]．なおSFTSの死亡率は2013～2015年の3年間では25.5％ほどでしたが，2016～2018年では8.8％ほどです[3]．死亡率の低下は，特異的治療が未確立ですので，非重症例も多く診断されるようになった影響かもしれません．とはいえ，この「死亡率」は届出時点での数値のため，実際の死亡率を正確に反映しておらず，これよりもっと高いと考えられます．SFTSはダニ媒介疾患と考えられ，感染リスクは後に述べるリケッチア症と類似します．他の海外渡航関連疾患は，渡航地域や（潜伏）期間，曝露歴により想定すべき疾患が異なります[4]．

2）リケッチア症

このリストのなかで，臨床診断や確定診断が難しく，特に見逃しやすいのはリケッチア症です．リケッチア症は，日本では**ツツガムシ病**と**日本紅斑熱**が重要です．どちらも**発熱**，**皮疹**，**刺し口（痂皮）**が臨床的「三徴」とされ，ツツガムシ病と日本紅斑熱患者は，それぞれ96％と100％で皮疹が診察で指摘されます．しかし，患者が皮疹を自覚したのはそれぞれ44％と60％

で，さらに主訴が皮疹だったのは28％と45％のみでした[5]．刺し口も同様の傾向でした．皮疹や刺し口のほとんどが無症状のためかもしれません．逆に発熱を自覚する患者は多いものの，約25％の患者が初診時に発熱を認めませんでした．さらに，リケッチア症の約30％程度に咽頭発赤±咽頭痛を認め，「風邪」と誤診される一因かもしれません．

またツツガムシ病の発生時期は，全国では春〜夏と晩秋〜冬に二峰性にピークがあり，後者はインフルエンザシーズンとも重なるため，診断がより難しくなります．「山へ立ち入ったかどうか」「ダニに刺されたか」の病歴がリケッチア症の診断で重要視されますが，流行地域では，患者は特別に山へ立ち入ったと認識せず，多くはダニ咬傷を自覚しないため，自宅周囲の環境が重要です．

臨床的にリケッチア症を疑った場合，確定診断を待たずにミノサイクリン100 mg 12時間ごとの投与で治療を開始します．初回のみ200 mgのLoadingで，血中濃度が早期に安定するとの報告もあります[6]．エビデンスはないものの軽症例で7日程度，重症例で10〜14日程度治療します．

保険適用がある主な診断法はツツガムシ病の標準3型（Kato，Karp，Gilliam）を用いた**間接蛍光抗体法**です．最も頻度が高いIrie/KawasakiやHirano/Kurokiは，標準3型の検査では交差反応による診断しかできないため，検査陰性時には最寄りの保健所経由で，各地方衛生研究所に検査を依頼します．また，商業ベースでの抗体検査結果（標準3型）の解釈は，＞10倍で「異常値」と報告されうるため注意します．「10倍」は**陽性判定のカットオフ値ではなく，検査における「基準値」にすぎません**．IgMのカットオフ値は明確なエビデンスが日本にはなく，ペア血清（急性期と回復期）でIgM/IgGが≧4倍の上昇で診断します．急性期血清のみ検査可能な場合，IgMのカットオフ値80倍の設定が特異的，といえます[5]．抗体価の上昇パターンは，急性期IgG陽性は既感染，IgM陽性は初感染です．再感染例では急性期IgGが高値となり，回復期にIgMが遅れて軽度上昇します[7]．回復期血清は，急性期血清の採取後，1〜2週間後に検査します．

一方で，日本紅斑熱の診断は保険適用がなく，最寄りの保健所経由で各地方衛生研究所に検査依頼します．日本紅斑熱の急性期IgMの感度は約5.2％と非常に低く[8]，ペア血清での診断が必要です．

両疾患とも，刺し口の痂皮や血液のPCR検査が可能な地方衛生研究所もあり，最寄りの保健所に問い合わせます．また四類感染症のため，両疾患とも診断時には直ちに最寄りの保健所に届け出ます．

3）重症薬疹

薬疹は，**他の疾患に重複して発症することもあり**，特別な注意が必要です．先行投薬（〜約2カ月以内）がある場合は，風邪様症状に対する診断名がついたとしても，必ず薬疹の可能性を検討します．被疑薬を開始後に皮疹が出現した場合は，被疑薬を中止して皮疹が消失するのを確認する必要があります．特に眼や口唇，陰部の粘膜びらん，皮疹部のびらん，水疱などが少しでもあったら，**中毒性表皮壊死融解症**（toxic epidermal necrolysis：TEN）などの**重症薬**

疹の可能性を考えます．TENでは皮膚が容易に剥離してしまうことが特徴的ですが，そうなる手前の段階（図2では，Aの段階）で早期発見，早期治療することが重要です．

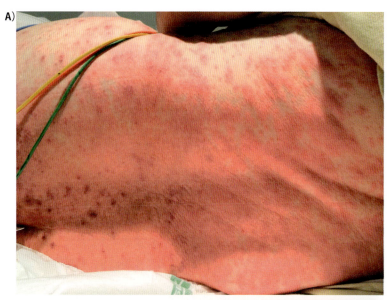

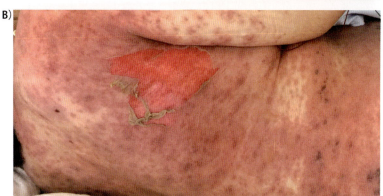

図2 ◆ 中毒性表皮壊死融解症の皮膚の経過
A）治療開始時，紅斑や一部水疱，紫斑を伴うが皮膚剥離は認めない（背中）．
B）治療開始3日後，皮膚剥離が出現．

❷ 人から人に感染するか？

続いて，人から人へ感染することで影響が大きい疾患を念頭に診察します．感染症法に基づく，届け出が必要な疾患（表2）が参考になります[9]．

表2 ◆ 人から人へ感染することで，影響が特に大きい疾患

ウイルス	麻疹，風疹，水痘，SFTS，HIVなど
細菌	梅毒，髄膜炎菌など

1）麻疹・風疹・水痘の診断・予防

「ウイルス性疾患は，特異的治療がなく対症療法」だから，と一括りにしないようにし，周囲への影響が大きい疾患のなかでも，**麻疹・風疹・水痘**は必ず念頭におきます．これらの疾患には**予防接種歴の確認（母子手帳を含む）**が重要です．ただし，麻疹はワクチン接種歴があっても，体内の麻疹抗体が減衰して罹患することがあり，修飾麻疹と呼ばれる非典型的で軽症な麻疹を発症することがあります．

1人の患者が免疫のない集団に感染させる数（基本再生産数）は，麻疹患者は12〜18人[10]，風疹患者は6〜7人，水痘患者は8〜10人ほどです．インフルエンザ患者で約1.3〜3人ですので[11, 12]，周囲への影響が大きいことがわかります（麻疹と水痘は空気感染です）．麻疹や風疹は，顔面や頸部から，体幹，四肢と皮疹が広がっていくのが特徴ですが，皮疹の性状だけでリケッチア症と区別するのは困難なことがあります．

麻疹の診断は，直ちに保健所に相談し，各地方衛生研究所に依頼して（皮疹出現後1週間以内に）全血，咽頭ぬぐい液，尿のウイルス遺伝子検出法を行い，並行して皮疹出現4〜28日に特異的IgM抗体検査（EIA法やHI法）を行います[13]．

風疹は皮疹に加え，関節炎の有無や，耳介後部や後頸部リンパ節腫脹などを確認します．特に定期接種機会のなかった1962〜1979年生まれの男性（2019年現在40〜57歳）は風疹の抗体保有率が80％前後と相対的に低いため，注意が必要です．風疹の診断はウイルス遺伝子検出や血清診断が主に行われますが，IgM抗体は皮疹出現後3日以内では陽性となっていないことがあり，5日以降が確実です．

水痘は紅斑や丘疹，水疱が同時に混在するのが特徴で，中央が壊死陥凹した浮腫性紅斑/水疱が急に出現するのが診断上のポイントです．典型的な水痘の臨床診断は比較的容易ですが，非典型例や免疫不全者の場合は血清診断（IgM，IgGで4倍以上の抗体価上昇）を行います．成人で水痘に罹患すると，16〜50％ほどに肺炎を合併すると言われ[14, 15]，特に喫煙者で罹患しやすいとされます．

麻疹・風疹・水痘は，重大な合併症や周囲への感染による影響が大きいため，**ワクチン接種による予防**が最も大切です．特に**妊婦**の場合，重症化だけでなく胎児への影響も大きく，ワク

チン接種での予防が非常に重要です．胎児への影響としては**流産**や**早産**以外に，妊娠初期の（20週頃までに）風疹罹患による**先天性風疹症候群**（先天性心疾患，難聴，白内障など）や，**先天性水痘症候群**などが知られています．現在，2022年3月31日までの間に限り，1962年4月2日から1979年4月1日までに生まれた男性は風疹にかかわる定期の予防接種対象に追加されました（原則無料）．この世代の男性の抗体保有率を，① 2020年7月までに85％に，② 2021年度末までに90％に引き上げることを目標としています．なお，学校保健安全法では，麻疹は解熱後3日，風疹は皮疹消失まで，水痘はすべての皮疹が痂皮化するまで，出席停止です．

2）SFTS・HIV感染症・梅毒

SFTSはマダニへの曝露歴が重要ですが，マダニに刺されましたか？と聞いても多くの患者が覚えていないため，農作業歴や，山への立ち入り，自宅周辺の環境などを尋ねましょう．ウイルス性疾患のなかでHIV感染症は，他人への感染という観点だけでなく，特異的な治療が必要，という点でも重要です．また，性感染症と診断した場合は，他の性感染症について網羅的に検討する必要があります．**梅毒**の皮疹は手指を介して接触感染の可能性もあり[16]，梅毒に限らず皮疹を見たら，基本的に**手袋**をして診察することをおすすめします．

> **ここがポイント**　鑑別の難しい皮疹の入院治療
>
> 麻疹や刺し口の見つからないリケッチア症，麻疹型薬疹は鑑別が難しいことがしばしばあります．そのような状況下で入院治療する場合，麻疹を念頭に空気感染予防策を行いつつ，被疑薬を中止のうえでリケッチア症の治療を開始する，といった対応が現場では必要になります．ちなみに，リケッチア症は人から人へは感染しません．

症例の経過・その後

詳細な身体診察で，左大腿内側に刺し口と思われる痂皮を認めた．ミノサイクリン100 mgを12時間おきに投与し，2日後には解熱した．間接蛍光抗体法を用い，ペア血清でIgMとIgGの4倍以上の上昇を認め，ツツガムシ病と診断した．また痂皮PCRで*Orientia tsutsugamushi* DNA（56-kDa）陽性であった．

まとめ

- 風邪症状に皮疹を伴っていても，患者が皮疹を自覚していない可能性を考えて診察する．
- 風邪症状に皮疹を伴う疾患は，命にかかわる疾患と，人へ感染する疾患を意識する．
- 先行投薬歴がある場合は，必ず薬疹の可能性を検討する．

◆ 文 献

1) 山本舜悟：16 気道症状無し発疹型．「かぜ診療マニュアル第2版」（山本舜悟/編著），pp281-299，日本医事新報社，2017
   ▶ 当該の章だけでなく，この本全体を読むことをおすすめします．
2) 国際感染症センター国際感染症対策室：重症熱性血小板減少症候群（SFTS）
   https://www.dcc-ncgm.info/topic/topic-sfts/
3) 国立感染症研究所：感染症発生動向調査で届出られた SFTS 症例の概要（2019年4月24日更新）
   https://www.niid.go.jp/niid/ja/diseases/sa/sfts.html
4) Spira AM：Assessment of travellers who return home ill. Lancet, 361：1459-1469, 2003
5) Sando E, et al：Distinguishing Japanese Spotted Fever and Scrub Typhus, Central Japan, 2004-2015. Emerg Infect Dis, 24：1633-1641, 2018
6) Cunha BA, et al：Similarities and differences between doxycycline and minocycline：clinical and antimicrobial stewardship considerations. Eur J Clin Microbiol Infect Dis, 37：15-20, 2018
7) Sando E, et al：Case Report：Concurrent Sympatric Scrub Typhus and Japanese Spotted Fever in Japan. Am J Trop Med Hyg, 99：1386-1389, 2018
8) Sando E, et al：Serological Cross-Reactivity among *Orientia tsutsugamushi* Serotypes but Not with *Rickettsia japonica* in Japan. Trop Med Infect Dis, 3：doi：10.3390/tropicalmed3030074, 2018
9) 厚生労働省：感染症法に基づく医師の届出のお願い
   https://www.mhlw.go.jp/stf/seisakunitsuite/bunya/kenkou_iryou/kenkou/kekkaku-kansenshou/kekkaku-kansenshou11/01.html
10) Guerra FM, et al：The basic reproduction number (R0) of measles：a systematic review. Lancet Infect Dis, 17：e420-e428, 2017
11) Mills CE, et al：Transmissibility of 1918 pandemic influenza. Nature, 432：904-906, 2004
12) Chowell G, et al：Seasonal influenza in the United States, France, and Australia：transmission and prospects for control. Epidemiol Infect, 136：852-864, 2008
13) 国立感染症研究所：麻疹とは：病原診断（2017年6月7日改訂）
    https://www.niid.go.jp/niid/ja/kansennohanashi/518-measles.html
14) Weber DM & Pellecchia JA：Varicella pneumonia：Study of prevalence in adult men. JAMA, 192：572-573, 1965
15) Mermelstein RH & Freireich AW：Varicella pneumonia. Ann Intern Med, 55：456-463, 1961
16) Singh AE & Romanowski B：Syphilis：review with emphasis on clinical, epidemiologic, and some biologic features. Clin Microbiol Rev, 12：187-209, 1999

Profile

山藤栄一郎　Eiichiro Sando

長崎大学熱帯医学研究所
専門：総合内科，リケッチア症，肺炎
興味のある事柄：自覚症状のない皮疹をもつ患者さんを診察した時，皮疹が見えない医師もいれば見える医師もいます．人は視ようと思って診ないと見えない，ことがあります．しかし，それを意識しすぎると，かえって何でもその疾患のように見えてしまうことも…．どう考えながらバランス感をもって診察するか，が大切なのかもしれません．バランス感をもって診療できるように精進します．

各論　風邪へのアプローチ

C）患者背景別のアプローチ

1 小児の風邪

上山伸也

> **Point**
> - 小児の風邪を適切に分類することから小児の風邪診療は始まる
> - 各病型における細菌感染症のリスクを把握することが重要
> - シックコンタクトはウイルス感染症のrule inに，予防接種歴は細菌感染症のrule outに役に立つ！

Keyword 　急性細菌性鼻副鼻腔炎　　咽頭炎　　中耳炎　　気管支炎　　fever without source

はじめに

　成人も小児も風邪の定義に違いはなく，「ウイルスによる急性上気道感染症で，ときに下気道に感染を起こすこともあるが，基本的には自然軽快する疾患」というのがその定義です．成人と同様，小児の風邪を診療する意義としては，

① 風邪を適切に"風邪"と診断すること：風邪と診断したら，抗菌薬を処方しない
② 風邪からこじれた病態を診断すること：風邪とその合併症の見極め方
③ 風邪に見えて"風邪"ではない疾患を見逃さないこと：地雷を踏まないコツ

　の3点が重要です．
　そこで，この3点について説明したいと思います．

1 小児の風邪を適切に"風邪"と診断するコツ

　子どもの風邪も成人と同様，症状で以下の1）〜6）のように分類します．
　　1）せき・はな・のど型の風邪（普通感冒）
　　2）はな型の風邪（急性鼻・副鼻腔炎）
　　3）のど型の風邪（急性咽頭・扁桃炎）
　　4）せき型の風邪（急性気管支炎）

5）急性中耳炎
6）熱型（フォーカスがないタイプ）の"風邪"（fever without source：FWS）

　成人と異なるのは，**中耳炎とFWS**という病態があることです．それぞれの病態のポイントを説明していきましょう．

1）せき・はな・のど型の風邪（普通感冒）

> **症例**
> 　3歳女児．受診前日朝から鼻汁，咳嗽，眼脂が出現した．受診当日昼ごろから39℃台の発熱が出現．その後も発熱が続くため近医を受診した．咽頭発赤と眼脂を認める他は異常所見はなかったが，WBC 15,500/μL，CRP 27.3 mg/dLと高値のため入院加療目的に当院紹介．飲食も可能で，全身状態は良好．

　この症例は一見派手な血液検査結果に振り回されてしまいそうですが，症状に注目すると，鼻汁，眼脂，咽頭発赤，咳嗽と同時に多彩な症状が出現しており，成人と同様"風邪"と断言しても問題ない病型です．ちなみに乳幼児では鼻汁や発熱などの症状が前面に出やすいため，**鼻汁，咳嗽，咽頭痛が同程度にみられやすいのは学童期以降**になります．

> **ここがポイント**
> 　小児でもせき・はな・のど型の風邪にピットフォールはない！　全例ウイルス感染症である！

2）はな型の風邪（急性鼻・副鼻腔炎）

> **症例**
> 　1歳男児．保育園に通園中．3日前から，鼻汁が出現．その後徐々に鼻汁が増加し，微熱，湿性咳嗽も認めるようになってきたため，小児科外来を受診した．多呼吸や頻脈はなく，バイタルは微熱を認める他は異常なし．食欲もあり，機嫌もよい．身体所見上は軽度咽頭発赤を認めるが，呼吸音も含めて，明らかな異常は認めない．

　鼻汁が主体であり，はな型の風邪と考えられます．炎症の主体は鼻粘膜にあるため，症状は鼻汁，鼻閉であり，症状のピークは2～3日，1週間もすれば改善します．これもほとんどがウイルス感染です（ウイルス性鼻副鼻腔炎）．**小児でも鼻汁が主体であれば，基本的にはウイルス感染として，抗菌薬は不要です**．しかし，以下の症例はどのように考えればよいでしょうか．

> **症例**
> 　1歳2カ月女児．1カ月前から咳が止まらず，夜間も眠れていないとのことで小児科外来受診．い

ろいろな病院を受診して，さまざまな薬を処方されたが，どれも効かないとのこと．必要な予防接種はすべて接種済み．1カ月の間に処方された薬はメプチン®，ムコダイン®，ムコソルバン®，アレジオン®，クラリス®，メイアクト®，ホクナリン®テープ，オノン®，メジコン®であった．

　このケースは1カ月咳が続くために外来を受診されました．いろんな病院を受診して，薬をとっかえひっかえしても，全く改善せず，夜間も頻回に目を覚ましてしまうため，保護者の方も相当参っている様子でした．しかし診察室での患児の様子をみてみると，機嫌は悪くなく，熱も出ていません．診察室でも，おもちゃに興味津々です．そこで症状をよく聞いてみると，

- 日中は咳嗽が少ない
- 鼻水が非常に多い．夜間やお昼寝のときに多く，頻回に起きてしまう
- 起きた直後は痰がらみの咳が多い

といった特徴がわかりました．ここで私はピーンと来ました．そう，これは典型的な**細菌性鼻副鼻腔炎**なんです．急性細菌性鼻副鼻腔炎の診断基準（表1）をみてみると，①の持続性鼻副鼻腔炎に該当することがおわかりいただけると思います．

　症状の主体が咳なので，よく見落とされがちですが，後鼻漏が原因で咳が止まっていないため，鼻汁をなんとかしなければ，咳はおさまりません．急性細菌性鼻副鼻腔炎としてアモキシシリンを処方したところ，その後咳嗽はピタリとおさまりました．

表1◆急性細菌性鼻副鼻腔炎の診断基準

① 鼻汁や後鼻漏，日中の咳嗽などの症状が"改善がないまま"10日間以上持続している．咳嗽は夜間に増悪することが多い（持続性鼻副鼻腔炎）
② 39℃以上の発熱と膿性鼻汁が少なくとも3日以上持続し，重症感がある（重症鼻副鼻腔炎）
③ 最初はウイルス性の上気道炎（第1相）があり，治癒しかけた第6，7病日ごろに，再び38℃以上の発熱がみられたり，日中の咳嗽や鼻汁などの呼吸器症状が増悪する（第2相）（悪化する鼻副鼻腔炎）

（文献1より引用）

ここがポイント

持続性鼻副鼻腔炎は見逃されやすいため，後鼻漏の存在を見逃さないこと！

3）のど型の風邪（急性咽頭・扁桃炎）

症例

　5歳4カ月男児．受診前日夜より38℃台の発熱が出現したため，小児科外来を受診した．幼稚園入園時（3歳6カ月時）より1～2カ月に1回くらいの頻度で熱が出ているとのこと．受診時の体温は39.4℃．左扁桃に白苔付着があり，圧痛を伴う左右の前頚部リンパ節腫脹（1.5cm大）を認め

る．母親「よく溶連菌の咽頭炎になるんです」．A群溶連菌性咽頭炎を疑い迅速検査を行ったが，陰性であった．

さてこのタイプはA群溶連菌性咽頭炎に代表される典型的な細菌性咽頭炎の症例であり，modified Centor criteriaはあまりにも有名だと思います（表2）．本症例はこのスコアでは5点ですので，典型的なA群溶連菌性咽頭炎といえそうです．しかし迅速検査が陰性でした．この症例はどのように考えればよいのでしょうか．

表2 ◆ modified Centor criteria

熱が38℃以上	1点
咳がない	1点
圧痛を伴う前頸部リンパ節腫脹	1点
白苔を伴う扁桃腺炎	1点
年齢が3～14歳	1点
年齢が15～44歳	0点
年齢45歳以上	-1点

スコア	A群溶連菌による咽頭炎のリスク（％）
≦0	1～2.5
1	5～10
2	11～17
3	28～35
≧4	51～53

（文献2より引用）

まずCentor criteriaの解釈について説明します．当初はCentorが提唱したCentor criteriaでポイントが2～3点であれば検査を行い，陽性ならば抗菌薬治療，4点ならとにかく抗菌薬治療，というものでした．年齢で修正したMcIsaacらも当初は同様の見解でしたが，その後スコア3点以上で検査を行わずに治療を行うことで不適切な抗菌薬の処方が増えることに対する警鐘が鳴らされ，現在は検査前確率が高くても，すなわちスコアが2点以上なら全例で迅速検査を行い，陽性例のみ治療するべきだという推奨に変わってきています．

さてスコアが5点で迅速検査陰性であった場合にどの程度A群溶連菌性咽頭炎が否定できるのでしょうか．A群溶連菌の迅速検査キットは多種発売されていますが，おおむね感度は80～90％，特異度は95％以上とされています．スコアが5点の場合の検査前確率が50％，感度85％，特異度90％で検査後確率を計算してみると，14.3％となります．A群溶連菌性咽頭炎は抗菌薬を処方せずとも自然寛解が期待でき，かつ治療の主目的がリウマチ熱の予防にあるため，リウマチ熱の発症率の低い成人では，迅速検査で陰性であればA群溶連菌性咽頭炎を気にする必要はありません．しかし小児ではリウマチ熱の発症率が成人と比較すると高いため，迅速検査が陰性の場合，感度が95％とより高い**咽頭培養**を行うことが推奨されています[3]（**back-up culture**と言います）．

さて，この症例では咽頭培養も行いましたが，陰性でした．少なくともA群溶連菌性咽頭炎としての治療は不要です．ただ「1～2カ月に一度熱が出る」という病歴から，ある疾患を想定して，A群溶連菌が陽性となったことがあるかどうかを母親にたずねてみたところ，陽性に

なったことはない，という病歴が得られました．そう，これは**PFAPA症候群**（periodic fever, aphthous stomatitis, pharyngitis and adenitis）だったのですね．

ここがポイント

Centor criteriaで高スコアの場合でも迅速検査，咽頭培養を行い，陽性例のみ治療すること

Periodic fever, aphthous stomatitis, pharyngitis, and adenitis syndrome（PFAPA症候群）は周期性発熱，アフタ性口内炎，頸部リンパ節炎，咽頭炎を主症状とする，非遺伝性の自己炎症性疾患の1つです．5歳以下の乳幼児期に発症することが多く，8歳ごろまでに自然治癒します（一部成人期以降まで継続することがあります）．ステロイドの単回投与への治療反応性がきわめてよく，しばしば診断的治療としてステロイドの投与が行われますが，発作間隔が短くなることが知られているため，経過観察することもよくあります．予防にはH_2ブロッカーであるシメチジンが使われますが，予防効果は60％程度と言われています．難治性の場合には扁桃摘出術が行われることがあります．

ここがピットフォール

くり返す咽頭炎ではPFAPA症候群を忘れない

4）せき型の風邪（急性気管支炎）

> **症例**
>
> 1歳4カ月男児．2日前からの発熱，鼻汁，咳嗽を主訴に小児科外来を受診した．2日前は発熱と鼻汁が症状の主体であったが，本日より咳嗽が悪化．夜間は頻回の咳嗽のために入眠できなかったとのこと．食欲はないが，水分はとれている．体温は38.5℃，呼吸数は30回/分，SpO_2は96％．身体所見では咽頭の発赤を認め，聴診上rhonchiを認める．

さてこの症例では発熱，鼻汁，咳嗽いずれも認めますが，特に**咳嗽**の症状が強く，急性気管支炎と考えられます．急性気管支炎も基本的にはウイルス感染症であり，最初の1〜2日は発熱と鼻汁，咽頭痛などの上気道症状から始まります．その後感染部位が徐々に気管支へ拡大し，咳嗽が主体の時期が4〜5日続き，その後回復期に入り，感染後咳嗽が1〜2週間続く，というのが典型的な経過です．実はこの病態が最も診断，治療が難しく，はな型の"風邪"に細菌二次感染（＝肺炎）を合併しているのか，純粋なウイルス性の気管支炎/細気管支炎/肺炎なのか，細菌性肺炎なのか，容易には区別できません．成人であれば，喀痰を採取してグラム染色をすれば，細菌性の下気道感染の有無がある程度わかりますが，小児では良質な喀痰の採取が難しく，喀痰グラム染色や喀痰培養では鑑別が困難です．そのため図1のようにある時期から急速に悪化するかどうかという臨床経過と重症度で細菌感染の有無を鑑別する必要があります．

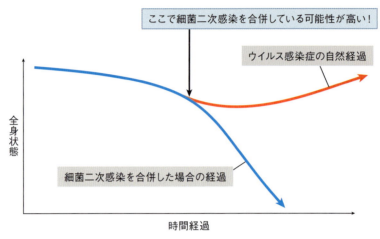

図1 ◆ ウイルス感染症と細菌二次感染の臨床経過の違い

> **ここがポイント**
> 小児のせき型の"風邪"におけるウイルス性と細菌性の鑑別は，ある時期から急速に悪化するかどうかという臨床経過，重症度，の2点で判断する．明確な鑑別は難しい．

5）急性中耳炎

症例
　1歳2カ月女児．1週間前から鼻汁，咳嗽が出現．受診当日朝より発熱があり，夜間救急外来を受診した．受診時39.5℃の発熱を認める．ヒブワクチンと小児用肺炎球菌ワクチンは接種済み．体温39.5℃，心拍数170回/分，呼吸数44回/分．本人はおもちゃで遊んでいる．左耳の鼓膜の発赤・膨隆を認める以外は特に異常所見を認めない．

　これは典型的な中耳炎の症例ですが，中耳炎と診断するための根拠として，「鼓膜が赤い」だけではバツです．診断するためには，表3の3項目のいずれかを認める必要があります．
　また，急性中耳炎と診断ができた場合も，**いきなり抗菌薬を処方してはいけません**．その前に治療を行うかどうかをまず検討しなければいけません．これは急性中耳炎が軽症の感染症であり，かつ，自然寛解が期待できる感染症であるためです．そのため国内外の多くのガイドラインでは重症度を考慮して対応することが推奨されています（表4）．
　日本のガイドラインでは症状の強さを2〜3段階に分けて，スコアリングしています（表5）．**鼓膜の発赤と膨隆**のスコアに比重が置かれていますが，米国小児科学会の診断基準でも鼓膜の膨隆と発赤は重要視されており，診断基準としては大きくは変わりないように思います．抗菌薬を処方する場合は，**アモキシシリン1日80〜90 mg/kg**を2回に分けて処方します．

表3 ◆ 急性細菌性中耳炎の診断基準

① 中等度から重度の鼓膜の膨隆を認める
② 新しく発症した耳漏（急性外耳道炎による耳漏は除く）
③ 鼓膜の軽度膨隆があり，48時間以内に発症した耳痛もしくは鼓膜の強い発赤のいずれかを認める

（文献4より引用）

表4 ◆ 急性中耳炎の初期治療

年齢	耳漏を伴うAOM	症状の強いAOM	耳漏のない両側のAOM	耳漏のない片側のAOM
6カ月以上2歳未満	抗菌薬	抗菌薬	抗菌薬	抗菌薬あるいは経過観察
2歳以上	抗菌薬	抗菌薬	抗菌薬あるいは経過観察	抗菌薬あるいは経過観察

AOM：Acute otitis media（急性中耳炎）
"症状の強い"とは以下の2点を指す．
① 全身状態がよくないもの（toxic-appearing child）
② 耳痛が2日以上続いているもの
（文献4より引用）

表5 ◆ 急性細菌性中耳炎の重症度

耳痛	0（なし）	1（あり）	2（持続性の高度疼痛）
発熱（腋窩）	0（37.5℃未満）	1（37.5～38.5℃未満）	2（38.5℃以上）
啼泣・不機嫌	0（なし）	1（あり）	
鼓膜発赤	0（なし）	2（ツチ骨柄あるいは鼓膜の一部の発赤）	4（鼓膜全体の発赤）
鼓膜の膨隆	0（なし）	4（部分的な膨隆）	8（鼓膜全体の膨隆）
耳漏	0（なし）	4（外耳道に膿汁あるが鼓膜観察可能）	8（鼓膜が膿汁のため観察できない）

月齢24カ月未満は3点を加点する
5点以下：軽症，6～11点：中等症，12点以上：重症
（文献5より引用）

 ここがポイント

中耳炎と診断したら，まず経過観察が可能かどうかを考える．処方するならアモキシシリンで十分．

6）熱型（フォーカスがないタイプ）の"風邪"（fever without source：FWS）

症例

8カ月男児．受診前日の夕方より38℃台の発熱．特に上気道・消化器症状なし．比較的全身状態がよいため，自宅で様子をみていたが，体温が40℃まで上昇したため心配になり，夜間救急外来を受診した．全身状態良好，体温40.2℃，心拍数180回/分，呼吸数28回/分，身体所見上特記すべき異常所見なし．

表6 ◆ FWSにおける細菌感染症のリスクファクター

尿路感染症	男児：1歳以下 女児：2歳以下でかつ2日以上発熱が持続する場合，もしくは1歳以下で熱源が不明の場合
菌血症/細菌性髄膜炎	3歳以下，ヒブワクチン・小児用肺炎球菌ワクチン2回未満，高体温（40℃以上）
肺炎	低酸素血症，多呼吸，呼吸窮迫，呼吸音の異常，熱源が他に不明で，WBC＞20,000/μLの場合

　この症例はfever without source（FWS）という状態で，「**全身状態に問題がなく特異的な身体所見もない乳幼児の発熱例**」のことを指します．FWSはほとんどが自然軽快するウイルス性疾患ですが，稀に菌血症や肺炎，尿路感染症などの細菌感染症が紛れ込んでいることがあるため，注意が必要です．FWSにおける細菌感染症は月齢が低くなるほどリスクが高くなりますが，1カ月以下や1～3カ月の新生児，乳児の発熱は多くはフルワークアップの対象となり，小児科医が診ることが多いと思いますので，本稿では3～36カ月の乳幼児の対応について言及します．3歳以上になると，小児の特殊性が薄くなり，学童期以降は成人とほぼ同様の対応が可能です．

　まずFWSをみたときに見逃さないように注意するべき疾患は**菌血症，細菌性髄膜炎，尿路感染症，肺炎**です．それぞれ血液培養，髄液培養，尿培養，喀痰培養，胸部X線写真で診断をつけますが，小児では検査の閾値が高いため，リスクファクターを知っておくことが重要となります．

　表6は細菌感染症のリスクファクターですが，小児ではウイルス感染症の頻度が高いため，できる限り検査の頻度を減らせるとありがたいと思います．そこで重要となるのが，**シックコンタクトと予防接種歴**です．周囲の流行疾患に合致した潜伏期間で発症していれば，積極的にウイルス感染症を疑うことが可能となり，またヒブワクチンと小児用肺炎球菌ワクチンの接種歴が2回以上あれば，肺炎球菌とインフルエンザ菌感染症の可能性をかなり下げることができます．

　上記を踏まえて，図2のようなアルゴリズムが提唱されています．元文献は2006年のものと少し古いため，現在の日本の実情に合うように少し修正しています．

ここがポイント

シックコンタクトはウイルス感染症のrule inに，予防接種歴は細菌感染症のrule outに役に立つ

　小児でも成人と基本的には対応は変わりません．臓器診断と微生物診断が重要であり，病態

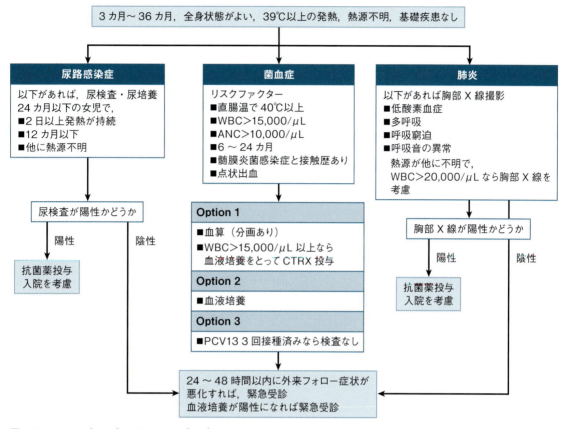

図2 ◆ FWSのマネージメントのアルゴリズム
（文献6を参考に作成）

に応じてアプローチの方法は決まっています．風邪という漠然とした疾患概念を6つの病態に分類することで，診断精度を高め，細菌感染症や二次感染を疑うべきポイントを理解していれば，さほど小児の発熱性疾患を怖れることはないはずです．子どもの未来を守るために，不要な抗菌薬処方を行わない方法をぜひ身につけてください．

◆ 文　献

1) Wald ER, et al：Clinical practice guideline for the diagnosis and management of acute bacterial sinusitis in children aged 1 to 18 years. Pediatrics, 132：e262-e280, 2013
2) McIsaac WJ, et al：A clinical score to reduce unnecessary antibiotic use in patients with sore throat. CMAJ, 158：75-83, 1998
3) Shulman ST, ct al：Clinical practice guideline for the diagnosis and management of group A streptococcal pharyngitis：2012 update by the Infectious Diseases Society of America. Clin Infect Dis, 55：1279-1282, 2012
4) Lieberthal AS, et al：The diagnosis and management of acute otitis media. Pediatrics, 131：e964-e999, 2013
5)「小児急性中耳炎診療ガイドライン 2018年度」（日本耳科学会, 日本小児耳鼻咽喉科学会, 日本耳鼻咽喉科感染

症・エアロゾル学会/編），金原出版，2018
6）Ishimine P：Fever without source in children 0 to 36 months of age. Pediatr Clin North Am, 53：167-194, 2006

Profile

上山伸也　Shinya Kamiyama

倉敷中央病院 感染症科

年間1,400件あまりのコンサルテーション業務にフェロー2人と奮闘中．自らの手料理と美味しいお酒のマリアージュを楽しみつつ，家族でゆっくり過ごすことを週末の楽しみにしている．最近は病院内外の業務で手一杯なので，救世主となる感染症科スタッフが現れないかを日々待ち続けている．

各論　風邪へのアプローチ

C）患者背景別のアプローチ

2 妊婦・授乳婦の風邪診療のポイント

柴田綾子

Point
- 妊婦・褥婦ではレッドフラッグを必ず除外する
- 発熱では風疹・麻疹・パルボウイルスB19・リステリアに注意
- 妊婦・授乳婦でも安全に使える薬がある

Keyword　リステリア　ヒトパルボウイルスB19　風疹　麻疹　TORCH症候群

はじめに

　妊娠中・授乳中であっても風邪診療・感染症の原則は変わりません．重要なのは，風邪に見えて風邪ではない妊婦さん特有の疾患を押さえ，レッドフラッグを必ず問診することです．妊娠中・授乳中でも安全に使える薬はたくさんあります．また風邪診療や薬の処方では「患者さんの心配に対してどのように説明するか」も重要です．

症例

　32歳，妊娠28週の妊婦が発熱と風邪症状を主訴に夜間の救急外来を受診した．かかりつけの産婦人科クリニックは，夜間は閉まっているとのことである．
　バイタルサイン：血圧94/62 mmHg，心拍数101回/分，呼吸数20回/分，体温38.6℃　SpO₂ 98％（room air）

　患者より「この風邪で赤ちゃんは大丈夫ですか？ 妊娠中に風邪薬を飲んでも大丈夫ですか？」と質問されました．
　問診・身体診察でどのような項目をチェックする必要がありますか？
　どのような薬が処方できるでしょうか？

1 必ず問診すべき妊婦・褥婦のレッドフラッグ

　妊婦・褥婦が救急外来を受診した場合，以下のレッドフラッグを必ずチェックしましょう．レッドフラッグがあった場合は，産婦人科医に診察が必要か相談してください．

表1 ◆ 妊婦の風邪症状で除外すべき感染症

疾患	問診・診察	検査	母児への影響
絨毛膜羊膜炎	腹痛, 帯下の異臭 母体頻脈	NST 帯下培養	流産・早産 胎児感染症
劇症型溶血性レンサ球菌感染症	発熱, 腹痛, 下痢 咽頭痛, バイタル急変	血液培養 NST	流産・早産 母児の死亡
伝染性紅斑（りんご病）	発熱, 皮疹, 関節痛	パルボウイルスB19-IgM	胎児貧血・水腫 胎児死亡
風疹	発熱, 皮疹, リンパ節腫脹	風疹HI, IgM	先天性風疹症候群
麻疹	発熱, 皮疹, リンパ節腫脹	麻疹IgM PCR	流産・死産
リステリア	発熱, 頭痛, 下痢	血液培養, NST	流産・死産

NST：胎児心拍数モニター

1）妊娠中

- **子宮の張り**：下腹部痛・生理痛のような痛み・下腹部が固くなる感じ
- **性器出血**：帯下に血が混ざる・茶色帯下など（切迫流産・子宮頸管無力症・切迫早産の除外が必要です）
- **胎動減少**：妊娠22週以降で胎動がいつもより少ない・感じられないなど
- **破水**：下着が水で濡れた・流れるような感じがあった

2）授乳中

- **乳房痛**：片方の乳房の発赤・痛み・硬結
- **性器出血**：月経2日目以上の出血（子宮復古不全や子宮内感染症の除外が必要です）
- **下腹部痛**：絞られるような痛み（子宮内感染症, 創部感染症の除外が必要です）
- **創部痛**：会陰や帝王切開の創部の痛み

❷ 妊婦の風邪症状で除外すべき6つの疾患

妊娠中は免疫が変化しているため（免疫寛容），特別に注意が必要な疾患があります（表1）．

1）絨毛膜羊膜炎（子宮内感染症）

絨毛膜羊膜炎は，腟内の細菌が上行性に子宮内に侵入し，絨毛膜や羊膜に感染している状態です．絨毛膜羊膜炎の場合，胎児への感染を防ぐために，（帝王切開術を含め）**24時間以内に分娩することが推奨されます**．表2のような症状では絨毛膜羊膜炎を鑑別にあげて産婦人科へコンサルトしてください．入院管理が必要です．

表2 ◆ 臨床的絨毛膜羊膜炎の診断基準（Lenckiら）

1）かつ，①〜④の4つのうち1つ以上を認める　or 1）がなく，①〜④のすべてを認める場合
1）発熱38.0℃以上
① 母体頻脈　100回/分以上 ② 子宮の圧痛 ③ 腟分泌物/羊水の悪臭 ④ 母体白血球　15,000/μL以上

（文献1より引用）

2）劇症型溶血性レンサ球菌感染症

　妊婦・褥婦は，一般人よりA群レンサ球菌（Group A Streptococcus, *Streptococcus pyogenes*，以下GAS）の感染リスクが高くなっています．GASは子宮筋層へ感染し子宮収縮を引き起こし，敗血症性ショック/多臓器不全で60％近くが胎児/母体死亡となります．**初発症状はインフルエンザ様（咽頭痛，発熱，消化管症状）**で，経産婦に多く（83％），妊娠中より分娩4日以内の褥婦に多く（72.5％）[2]，冬から春にかけて発症数が増えます[3]．**妊婦や褥婦で全身状態の悪い上気道炎症状，発熱とともに下腹部痛や子宮収縮を伴う場合は本疾患を鑑別にあげてください**．本症例を疑った場合，直ちに高用量抗菌薬の投与と敗血症性ショックに対する集中治療の開始が必要です．

 ここがポイント　劇症型溶血性レンサ球菌感染症の治療

　治療はペニシリンG 2,400万単位/日＋クリンダマイシン 600 mg×8時間ごと投与が基本で，ペニシリンGを使用しない場合は，アンピシリン 2 g×6時間ごと投与になります．

3）伝染性紅斑（りんご病，ヒトパルボウイルスB19）

　2018年は例年より伝染性紅斑が流行し，東北地方を中心に1週間に1,500人前後の患者が発生しました[4]．伝染性紅斑は飛沫・接触感染で，幼稚園/保育園で流行します．妊娠中に感染すると児は貧血，心不全，胎児水腫のリスクが高まります（胎児死亡は妊娠20週前の感染で14.8％，妊娠20週以降で2.3％）[5]．感染後は4〜10日間の潜伏期をおいて発熱が出現し，その5〜10日後に皮疹や関節痛が出現するのが典型的です（皮疹は網状紅斑で頬部・大腿部・腕に多く，掻痒を伴うこともある）．しかし，**患者の約50％は風邪様症状のみ**で，典型的な皮疹，関節痛を認める例は25％です[1]．**妊婦の発熱では，皮疹と職業を確認し，保育士など子どもとの接触**のある場合は，本疾患を鑑別にあげます．伝染性紅斑を疑った場合はパルボウイルスB19-IgMを測定し，胎児管理について産婦人科へ相談してください（保険適用は15歳以上の成人）．IgMは感染から14日前後に陽性化します．

4）風疹

　風疹は2013年に日本で大流行し1万4,000人の患者が発生しましたが，2019年も同じスピー

ドで患者数が増加しています[4]．発熱妊婦では，**風疹患者との接触歴，発疹，リンパ節腫脹（耳介後部，後頸部，後頭部），結膜充血，風疹抗体**の有無を確認してください（妊婦検診で風疹HI抗体は検査しています）．飛沫感染し約14～21日の潜伏期がありますが，発熱は50％にしか出ません[4]．疑った場合は，HI抗体と風疹IgM抗体価測定を行います（IgM抗体は発疹出現後4日目で陽性となります）[1]．妊娠20週以前に風疹に罹患すると胎児感染による先天性風疹症候群（難聴，白内障，先天性心疾患）のリスクが増加するため，各地区に設置された風疹り患妊婦2次相談施設[6]へ連絡してください．

5）麻疹

2019年に三重県や大阪府を中心に患者が急増しています．空気感染し10～14日の潜伏期のあとに，① カタル期（高熱，咳，眼脂を伴う結膜炎，口腔内コプリック斑），② 発疹期（二峰性発疹，頭部・顔からはじまる皮疹），③ 回復期と続きます．妊娠中に麻疹に感染した場合，母体の肺炎，児の流早産/死産リスクが高まります[7]．診断は麻疹IgM（発疹出現後4～28日以内）ですが，確実なのはPCR法です（保健所を通じて衛生研究所に提出）．

 ここがポイント　口腔内コプリック斑について
口腔内コプリック斑は麻疹のみに特異的な所見ではないことが最近発表されています[8]．

6）リステリア感染症

妊婦は細胞性免疫が低下しており，一般人の18倍もリステリアに感染しやすい状態です[8]．症状は**発熱（65％），インフルエンザ様症状（32％）**が多く，嘔吐/下痢などの消化器症状は7％，**無症状も約30％**います[9]．感染した場合，経胎盤経由に胎児へ感染し流早産（50％）・死産リスク（11％）が増加します．リステリアは冷蔵庫内（4℃）で増殖することが可能なため，乳製品，食肉加工品などを介して食中毒を起こします．診断は培養からの検出が多いため，**妊婦の発熱時に食品摂取歴を問診し，疑った場合は血液培養**をとりましょう．

 ここがポイント　リステリア感染症の治療
治療はアンピシリン2g×6時間ごと±ゲンタマイシン，髄膜炎を併発する場合はアンピシリン2g×4時間ごと．

❸ 妊娠中にかかりやすい2つの疾患

1）腎盂腎炎

無症候性細菌尿は通常は治療対象になりませんが，妊娠中は治療対象になります[10]．妊娠中は，子宮による圧迫で水腎症になりやすいこと（特に右側），細菌尿から腎盂腎炎になるリスクが通常の20～30倍高いためです[11]．妊婦が，頻尿，残尿感，排尿痛を訴えたときは細菌尿の

有無を確認し治療をしてください．膀胱炎・無症候性細菌尿の治療には，妊娠中でも安全なβラクタム系抗菌薬3～7日間投与が推奨されています[11]．

2) インフルエンザ

妊娠中や産後2週間はインフルエンザが重症化しやすく，入院するリスクは妊娠14～20週で1.4倍，妊娠27～31週で2.6倍，妊娠37～42週で4.7倍と高くなります[1]．**インフルエンザワクチンは，全妊娠期間および授乳中でも安全に接種可能であり，ぜひ推奨してください**[1]．妊娠中や授乳中でもオセルタミビル（タミフル®）やザナミビル（リレンザ®）は，治療や予防投与として安全に使用できます[1]．ペラミビル（ラピアクタ®）は動物実験で早産が報告されています．バロキサビル マルボキシル（ゾフルーザ®）に関しては，妊娠中や授乳中の使用データが十分にありません．

④ 稀だが母児に悪影響が出る感染症

1) TORCH症候群

TORCH症候群に含まれる疾患のうち，梅毒と風疹は妊婦検診で抗体検査を行います（母子手帳で確認できます）．トキソプラズマとサイトメガロウイルスは，子ども時代に感染しなくなり抗体を保持している妊婦の割合が減少しています．現時点では費用対効果の観点から全例スクリーニングが行われていないため，疑った場合は検査を行う必要があります．

2) 結核

妊娠中は結核の発見が遅れやすく，稀ですが先天性結核症候群（肝脾腫，肺疾患，発熱，リンパ節腫大）が報告されています[12]．胸部X線撮影や単純胸部CT検査の放射線被曝量は低く，胎児の奇形リスクを高めることはありません[1]．肺炎や結核を疑った場合は胸部X線撮影を行いましょう．妊娠中の結核治療はリファンピシン（RFP）＋イソニアジド（INH）＋エタンブトールの3剤併用で2カ月間治療後に，RFP＋INHで7カ月間治療が第一選択です[13]．

> **ここがピットフォール　抗結核薬の胎児への影響**
>
> ストレプトマイシンは胎児の第8脳神経障害リスクがある．米国FDAではピラジナミドは重篤例のみで使用を認めている．

3) HIV/HBV/HCV感染症

日本では妊婦検診にて全例抗体検査を行っています．HIVは，胎内感染，産道感染，母乳感染の経路があるため，妊娠中にHIV治療薬を投与し，予定帝王切開で分娩を行い，ミルク栄養，出生児は6週間のHIV薬予防投与を推奨します[1]．B型肝炎やC型肝炎では，母乳感染のリスクは低いため，授乳を制限する必要はありません[1]．母体のHBs抗原が陽性の場合，児は出生直後からHBV免疫グロブリンとHBワクチンを接種し感染予防を行います．C型肝炎は

HCV-RNA定量検査で陽性の場合，母子感染リスクがありますが，感染予防を目的とした帝王切開をするべきかは意見が分かれています[1]．

> **ここがポイント　妊婦のB型肝炎の治療**
> HBV DNA量が高い場合は，妊娠30〜32週から抗ウイルス薬（テノホビル，ラミブジン，エンテカビル）の投与を検討します．ペグインターフェロンは妊娠中の投与が原則として禁忌です．

5 授乳婦の発熱で鑑別にあげる3疾患

1）子宮内感染症

産後3〜5日目に頻度が高く，発熱と**悪臭を伴う悪露，子宮圧痛，性器出血**などを認めます．帝王切開術後の子宮内感染リスクは経腟分娩後の約10倍です．褥婦の発熱時は，リスク因子である「**帝王切開分娩，遷延分娩（分娩時間が長いこと），会陰/腟裂傷の有無**」を問診し，感染を疑った場合は産婦人科に診察を依頼してください．

2）創部感染症

帝王切開術後4〜7日目に発症し，約40％が産科病棟退院後に発症します．**創部の発赤・浸出液・硬結・圧痛**に加えて発熱することもあります．手術創部だけでなく会陰切開創部が感染することもあるため，産後数週間の発熱では，創部の痛みについて問診と診察をしてください．

3）乳腺炎

片方の乳房の疼痛・熱感・発赤・硬結を認め，**38.5℃以上の発熱・悪寒・インフルエンザ様の全身症状**を伴います．産後6週間以内の頻度が高いですが，授乳中ならいつでも起こりえます．高熱が出るため患者さん自身が乳腺炎だと気づかないこともあります．積極的に乳房の痛みや腫脹について問診してください．乳腺炎は断乳する必要はなく，授乳を続けることが治療になります．必要に応じてNSAIDによる疼痛管理と，セファレキシン®などの皮膚の黄色ブドウ球菌をカバーする抗菌薬投与を行います[14]．

6 妊娠中や授乳中の薬

妊娠中や授乳中であっても「本当の禁忌薬」に注意すれば安全に使用できる薬はたくさんあります．胎児の形態異常は，薬を飲んでいない健常妊婦でも約3〜5％自然発生します．「薬を飲む＝奇形」とはならないことを説明しましょう．妊婦/褥婦は「この薬は児へ影響するかどうか」を常に心配しています．処方する際には「薬剤による治療の必要性」について説明し，本当に必要な薬以外は処方しないようにしてください．

1) 妊婦への薬の処方例

a) 解熱薬/疼痛薬

アセトアミノフェンが第一選択です．大量/長期の投与で動脈管早期収縮やADHDのリスク増加が報告されているため，**短期間に頓用**で使用するようにします．

b) 鎮咳薬

咳の腹圧で子宮収縮が増えることがあるため治療対象となります．**デキストロメトルファン**（メジコン®）の頓用や，**麦門冬湯**を使用します．

c) 上気道炎症状

PL顆粒や総合感冒薬にはカフェインが含まれているため大量の使用は控えましょう．
葛根湯は麻黄を含んでおり妊婦には長期投与はできません（子宮収縮誘発）．**桂枝湯**は麻黄を含んでいないので妊娠中でも安全に使用できます．

d) 鼻炎

血中への移行量が少ない**点鼻薬**〔ケトチフェンフマル酸塩（ザジテン®）やクロモグリク酸ナトリウム（インタール®）〕の使用は全く問題ありません．クロルフェニラミンマレイン酸塩（ポララミン®）は第一世代の抗ヒスタミン薬で使用実績が長く比較的安全に投与できます．小青竜湯は麻黄を含んでいるため短期投与に留めましょう．

e) 抗菌薬

セフェム系・ペニシリン系・クリンダマイシン・エリスロマイシンは安全に使用できます[1]．妊娠中のクラミジア感染症にはアジスロマイシンやクラリスロマイシンが推奨ですが，クラリスロマイシンは動物実験で胎児毒性（心血管系の異常，口蓋裂，発達遅延など）が指摘されており，欧米諸国では投与禁忌になっています[1]．

f) 喘息

発作による母体低酸素は胎児に悪影響を及ぼすため，治療・予防はしっかり行います．SABA（short acting β_2 agonist）の**サルブタモール**（サルタノール®，ベネトリン®）や**プレドニゾロン点滴**，コントローラーとして**吸入ステロイド**（パルミコート®など）や**テオフィリン**が安全に使用できます．

2) 授乳中の方への薬の処方でオススメの方法

多くの薬は母乳へ少量移行しますが，分泌量は非常に少なく，「産婦人科診療ガイドライン」では「例外はあるが，授乳婦が服用している薬物が児に大きな悪影響を示したエビデンスはない」と説明されています[1]．多くの薬は内服しても授乳を中止する必要はありません．授乳中の薬に関しては，以下のWebサイトを活用するのがオススメです．

1. 国立成育医療研究センター：授乳と薬情報センター
   授乳中に安全に使用できると思われる薬の一覧があります
   https://www.ncchd.go.jp/kusuri/lactation/druglist.html
2. U.S.National Library of Medicine：LactMed
   http://toxnet.nlm.nih.gov/newtoxnet/lactmed.htm

それぞれの薬の母乳への移行率や研究報告を検索できます．

症例の経過

　妊婦のレッドフラッグである「子宮の張り・性器出血・胎動減少・破水」の症状がないことを確認した．診察にて咽頭の発赤を認めたが，飲水は可能で嚥下困難は認めなかった．そこで，子宮内の感染でなければ赤ちゃんには問題ないことを伝え，アセトアミノフェンは頓用であれば胎児に悪影響はないことを説明し処方した．翌日日中にかかりつけ産婦人科医へ相談すること，腹痛やお腹の張りが出てきたときはすぐに連絡するよう説明し帰宅とした．

おわりに

　「熱がでたけど赤ちゃんは大丈夫かしら？」「この薬は授乳への影響は大丈夫だろうか？」と，（声に出さなくても）母親は考えています．薬・検査を行う際には，赤ちゃんへの影響やリスクについて説明することで不安を和らげることができます．妊娠10週ごろからは経腹エコーでも赤ちゃんの心拍や手足の動きが確認できます．エコー画面で一緒に確認すると患者さんがとても安心されます．
　ぜひやってみてください！

◆ 文　献

1) 「産婦人科診療ガイドライン産科編2017」（日本産科婦人科学会，日本産婦人科医会/監編），日本産科婦人科学会事務局，2017
   http://www.jsog.or.jp/modules/about/index.php?content_id=16
   ▶ 無料で閲覧可．
2) Hamilton SM, et al：Pregnancy-related group a streptococcal infections：temporal relationships between bacterial acquisition, infection onset, clinical findings, and outcome. Clin Infect Dis, 57：870-876, 2013
3) Yamada T, et al：Invasive group A streptococcal infection in pregnancy. J Infect, 60：417-424, 2010
   ▶ 妊娠中のA群レンサ球菌感染症の日本のレビュー論文．
4) 国立感染症研究所
   https://www.niid.go.jp/niid/ja/
5) Giorgio E, et al：Parvovirus B19 during pregnancy：a review. J Prenat Med, 4：63-66, 2010
6) 日本産婦人科医会：風疹り患妊婦2次相談施設（2018年11月1日更新）
   http://www.jaog.or.jp/wp/wp-content/uploads/2018/10/rubella_soudanlist.pdf
7) White SJ, et al：Measles, mumps, and rubella. Clin Obstet Gynecol, 55：550-559, 2012

8) Kimura H, et al：The Association Between Documentation of Koplik Spots and Laboratory Diagnosis of Measles and Other Rash Diseases in a National Measles Surveillance Program in Japan. Front Microbiol, 10：269, 2019
　▶ コプリック斑について日本からの報告．

9) Lamont RF, et al：Listeriosis in human pregnancy：a systematic review. J Perinat Med, 39：227-236, 2011

10) WHO Reproductive Health Library：WHO recommendation on antibiotics for asymptomatic bacteriuria (December 2016)
https://extranet.who.int/rhl/topics/preconception-pregnancy-childbirth-and-postpartum-care/antenatal-care/who-recommendation-antibiotics-asymptomatic-bacteriuria

11) 一般社団法人日本感染症学会，公益社団法人日本化学療法学会JAID/JSC感染症治療ガイド・ガイドライン作成委員会尿路感染症・男性性器感染症ワーキンググループ：JAID/JSC感染症治療ガイドライン2015―尿路感染症・男性性器感染症―．日本化学療法学会雑誌，64：1-30，2016

12) Loto OM & Awowole I：Tuberculosis in pregnancy：a review. J Pregnancy, 2012：379271, 2012

13) 日本結核病学会治療委員会：「結核医療の基準」の改訂―2018年．Kekkaku, 93：61-68, 2018

14) Amir LH, et al：ABM clinical protocol #4：Mastitis, revised March 2014. Breastfeed Med, 9：239-243, 2014
ABM臨床プロトコル第4号 乳腺炎〔日本語版：涌谷桐了（2014年11月10日日本語翻訳）〕
　▶ 乳腺炎に関する診断と治療についてまとめられている．

Profile

柴田綾子　Ayako Shibata

淀川キリスト教病院 産婦人科専門医
優秀な若手後輩が増え，うかうかしていると一瞬で抜かれてしまうと危機感を感じています．自分の専門領域の知識をアップデートするための楽しい論文の読み方，自分の診療から論文や情報発信を行うことに挑戦しています．関西若手医師フェデレーションのスタッフで勉強会の企画運営をしています！
(https://kanfed.jimdo.com/)

各論 風邪へのアプローチ

C) 患者背景別のアプローチ

3 風邪に見える性感染症

谷崎隆太郎

Point
- 性器外症状を主訴に受診した性感染症は風邪に見えることがある
- HIV感染症を早期に見つけることは，もはや診断ではなく救命である
- 性感染症診療では患者とのコミュニケーションが重要である

Keyword 性感染症　性器外症状　HIV感染症　BPSモデル

はじめに

　皆さんは，風邪かな？ と思った患者に毎度性感染症を疑いながら診療しているでしょうか？ ぶっちゃけ今の筆者はそんな診療はしていません．だって，そんなにしょっちゅう性感染症の患者が来るわけもなく，風邪かな？ と思ったらやっぱりまずは風邪なんです，風邪．…しかし！ 筆者がかつて東京都新宿区で感染症医として働いていた頃には，風邪かな？ と思っても「いや，まだ性感染症の可能性もあるし，飛びつくな，自分！」と思いながら日々診療していました．なぜこのように心構えが異なるかというと，それは，地域の有病率が大きく違うからです．代表的な性感染症である梅毒が全数報告疾患ですので，その分布を見ればある程度自分の診療している地域にどれくらい性感染症のリスクがあるのかが相対的にわかるかと思います（図1，ただし，これは発症した人が居住している地域ではなく，診断された地域である点に注意が必要です）．

　とはいえ，人はセックスをします．それはもう，都会でも田舎でも関係なくセックスをします．ですので，たとえ性感染症の頻度が低い地域であっても，もしかしたら性感染症かも…と思える目を養っておく必要があります．性感染症を見逃さずに診断したい理由は大きく3つあります．1つは**現在の患者本人の症状改善のため**，もう1つは**患者本人から他者への感染を予防するため**，最後の1つは，**今診断しておかないと後々不妊症になったり，場合によっては命にかかわったりするような有害事象を防ぐため**，です．

　以下，症例を通じて一見風邪のように見える「見逃しかねない」性感染症について見ていきましょう．

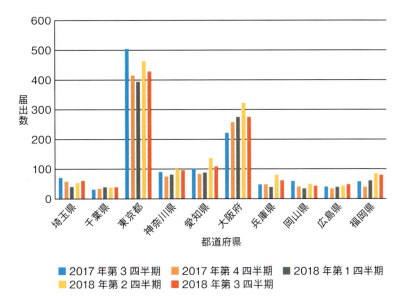

図1 ◆ 感染症発生動向調査で届出られた梅毒の概要（2018年10月）
「日本の梅毒症例の動向について」（国立感染症研究所）より引用
https://www.niid.go.jp/niid/images/epi/syphilis/2018q3/syphilis2018q3.pdf

症例：この主訴で性感染症とは…

22歳，女性．主訴：発熱，咽頭痛．
現病歴：5日前から咽頭痛，4日前から37℃台後半の発熱が続くため受診．その他の症状は認めず，周囲に同様の症状の者はいない．
既往歴：なし．内服薬：なし．アレルギー：なし．
身体所見：全身状態良好，体温37.7℃，血圧110/67 mmHg，脈拍70回/分，呼吸15回/分，SpO_2：98％（room air）．頭頸部：眼瞼結膜貧血なし，眼球結膜黄染なし，咽頭発赤あり，白苔付着なし，頸部リンパ節腫脹なし．胸腹部，四肢に特記所見なし．

こんな患者が受診されたら，どうやって診療を進めていくでしょうか？
　自分なら，もし外来が忙しかったりしたら「元気そうだし，まあ風邪の初期症状かな？」などと思ったりしてアセトアミノフェン（カロナール®）を処方して帰宅，何かあれば再診，としてしまいそうです…．
　でもよく考えてみると，風邪にしては発症5日も経つのに鼻汁も咳もない点が典型的ではありません．百歩譲って発熱はまだいいとしても，咽頭痛の程度が変わらず5日間も続く風邪って…？　そう，この時点で「風邪」ではなく「咽頭炎の鑑別」に進むべきなのです（詳しくは各論-A-4を参照）．

表1 ◆ 咽頭症状を来たしうる代表的な性感染症

咽頭症状を来たしうる代表的な性感染症
● 淋菌感染症
● クラミジア感染症
● ヘルペスウイルス感染症
● 急性HIV感染症
● 梅毒

表2 ◆ 急性HIV感染症の臨床所見

臨床症状	頻度（%）
発熱	25〜95
倦怠感	25〜90
体重減少	20〜75
リンパ節腫大	10〜75
筋肉痛	20〜70
咽頭痛	15〜70
皮疹	10〜70
胃腸症状（嘔気・嘔吐，下痢）	30〜70
頭痛	40〜60
関節痛	20〜55
寝汗	10〜55
口腔内潰瘍	7〜35
無菌性髄膜炎	20〜25

（文献1より引用）

ここが診療のポイント

風邪の症状（せき・はな・のど）が揃っていないものを安易に風邪と診断しない！「せき」だけなら肺炎・気管支炎の鑑別を，「はな」だけなら鼻副鼻腔炎の鑑別を，「のど」だけなら咽頭炎の鑑別をそれぞれ進めていく！

1 性感染症は多彩な症状を呈しうる

咽頭炎の原因は多岐にわたりますが，オーラルセックスなどの性器→口の経路があれば性感染症であっても当然咽頭に病変をきたしうるので，咽頭炎の鑑別には常に性感染症が入ってきます（表1）．代表的な微生物として，淋菌，クラミジア，単純ヘルペスウイルス，*Treponema pallidum*（梅毒の原因菌）などがあがります．そして何と言っても忘れてはいけないのがHIVです．HIVに感染すると，感染後2週間程度で急性HIV感染症を発症することがあり，咽頭痛をはじめとするさまざまな臨床症状を呈します（表2）[1]．表2を見ると，もう本当に何でもアリな臨床所見で，急性HIV感染症に特異的な所見はありません．これは実は，**梅毒**（特に2期梅毒）でも同じことが言えます．ただし，HIV感染症と梅毒は，想起しさえすれば診断に有用な検査が簡便に施行できますので，「まさかHIV感染症では？」「まさか梅毒じゃないよね？」というふうに，**どんな主訴でも常に鑑別疾患のなかに入れておくことが診断のコツです**．**ヘルペス咽頭炎**は，典型的な有痛性の口腔内潰瘍や水疱性病変を呈した場合には臨床診断が可能ですが，咽頭炎のみの場合は診断が難しく，咽頭拭い液の単純ヘルペスウイルスDNA検査を要することもあります．

表3 ◆ 性器外症状の主訴から見る各性感染症

	発熱	咽頭痛	リンパ節腫大	皮疹	口腔内潰瘍	関節痛	下痢
急性HIV感染症	○	○	○	○	○	○	○
梅毒	△	○	○	○	○	△	○
淋菌感染症	△	○	×	△	×	△	○
性器クラミジア感染症	△	○	○	×	×	×	○
ヘルペスウイルス感染症	△	○	○	×	○	×	○
B型肝炎	○	×	×	△	×	△	×

○：よくある主訴，△：主訴になりうる，×：ほとんどない
（文献2を参考に作成）

　また，性感染症のなかには咽頭痛だけでなく**リンパ節腫脹**（頸部に限らず全身もありうる）や**関節痛**など，「風邪でもありうるよね」と言いたくなるような性器外症状を主訴に受診するものがありますので（表3），性感染症は，泌尿器科や産婦人科でもない，一般内科外来を担当する内科医・総合診療医も遭遇する疾患だということをぜひ意識しておきましょう．

 ここが診療のポイント

　　性器外症状で受診する性感染症がある．咽頭痛やリンパ節腫脹，関節痛など一見「風邪かな？」と思いがちな主訴のなかにも性感染症が紛れているかもしれない！

❷ HIV感染症について

　HIV感染症は未治療のままではCD4陽性リンパ球が減少していき，ついには後天性免疫不全症候群（AIDS）の状態となり日和見疾患を発症して死に至る病気ですが，早期発見して早期治療にもち込むことで**非HIV感染者と同程度の余命を全うすることができる疾患になりました**[3]．ですので，HIV感染症を見つけて「診断すること」は，言うなれば「救命すること」と言っても過言ではないのです．

　HIV感染症の診療では，CD4が200/μLを超えていれば非HIV感染者と同じような鑑別で多くの場合は問題ありませんが，CD4が200を下回っている患者では注意が必要です．なぜなら，一見元気に見えても背景に細胞性免疫不全に起因する感染症を発症していることがあるからです．例えば，見た目が元気な発熱，咳の患者が実は肺結核やニューモシスチス肺炎だったり，見た目が元気な発熱，頭痛の患者がクリプトコッカス髄膜炎や結核性髄膜炎だったりしますので，**HIV感染症の診療では常にCD4数を確認することを意識しましょう**．逆に，CD4数が200/μLを超えていたら極度に警戒しすぎる必要はなく，典型的な風邪だと思ったら，それは大抵風邪でOKです．

ここがピットフォール

CD4数が低下したHIV感染症患者では，自覚症状が軽くても重篤な疾患が潜んでいる可能性があるため，HIV感染症患者の診察では常にCD4数を確認する！ 逆にCD4＞200/μLでは基本的には非HIV患者と同じように診療していっても問題にはならない．

症例の経過・その後

さて，この患者は性感染症の可能性がありますので，追加で性交渉歴を聴取しました．性交渉歴はきわめてプライベートな情報なので，患者が安心して話せる空間づくり，具体的な項目を絞ってクローズド・クエスチョンで聴取するなど（例：普段どなたと性交渉をもちますか？→×，セックスのパートナーは男性ですか？ 女性ですか？ 両方ですか？→○）一定の工夫が必要です[3]．なお，この患者から「彼氏としか（セックス）してません」という情報が得られたとしても，その彼氏が他の誰かとセックスしている可能性もあるわけですし，そもそもその情報が本当に正しいかどうかは誰にもわかりません．ですので，相手が人間である以上，性感染症の可能性については常に頭の片隅に残しておきたいものです．

今回の患者では，性交渉歴を聴取したところ「本番はないけど，口でならありました．そういうバイトしてるんで」とのことでした（要は，性器とペニスは接しないけど，咽頭とペニスは接しうるということです）．オーラルセックス専門の性風俗店でアルバイトをしている背景が追加で得られましたので，患者にも説明し，咽頭拭い液の淋菌・クラミジア核酸増幅検査，咽頭培養検査を提出してセフトリアキソン2g点滴とアジスロマイシン（ジスロマック®）2g内服を処方して帰宅としました．後日，咽頭培養の結果は淋菌が陽性であり，核酸増幅検査では淋菌陽性・クラミジア陰性でした．

本症例の患者はオーラルセックスで男性から感染したと予想されますが，日本人男性の尿道炎のうち約10％で淋菌とクラミジアが混合感染していたとの報告もあり[4]，女性の咽頭炎や子宮頸管炎でも同程度の共感染が存在する可能性を示唆しています．すなわち，**淋菌とクラミジアは，基本的には同時に検査・治療することが望ましい**と考えられます．性感染症診療で頻繁に引用される米国疾病予防センターのガイドライン[5]では，咽頭炎であれ尿道炎や子宮頸管炎であれ，検査結果が得られる前に淋菌・クラミジアの両方同時に治療開始することが推奨されています〔具体的には，セフトリアキソン2g単回点滴とアジスロマイシン（ジスロマック®）1回1〜2g単回内服で治療します〕（表4）[6,7]．特に近年，**淋菌の耐性化**は世界的に深刻な問題として捉えられており，とりわけ日本を含めたアジアで薬剤耐性淋菌の罹患リスクが高いとの報告もありますので[8]，淋菌感染症を疑った際にはぜひとも**培養検査**も提出しましょう．

 ここが診療のポイント

淋菌の薬剤耐性は深刻な問題です．淋菌感染症を疑ったら必ず培養検査も提出しましょう！

表4 ◆ 咽頭症状を呈する主な性感染症の検査・治療

疾患名	検査	治療例
淋菌感染症	尿・腟分泌物の核酸増幅検査 培養検査（咽頭拭い液，尿，尿道・腟分泌物）	セフトリアキソン2g単回点滴
クラミジア感染症		アジスロマイシン1〜2g単回内服
ヘルペスウイルス感染症	罹患部位の単純ヘルペスDNA検査*	バラシクロビル1g1日2回内服，7〜10日間
HIV感染症	HIVスクリーニング検査	抗HIV薬
梅毒	RPR，TPHA測定	アモキシシリン内服**

*免疫不全状態でHSV感染症が強く疑われる患者のみreal time PCR法が保険収載
**世界標準はBenzathine penicillin G筋注だが，日本では承認されていないため，やむなくアモキシシリン（AMPC）内服を使用している．日本性感染症学会[6]ではAMPC 1回500 mgを1日3回投与が推奨されており，日本発のエビデンス[7]としてはHIV感染症合併梅毒に対してAMPC 1回1gとプロベネシド1回500 mgを1日3回内服するレジメンが効果が高かったというretrospective studyがある
HIV：human immunodeficiency virus，RPR：rapid plasma regain
TPHA：treponema pallidum hemagglutination test

❸ 性感染症の予防・パートナー治療について

　さて，治療によりこの患者の症状が改善したら，やれやれ，一件落着…でしょうか？　いやいや，そうではありません．通常，性感染症は自然発生することはなく，必ず誰かから性行為を通じて感染します．つまり，1人の性感染症患者を診たら，必ずもう1人以上の患者が存在する，ということなのです．この患者も誰かから感染したわけで，そして性風俗店での勤務という背景を考慮すると，もはやその誰かを特定するのは不可能でしょう．しかし，**パートナー治療**が不可能だとしても，目の前の本人の未来の健康だけでも守るよう尽力するのがわれわれ臨床医の役目です．「性感染症にかかるのは自己責任！」「そんな仕事はすぐやめるべき！」と言い放つようでは患者の未来の健康を守ることはできません．性感染症予防の知識がなければ当然無防備なセックスをくり返すでしょうから，性感染症予防のための**性教育**は必須です．また，性風俗店勤務に至った背景を無視して頭ごなしに仕事をやめるよう言われても，ほとんどの場合，行動変容にまでは至りません．せめてコンドームの着用を義務づけている店舗へ移動できないか，など，相談の余地はあるはずです．今後のリスク管理について患者に丸投げすることなく，少なくとも**コミュニケーションをとって一緒に考える姿勢が大切**だと思います．

　以上のように性感染症診療は，生物学的・心理的・社会的な要素が互いに影響しあった分野であり，総合診療医のもち味の1つである**Bio-Psycho-Social（BPS）モデル**[9]をフル稼働するのに非常に適した分野ですので，ぜひ関心をもっていただければ，と思います．

まとめ

　風邪に見える性感染症を見逃さないコツは，何と言っても風邪の3大症状が揃っていないものを安易に風邪と診断しないことです．初診時に風邪と診断したとしても，適切に経過観察す

ることで「この経過は風邪にしてはおかしいな…」と気づくことができれば，その時点で性感染症を疑うこともできます．「長引く〇〇」という臨床徴候に遭遇したときにはぜひ性感染症の可能性を考え，性交渉歴を聴取してみてください．

◆ 文　献

1) Henn A, et al：Primary HIV Infection：Clinical Presentation, Testing, and Treatment. Curr Infect Dis Rep, 19：37, 2017
   ▶ 急性HIV感染症の臨床症状について詳しく記載されている．
2) 「ジェネラリストのための性感染症入門」（谷崎隆太郎/著），文光堂，2018
   ▶ 日本語で書かれたジェネラリスト向けの性感染症の入門書．
3) Antiretroviral Therapy Cohort Collaboration：Survival of HIV-positive patients starting antiretroviral therapy between 1996 and 2013：a collaborative analysis of cohort studies. Lancet HIV, 4：e349-e356, 2017
   ▶ 良好にコントロールされたHIV感染者の予後が非感染者と同程度であることを示した論文．
4) 早川隆啓，他：男子尿道炎414例についての臨床的検討．日泌尿会誌，93：450-456，2002
5) Workowski KA & Bolan GA：Sexually transmitted diseases treatment guidelines, 2015. MMWR Recomm Rep, 64：1-137, 2015
   ▶ 頻繁に引用されるIDSAの性感染症治療ガイドライン．
6) 日本性感染症学会：性感染症 診断・治療ガイドライン 2016．日性感染症学誌，27(1)：Supplement，2016
7) Tanizaki R, et al：High-dose oral amoxicillin plus probenecid is highly effective for syphilis in patients with HIV infection. Clin Infect Dis, 61：177-183, 2015
   ▶ 日本発のアモキシシリン内服による梅毒治療の代表的な論文．
8) Beauté J, et al：Travel-associated gonorrhoea in four Nordic countries, 2008 to 2013. Euro Surveill, 22：doi：10.2807/1560-7917.ES.2017.22.20.30537, 2017
9) Engel GL：The need for a new medical model：a challenge for biomedicine. Science, 196：129-136, 1977

Profile

谷崎隆太郎　Ryutaro Tanizaki
市立伊勢総合病院 内科・総合診療科
専門：病院総合診療，臨床感染症，教育．
地域の中小病院を舞台に，医師として一生使える大切なことを医学生や研修医に学んでもらう場を提供しています．中小病院には，大病院では得られない自己効力感を高めるチャンスがゴロゴロ転がっていますので，若手にオススメのフィールドです．最近，性感染症をこれから勉強する医師向けに「ジェネラリストのための性感染症入門」（文光堂）という本を書きました．

各論　風邪へのアプローチ

C）患者背景別のアプローチ

4 風邪に見える膠原病・自己炎症性疾患・血液疾患

國松淳和

- 「膠原病・自己炎症性疾患・血液疾患」を，日常の風邪診療のなかではじめから疑うものではない
- 血球減少，慢性炎症，間欠熱を示す病型に分けて考える
- 出血傾向，顕著な血球減少・LDH上昇を見たら，緊急性をもち警戒心をもって対応する
- 質の高い風邪診療のくり返しのなかに，稀なものに気づける感覚が備わる

Keyword　出血傾向　　高LDH血症　　急性白血病　　血球貪食症候群　　全身性エリテマトーデス　　家族性地中海熱

はじめに

　「膠原病・自己炎症性疾患・血液疾患」を考えるにしても，重要なのは結局「基本」です．「膠原病・自己炎症性疾患・血液疾患」をはじめから特異的に診断するというのは危険です．なぜなら，確率判断を無視しているからです．風邪かもしれないという患者をみているという文脈では，やっぱり多いのは風邪です．風邪診療には確かにピットフォールは存在しますが，そうしたピットフォールを中心に考えたり，ピットフォールを優先的に考えたりするのは，姿勢としてもセンスとしても非常にバランスが悪いと思います．

　稀なものを見る目は，コモンなものを見ることができる目に備わります．基本を押さえ，それを日常的にこなし，それが無意識のレベルで継続できるようになったときにはじめて稀なものに気づける感覚が備わります．以下，風邪に紛れる「膠原病・自己炎症性疾患・血液疾患」について解説します．ただ，これらを読んでいただくにあたり，風邪診療の基本的なことを実直に実践すること，それがそのまま「膠原病・自己炎症性疾患・血液疾患」を風邪診療のなかから見抜くことに役立つのだということを，どうか覚えておいてください．

 ここがポイント

　『ニッチ』はきっと奪うでも与えるでもなくて　気がつけばそこにあるもの

「膠原病・自己炎症性疾患・血液疾患」というテーマは広大です．これを網羅するのはここでは困難ですので，風邪に似る（かもしれない）病態のうちから大きく思い切って3つに絞って取り上げます．

1 3つの病型を認識

「風邪ではないかもしれない」と認識する方法や，そう認識される経緯というのは臨床現場では多種多様にあると思います．しかしここでは，私が重視しかつ初学者・一般医にとっても有用と思われる思考法・アプローチについて概説したいと思います．表1のような3つの病型を認識することをおすすめします．

表1 ◆ 風邪に見える3つの注意すべき病型（主な疾患だけ例をあげて）

血球減少型	出血傾向	急性白血病のDIC
	LDH上昇	急性白血病，他に血球貪食症候群（サイトカインストーム），悪性リンパ腫，血栓性血小板減少性紫斑病
	その他	SLEなど
慢性炎症型		血管炎，リウマチ性多発筋痛症，成人Still病など
間欠熱型		自己炎症性疾患：家族性地中海熱（familial Mediterranean fever：FMF）など

1）血球減少型

"鑑別疾患"の枠組みで考えるのもよいですが，ここは「緊急性」から考えていきましょう．

a）出血傾向の確認

まず，圧倒的に飛び抜けて緊急性があるとしたいのは**「出血傾向」**があるときです．

出血傾向の確認には出血症状をみます．それは問診・視診で行います．ぶつけてもいないのに「あざ」が出ていたり，歯肉など口腔内の出血があったりすることでわかります．あざは多発することが多く，四肢・体幹どこにでもできます．物理的刺激がかかりやすく，そして軟部組織が豊富にある部位に生じやすいです．出血傾向に由来するあざは普通無痛性です．

多少乱暴なロジックにはなりますが，非外傷性の出血症状があるかどうかみることは，内科では**播種性血管内凝固（DIC）**かどうかを推定していることに等しいと思います．「（急性白血病→DIC→）出血傾向」をみたら，この（　）内のことを想定すべきなのです．

風邪ではないかもと思って（思わなくても）血液検査が実施されて，血球減少とりわけ血小板の減少をみたとき，その患者に出血症状があれば直ちに**急性白血病**を考えるべきです．急性白血病のDICは線溶系亢進型ですから出血傾向を示します．

急性白血病は「内科的エマージェンシー（medical emergency）」であると私は認識しています．**急性白血病を見つけた先生は，**いつ，どこで診療していようとも，すぐ**血液内科医に**ア

クセスを試みてください．血液内科医は，急性白血病が疑わしいと認識していながら何もしない・動かないということはあり得ません．血液内科医はこの瞬間のために血液内科医になったのですから．

b）LDH上昇の確認

次の注目点は，「**顕著なLDH上昇**」です．血球減少にLDH上昇を伴えば，あまりよろしくないことが起こっていると考えてよいです．細胞や組織が破壊されていると捉えるのがよいと思いますが，クレアチンキナーゼ（CK）が同時に上昇していれば骨格筋の崩壊や炎症が考えられますし，肝酵素上昇がみられれば肝炎を起こしているかもしれません．しかしそうしたCKや肝酵素の数値に比してLDHが高いことが，血球減少と共存していれば，普通はまず血液細胞が崩壊していることを想定していいです．具体的には，やはり**急性白血病**，他に**血球貪食症候群（サイトカインストーム）**，**悪性リンパ腫**，**血栓性血小板減少性紫斑病**などがあります．

ところで，「先生，血球貪食症候群ではなく血球貪食性リンパ組織球症（HLH）ですよ，最近は（笑）」と思われた学生・研修医諸氏もいるかもしれないですね．確かに現時点ではHLHと呼ぶ向きが優勢でしょう．個人的にはどちらでもよいと思っています．ただ，どちらも「血球貪食」という現象を前提とせずに定義できる病態であるということに留意していただきたいと思います．つまり，血球貪食像を待たずに診断・治療できますし，またそうした方がいいわけです．

さらに混乱することには，マクロファージ活性化症候群なるtermもあります．実はどの名称の病態・症候群も，マクロファージが強く活性化することの諸症候である点で共通しています．むしろ，区別するのではなく共通概念としてまとめるべきだとの意見[1]もあります．それによれば，「hyperinflammatory syndrome（過剰炎症症候群）」「hypercytokinemia syndrome（高サイトカイン血症症候群）」などの呼称がよいと言っています．本来はこれでよいのだと思います．

こうしたサイトカインストームとなる状況というのは，発熱，倦怠感，肝酵素上昇，血球減少というような臨床的な項目からなる症候群として捉えるのがよいです．血球貪食像を証明することを前提にしていると，治療が遅れてしまう可能性があるからです．前置きが随分長くなりましたが，このような状況に際し，HLH/サイトカインストームを想起するために有用なのが，LDHです．

AST/ALT，CKなどに比べてLDHが高いときは，緊急性をもち警戒心をもって対応すべきです．大まかに言って，LDHがトランスアミナーゼの10倍であるとき，広範な組織障害が起こっている可能性があると考えます（すみませんがこれに明瞭なエビデンスはありません）．具体例として，「AST90, ALT72, LDH911」や「ALT298, ALT222, LDH3379」は明らかにおかしいとみるべきでしょう．個人的にはこの「10倍」にこだわる必要はないと思っていて，あくまで相対的な話であり，"LDHが突出する感覚"を感じとることが重要であると考えています．

c）その他の注意すべき事項

これ以降の解説はやや緊急性を下げていきます．意識障害や臓器障害の進行があれば別対応

となりますが，そうでないときに注意すべき病態として**全身性エリテマトーデス（SLE）**をあげてみます．診断について詳述する紙幅がありませんが，発熱をみていて，風邪にしては治りが悪いなどの不調が続き，そして血球減少がみられていればそれだけで頭によぎらせてよいのがSLEです．SLEを疑えた先生はきっとSLEを特異的に診断できますし，また抗核抗体という感度の高い検査によって，SLEの可能性はそれほど高くはないようなときにSLEを否定することもできます．診断のしかたの実際ですが，SLEの分類基準を参照するだけです．

あとは，純粋に血球減少のみで気づかれるということはまずないでしょうが，**風邪以外のウイルス感染症**です．伝染性紅斑，風疹，麻疹，急性HIV感染症，デング熱といったウイルス感染症では血球減少をみることがあります．

2）慢性炎症型

まず，あくまで臨床的に「慢性炎症」というものがどういうものか述べておきます．

慢性炎症は，表2のような血液検査の組み合わせで推測するものです．とりわけ**CRP陽性**は必須で，またその高低は問いません．高さよりも持続性であって，**CRPが低く弱い炎症であっても切れ目なく持続すれば慢性炎症となります．**そのことがアルブミンやヘモグロビンの低下，あるいは血小板などの増多につながるというわけです．

この『慢性炎症型』に相当するのは，血管炎のことが多く，あるいはリウマチ性多発筋痛症，成人Still病のような炎症の病気が多いです．

表2◆「慢性炎症」の血液検査所見

- CRP陽性
- アルブミン低下
- ヘモグロビン低下
- 血小板増多
- 血沈亢進（70 mm以上の著明亢進）
- IgG高値（2,000～3,000 mg/dL以上）

3）間欠熱型

いきなり国語の授業で申し訳ないですが，「間欠的な」という語の意味を理解されているでしょうか？　一定の間隔を置いて起こったり止んだりすることを言います．この「止んだり」というところがポイントです．いったん止む，という疾患をすぐに想起できますか？　例えば，がんの患者さん．体調がよくなったり悪くなったりしますね．ただ，体調がよい時期にがん細胞が体からゼロになっていますか？　治療前の感染性心内膜炎の患者さんなら熱が上がったり下がったりしますね．ただ，熱が下がった時期に菌血症がなくなったりしますか？　これらは，見かけよくなったようにみえても，実際の病態は**解除されていない**という状況です．

ここで『間欠熱型』と私が呼んでいるのは，熱がいったん止むというだけでなく，すべての状態が正常化するという様子を指しています．こんな病気，想像できるでしょうか．こうした病型をとり近年認知が高まっているのが**自己炎症性疾患**というものです．正直，「Gノート」の

読者がこの病態を知る必要はないと思うのですが今回特別にここに取り上げます．似たようなことをもう一度言いますが，こうした稀な病態をいつも考えるのはよろしくないです．本稿ではなく，まずは他の先生方のページを熟読された方がいいです．

さて自己炎症性疾患というのは，自己免疫疾患のように病名を指すものではありません．分類法にもよりますが，さまざまな疾患を含む総称です．多くが，単一の責任遺伝子が知られる遺伝性疾患ですが，なかでも一番頻度が高いと思われる**家族性地中海熱**（familial Mediterranean fever：FMF）が重要です[2]．

FMFは，12〜72時間ほどの比較的短い持続時間の，発熱と漿膜炎からなる発作を反復するという特徴があります．漿膜炎とは，腹膜炎，胸膜炎，心膜炎のことが多く，関節炎や髄膜炎などもみられることがあります．反復は，どんなに短い間隔でも2〜3週で，普通は1〜2カ月に1回ほどの頻度の発作です．3〜4カ月に1回のこともあります．これだけ聞くと「大変な病気だ…」と思ってしまうことでしょう．しかし仮に30時間続く発作が，10週ごとにやってくることを想像してください．すると，1年に発作は5回くらいですから，1年間のうち合計1週間も満たない時間しか発作がないのです．これを想像してみてください．逆に言えば，FMFの患者さんは1年のほとんどをその人の普段通りの状態で過ごしているのです．これを知っておくのはFMFの診断想起に非常に重要だと私は考えています．つまり，**FMFの患者さんは，非発作期にみたら健康な人と全く変わらない**ということを留意しておくのです．

もう1つ，FMFの重要かつ特徴的な臨床像を述べておきます．それは，「発作」というだけあって，突発したシャープな症状が勝手に終息するという点です．勝手にというのは，自然軽快あるいは「**治療なしに症状が消失する**」ということです．このため，未診断FMFの患者（＝まだFMFであると認識されていない患者）の多くが，発作の1回1回を医者に"風邪"と診断されていた過去をもちます．患者当人，あるいは医者にすら「風邪をよくくり返す人だ」とされてしまっていることが多いのです．ついにここで，FMFという疾患が「風邪に見える」という本書のテーマと出会うことになります．

風邪を反復することくらいは，普通の人にもよくあることでしょう．ただその患者から，「やけにコンスタント」「20年前からずっと」「"風邪"といつも言われているけれど，喉の痛みや咳や下痢ではなくて，お腹や胸の痛みが辛い」「よく風邪をひくけれど，ある漢方を飲めば2日でバッチリ治る」「そういえば親も定期的に寝込んでいた」といった問診が拾えたならFMFを想起してみてもよいかもしれません．この辺になると，FMFを意識して問診するという感覚ではないと思います．いつもの風邪をみていて，「やけに〜」「風邪にしては〜」といった通常の風邪病態との差異や，今みている状況の一種の"おかしさ"などを，感じるということなのだと思います．だからこそ，普段の風邪診療の質が大切なのです．そうです，"風邪診療をなめたらアカン"のです（by 藤田先生）．あなたが何気なく帰宅させた風邪，後から診た医者にみられているかもしれませんよ？

 ここがポイント

『ニッチ』はきっと奪うでも与えるでもなくて　気がつけばそこにあるもの

まとめ

「膠原病・自己炎症性疾患・血液疾患」は，頻度としては稀ですが，総論に偏りすぎずある程度は特異的に（各論的に）詳しく勉強しておくとよいです．稀とされている病態のなかでも比較的コモンなもの，稀とされている病態であっても緊急性が高いものを診断するためには，あまり出会ったことがないということを言い訳とせずに，前もって準備しておくことが必要です．

ここがポイント

『ニッチ』はきっと奪うでも与えるでもなくて　気がつけばそこにあるもの

◆ 文　献

1）Weaver LK & Behrens EM：Hyperinflammation, rather than hemophagocytosis, is the common link between macrophage activation syndrome and hemophagocytic lymphohistiocytosis. Curr Opin Rheumatol, 26：562-569, 2014
2）國松淳和, 他：外来における不明熱の原因疾患としての家族性地中海熱の重要性. 日臨免疫会誌, 39：130-139, 2016

Profile

國松淳和　Junwa Kunimatsu
医療法人社団永生会南多摩病院 総合内科・膠原病内科
専門：内科

「トランジショナル・イヤー（Transitional year：専門研修に入る前のインターン期間）」という言葉をたった今（2019. 4. 8）知りました．なんて便利…嘘．素敵な言葉でしょう．当院には（初期も後期も）「研修医」という医師がいません．当然専門医制度などとも無縁です．ぜひ，私と一緒にのびのびとトランジショナル・イヤーを過ごしてみませんか？　今なら手取り足取り教えます．

各論　風邪へのアプローチ

C）患者背景別のアプローチ

5　がん患者の風邪

冲中敬二

Point
- たかが呼吸器ウイルス感染症と言ってもがん患者では侮れない
- 症状のみでの重症度の評価は難しい場合があり，帰宅させる場合でも症状の悪化などがあればすぐに再来院するように伝える
- 脾摘後などの侵襲性肺炎球菌感染症にも注意すること

Keyword　がん患者　呼吸器ウイルス感染症　侵襲性肺炎球菌感染症

はじめに

　本稿では，「風邪≒呼吸器ウイルス感染症」と仮定して主に呼吸器ウイルス感染症の解説をします．

　近年がん患者への抗癌剤治療は外来での治療へと移行してきており，市中の感染症へ曝露する機会が増えてきています．たかが呼吸器ウイルス感染症といえどもしばしば下気道感染に至り致死的となる点が大きな問題となります．また，このような市中感染症に罹患することが抗癌剤治療の遅れにつながることにもなります．このため，がん患者において呼吸器ウイルス感染症に罹患しないために日々の手指衛生やワクチン接種などの予防対策は重要です．インフルエンザのように有効な治療がある疾患においては早期診断・早期治療も重要となります．さらに，免疫不全患者ではウイルス排泄期間が延長することも知られており，病院内の感染対策にも注意が必要です．

　また，感冒様症状を主訴とする受診で注意すべき疾患として侵襲性肺炎球菌感染症もあり，脾摘後や液性免疫不全患者では注意が必要です．

　麻疹や風疹，水痘などは小児期にワクチンを接種していたとしても化学療法などによって抗体価が低下してしまう可能性も懸念されます．そのような場合修飾麻疹，風疹などのような非典型的な経過で受診する可能性もあり注意が必要です．特に造血幹細胞移植患者や血液悪性腫瘍などの高度の細胞性・液性免疫不全患者では発熱や腹痛などを主訴に皮疹を伴わず受診する内臓播種性帯状疱疹のような劇症型の病態もあり注意が必要です[1]．

　また，造血幹細胞移植後では稀に発熱，リンパ節腫脹などを主訴に移植後EBウイルス関連

悪性リンパ増殖症を発症することもあり，経過に問題がある場合には移植主治医へ早めの相談を検討する必要があります．

近年，がん専門施設で移植治療を受けた後に地元に戻って生活している患者や，遠方の病院で外来化学療法を受けている患者も増えていると思います．このような患者が突然体調不良で地元のクリニックや総合病院を受診した場合どのような点に注意する必要があるでしょうか．

❶ がん患者における呼吸器ウイルス感染症

- **データの乏しい領域だが，近年ガイドラインが作成されるようになってきている**
- **存在するエビデンスも潜在的なバイアスが存在する可能性に注意**

遺伝子検査などウイルス感染症の診断技術の向上により[2]，近年免疫不全者における呼吸器ウイルス感染症の疫学データが報告されつつあります．しかし実際のところ，がん患者関連の呼吸器ウイルス感染症に関する情報は**造血幹細胞移植患者におけるデータが中心**で，固形腫瘍患者における情報はまだ多くはありません．今後固形腫瘍患者でもエビデンスが蓄積されてくるものと思われます．本稿では2016年に発表されたドイツの「がん患者における市中呼吸器ウイルス感染症ガイドライン」[3]などを参照して解説します．また，造血幹細胞移植患者に関しては，日本造血細胞移植学会の「造血細胞移植ガイドライン-インフルエンザとその他の呼吸器ウイルス感染症 第3版」[4]や欧州のガイドライン〔European Conference on Infections in Leukemia（ECIL-4）〕[5]などが参考となります．

この領域の文献を読む際の注意点として，呼吸器ウイルス感染症として比較的重症度の高い患者が選択され，対象症例に軽症や無症状の患者が含まれていない（軽症の患者に遺伝子検査をしようとは思わないため）という**バイアスが存在する可能性**は念頭におく必要があります．

❷ がん患者と非がん患者のインフルエンザにおける特徴の比較

- **一定の割合で重症化することが知られているものの，症状が出にくい**

呼吸器ウイルス感染症の代表である**インフルエンザ**でがん患者における特徴を見てみたいと思います．Memoliらは免疫不全患者と非免疫不全患者におけるインフルエンザの特徴を比較検討し報告しています[6]．免疫不全者はがん患者23人（固形腫瘍7人，血液腫瘍16人）と重症再生不良性貧血患者9人で約6割が造血幹細胞移植を受けています．表1に示すように，**免疫不全患者は症状の発現率が有意に低い**ことが示されています．身体所見上の異常所見も呼吸器関連の所見発現率が免疫不全患者では低いことが示されています．にもかかわらず，免疫不全患者は全員入院が必要で，6人（18％）が集中治療および呼吸器管理を要したことが報告されています〔非免疫不全患者は16人（30％）が入院したものの集中治療を要する患者はいなかった〕．加えて，**ウイルス排泄期間平均値**も非免疫不全患者が6.4日に対し，免疫不全患者が19.0日と有意に長いことが示されています（図1）．この結果からは，がん患者の呼吸器ウイルス感染症では以下の点に注意する必要性が見えてきます．

表1 ◆ 免疫不全患者と非免疫不全患者におけるインフルエンザの症状，身体所見の違い

	免疫不全患者　N＝32	非免疫不全患者　N＝54	P値
有症状割合			
乾性咳嗽	77.8%	96.2%	0.016
発熱	85.2%	83.0%	1.00
悪寒	51.9%	81.1%	0.009
発汗	37.0%	77.4%	0.001
筋肉痛	40.7%	67.9%	0.030
息切れ	37.0%	62.3%	0.037
咽頭痛	37.0%	60.4%	0.060
関節痛	33.3%	35.9%	0.895
結膜浮腫	7.4%	39.6%	0.003
神経学的症状	7.4%	37.7%	0.004
倦怠感	14.8%	20.8%	0.664
食欲減退	22.2%	5.7%	0.054
身体異常所見検出割合			
心臓	11.1%	17.4%	0.688
肺	25.9%	65.2%	0.0095
鼻，耳，眼	22.2%	26.1%	1
消化管	0.0%	4.4%	1
筋骨格系	0.0%	4.4%	0.46
胸部画像所見異常	57.1%（16/28）	23.3%（7/30）	0.015

過去1年のワクチン接種率は免疫不全患者で25％，非免疫不全患者で59％と有意差あり．非免疫不全者も31.5％は糖尿病や高血圧，心疾患，喘息，慢性呼吸器疾患，コントロール良好のHIVなどの基礎疾患あり．
（文献6を参考に作成）

 ここが診療のポイント　免疫不全患者の呼吸器ウイルス感染症の特徴
1. 症状が出にくい場合あり
2. 重症化するリスクあり
3. ウイルス排泄期間が長い可能性あり

❸ 下気道感染への移行に注意

● がん患者での呼吸器ウイルスによる下気道感染症は予後が悪い

　呼吸器ウイルス感染症が上気道感染にとどまるか下気道感染に至るかは予後に大きな影響を及ぼします．本稿では肺炎に至った症例を下気道感染症と定義します．免疫不全者では下気道感染に至るリスクが高く，化学療法や造血幹細胞移植患者が下気道感染を合併するとその死亡

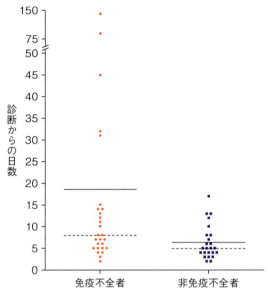

図1 ◆ 免疫不全者・非免疫不全者のインフルエンザウイルス排泄期間
点線は中央値（8.0日 vs 5.0日）実線は平均値（19.04日 vs 6.38日）いずれも有意差あり．
（文献6より引用）

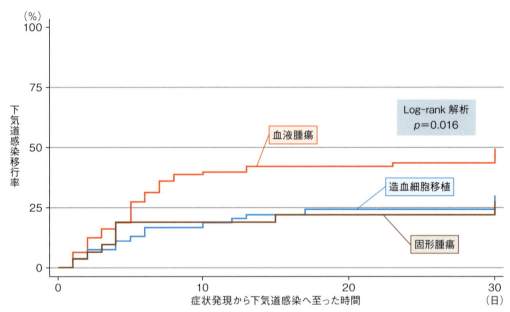

図2 ◆ ヒトメタニューモウイルス感染症において，症状発現から下気道感染に進展する割合
上気道症状を有する患者に限定した解析．
（文献8より引用）

表2 ◆ 代表的な呼吸器ウイルスの免疫不全患者における特徴

	下気道感染移行率	移行時の致死率	備考
インフルエンザ	約30％	約25％	
RSウイルス	約33％	約27％	多くは移植患者のデータ
ヒトメタニューモウイルス パラインフルエンザウイルス	RSウイルスと同等		無症候性症例も多い
ライノウイルス コロナウイルス ボカウイルス	稀		他の病原体との共感染の際には注意が必要

（文献3より引用）

率は15〜40％に至るとされます[7]．図2はがん患者におけるヒトメタニューモウイルス感染症での下気道感染に移行する累積率を示した図ですが，特に血液腫瘍患者でそのリスクが高い可能性が示されています[8]．このように，がん患者のような免疫不全患者における呼吸器ウイルス感染症では**下気道感染症に至っていないかどうか，もしくはそのリスクに注意**する必要があります．

また，がん患者に限ったことではありませんが，呼吸器ウイルス感染症時もしくは罹患後の**細菌や真菌感染症の合併**にも注意が必要となります[9,10]．例えば，インフルエンザ罹患後の侵襲性アスペルギルス症は健常人でも起こり得ることが知られています[11]．

④ 問題となる呼吸器ウイルス感染症

通常，呼吸器ウイルス感染症は冬に罹患するものが多いとされますが，パラインフルエンザウイルス3型のように初夏〜夏にかけて多く検出されるものもあり[12,13]，季節に関係なく注意が必要です．代表的な呼吸器ウイルスを表2に記します．

1）インフルエンザ

2014〜'15年と比較的最近のドイツからのがん患者における多施設後方視的研究では33％が下気道感染を合併し，13％がICU入室，9％が死亡されたと報告され，図3に示すように肺炎を合併すると予後が悪くなることが示されています[14]．がん患者におけるインフルエンザの致死率は9％前後と報告している文献はその他にも複数あり[15,16]，がん患者における死亡のオッズ比は3.10（95％信頼区間：2.35-4.10）と報告するメタ解析など[17]，その死亡率が高いことが知られています．

日本の臨床現場ではそこまで致死率が高いといった印象は乏しいかもしれません．ドイツからの報告を詳しくみてみると，抗ウイルス薬を投与された症例はわずかに半数で，かつ死亡例は症状発現から診断までの中央値7日と，生存例の3日より有意に長いことが示されています．日本ではがん患者のインフルエンザ診断にここまでの時間を要することは一般的ではないと思いますので，もう少し死亡率が低い可能性はあります．ただ，このドイツのデータからは，**早**

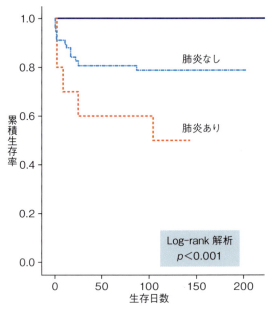

図3 ◆ インフルエンザ罹患患者の肺炎の有無による生存曲線
n = 203，固形腫瘍10％，血液腫瘍78％，残りは癌種不明，52％が移植患者，54％が活動性腫瘍．
（文献14より引用）

期診断・早期治療が重要で，そのためには体調不良時の早期受診を促す患者教育が重要である可能性も示唆されます．

 ここがピットフォール

たかがインフルエンザと言ってもがん患者では致死率の高い可能性がある．このため以下の点に留意する．
- 早期診断，早期治療開始を心がける
  - 迅速抗原検査のみに頼らず，総合的な診断を心がける（明日もう一度受診して抗原検査しましょうなどという方針は避ける．再診時の外来で曝露を受けるもしくは周囲へ曝露をさせるリスクや治療開始が遅れるリスクとなるため）．
- インフルエンザを疑う場合には早期の受診をしてもらうような患者教育も重要
- インフルエンザへの治療開始後も経過不良時は早めの再診を促す

表3 ◆ 造血幹細胞移植患者におけるRSウイルス感染症リスクスコア

因子	点数
好中球数＜500/μL	3
リンパ球数＜200/μL	3
年齢 40歳以上	2
骨髄破壊的前処置	1
移植片対宿主病	1
30日以内のステロイド投与	1
生着前〜生着後30日の同種造血幹細胞移植	1

低リスク0〜2点，中等度リスク3〜6点，高リスク7〜12点．
（文献18より引用）

2）RSウイルス，パラインフルエンザウイルス
―ありふれた呼吸器ウイルスでも致死的疾患となる危険性あり

　造血幹細胞移植後の患者におけるRSウイルスの下気道感染への移行およびその死亡率が表3のリスク分類によって図4のように分類されたとの報告があります[18]．RSウイルス感染症のようなありふれた疾患であっても一部の患者においては致死率が50％を超えるほど危険な疾患であることが見てとれます．同様に血液腫瘍および造血移植患者を対象としたパラインフルエンザウイルス感染症のメタ解析でも下気道感染症に至ると致死率は27％（オッズ比3.3；95％信頼区間：2.2-4.4）と死亡率が有意に上昇することが示されています[19]．

❺ 呼吸器ウイルス感染症の診断は？

● 一般外来やクリニックでの確定診断は困難

　ドイツのガイドラインでは，鼻腔や咽頭のスワブもしくは鼻腔洗浄液（nasal wash）などを用いてPCRなどの核酸増幅検査を実施し，病原体を検出することが"中等度のエビデンスにもとづいた強い推奨度"で推奨されています[3]．検査するウイルスとしてはインフルエンザ，RSウイルス，パラインフルエンザウイルスおよびその時点で流行している呼吸器ウイルスが推奨されています（主に治療可能なウイルスや感染対策が必要なウイルス）．しかし，2019年春の日本国内での臨床現場においてこれらの検査へのアクセスはよくありません．呼吸器ウイルス感染症が鑑別にあがる患者のなかでも，非常に重症な患者，血液悪性腫瘍や造血幹細胞移植後の一部の患者，アウトブレイクを危惧する状況下などでは必要に応じて外注検査などでの実施を検討してもよいかもしれません（保険未収載）．加えて，下気道感染に至っていないかどうか胸部CT検査のチェックも推奨されています（高度の免疫不全者における呼吸器ウイルス感染症の下気道病変のスクリーニングには，胸部X線は感度が低く推奨されていません）．肺炎に至っている場合は気管支鏡検査での肺胞洗浄液などを用いた核酸増幅検査での診断を考慮します．

　このように，一般の外来やクリニックでは詳細な診断・評価が難しいのが現状です．経過に

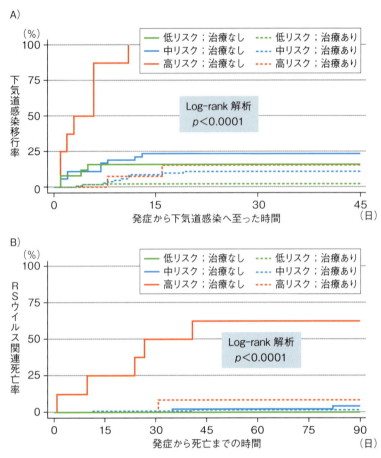

図4 ◆ 表3のリスク分類にもとづくA：下気道感染移行率，B：死亡率
ここでの治療とは上気道症状の時点で吸入リバビリン単独もしくは以下のいずれかの併用；
大量免疫グロブリンもしくはパリビズマブ（投与量等詳細は文献18参照のこと）．
（文献18より引用）

不安があったり，造血幹細胞移植後や活動性のある血液腫瘍患者のようにリスクの高い患者では**早めにがん治療主治医へ相談する**ことも考慮する必要があります．

6 呼吸器ウイルス感染症の治療は？

1）標的治療

a）インフルエンザウイルス

インフルエンザ治療に関しては各論-B-3をご参照ください．バロキサビル・マルボキシルはがん患者のような免疫不全患者における効果が十分には評価されておらず，一般的には**ノイラミニダーゼ阻害薬による早期の治療開始**が推奨されます．オセルタミビルを倍量（300 mg/日）にしたり，治療期間を倍にする（10日間）なども選択肢にはなりますが，この治療方針を

表4 ◆ RSウイルスもしくはパラインフルエンザウイルスによる呼吸器感染症に対するリバビリン投与量（成人）

経口リバビリン
最大10 mg/kgを8時間ごと
Day1：600 mgのローディングで開始し，以後200 mgを8時間ごと Day2：400 mgを8時間ごと Day3：最大10 mg/kg　8時間ごとへ増量
腎機能障害時
クレアチニンクリアランス30〜50 mL/分：最大200 mg　8時間ごと クレアチニンクリアランス10〜30 mL/分：推奨なし（一部の専門家は最大200 mg/日で効果・副作用を慎重にフォローする）

（文献5より引用）

支持するデータは乏しいのが現状です．また，薬剤耐性率の情報には気を配る必要があります（国立感染症研究所の抗インフルエンザ薬耐性株サーベイランスなど）．

b) RSウイルス

図4にもあるようにリバビリンの免疫不全患者への有効性報告も散見され[18, 20]，治療薬としてしばしば用いられますが，国内では保険適応がありません．また，ポリクローナルなガンマグロブリン大量投与（0.5 g/kg）も十分なエビデンスによる裏付けはありません．小児における下気道感染進展予防目的のパリビズマブ投与に関しても，治療として使えるかは未解決の問題です．リバビリンの投与量に関して欧州のガイドラインからの抜粋を表4に記します．

c) パラインフルエンザウイルス

リバビリンや免疫グロブリンの効果に関するデータは不十分で，使用に関する意見は専門家によっても異なります[3, 5, 7, 21]．

2) その他の支持療法

当然ながら，がん患者でもウイルス感染症に対して抗菌薬を使用することは勧められません．ただし，上記の通り細菌感染や真菌感染を合併している場合にはそれらの治療は必要ですので，疑われる場合の精査・治療は必要です．呼吸器ウイルス感染症に罹患することにより，抗がん剤治療を遅らせるかどうかは十分なエビデンスがありません．ドイツのガイドラインでは化学療法を遅らせることが"エキスパートオピニオンに基づいた弱い推奨"で推奨されています．造血幹細胞移植の前処置を遅らせるかどうかに関しては専門的な内容となりますので，文献7のTable.2などをご参照ください．

3) 感染対策：一般的な隔離期間でよいかどうかは不明

前述の通り免疫不全患者ではウイルス排泄期間が延長している可能性があるため，一般的な感染対策として推奨されているHICPAC（Healthcare Infection Control Practices Advisory Committee）のガイドライン（表5）にある期間では不十分な可能性もあり注意が必要です．

表5 ◆ 代表的な呼吸器ウイルスに対する経路別感染対策

ウイルス名	必要な対策	隔離期間
インフルエンザウイルス	飛沫予防策	発症から7日間もしくは発熱と呼吸器症状が落ち着いてから24時間のいずれか長い期間（CDCホームページより抜粋）
ライノウイルス	飛沫予防策	有症状期間
RSウイルス	接触予防策	有症状期間
パラインフルエンザウイルス	接触予防策	有症状期間
ヒトメタニューモウイルス	接触予防策	有症状期間

（文献22より引用）

このためドイツのガイドラインではフォローアップのウイルス検査を実施し，陰性を確認してからの隔離解除にも言及しています．また，原因病原体が不明な状況下でも，臨床症状から呼吸器ウイルス感染症を疑う患者へは接触＋飛沫予防策を実施することを推奨する意見もあります[7]．免疫不全患者の外来でも呼吸器ウイルス感染症を伝播させないよう有症状患者の一時隔離などの対策を適宜検討する必要があります．

7 風邪と間違われる危険性のある注意すべき疾患：侵襲性肺炎球菌感染症

症例

34歳女性8カ月前に出産
24歳時に膵良性腫瘍で脾摘したが，肺炎球菌ワクチン未接種
・12時間前に発熱を主訴に近医を受診し上気道炎と診断
・2時間後より顔面，体幹部に紫斑が出現し緊急搬送
・侵襲性肺炎球菌感染症による敗血症性ショック，播種性血管内凝固症候群と診断され抗菌薬治療を開始されるが，入院17時間後に多臓器不全にて死亡
・血液培養から肺炎球菌を検出

このような悲しい症例が，国立感染症研究所のIASRで報告されています[23]．がん患者では胃や肝臓の手術時に脾臓が摘出されることはしばしばあります．また，脾臓への放射線照射治療や造血幹細胞移植後，多発性骨髄腫のような疾患に伴う液性免疫不全も**侵襲性肺炎球菌感染症**のリスクとなります．このような場合，上記の症例のように当初は軽症の呼吸器ウイルス感染症と診断されるものの数時間後に敗血症性ショックで運ばれてくるという危険性があります．がん患者に限らず，風邪を疑う患者を診察する際には**脾臓の有無，液性免疫不全の有無**はしっかりと確認する必要があります．

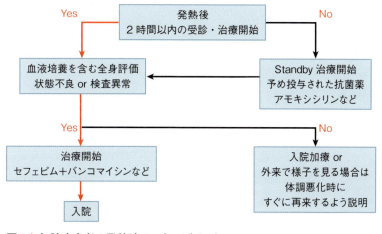

図5 ◆ 無脾症患者の発熱時のマネージメント
(文献24を参考に作成)

また,あらかじめ脾摘後もしくは液性免疫不全があるとわかっている場合には,体調不良時にすみやかに病院を受診するよう患者指導を行うことも重要となります(図5).

> **ここがピットフォール** 脾摘後患者や液性免疫不全患者の侵襲性肺炎球菌感染症に注意する
> ・患者を診察する場合必ず脾臓の有無,液性免疫不全の有無を確認する
> ・リスクがある場合は入院もしくは外来経過観察室で慎重な経過観察を行う
>   – もし帰宅させるのであれば,体調悪化時にはすみやかに受診するよう指示

がん患者には肺炎球菌および毎年のインフルエンザワクチン接種を!

　ここまで解説してきたとおり,がん患者におけるインフルエンザは侮れません.このような疾患に罹患するリスクを減らす戦略としてワクチンは重要です.健常人よりワクチン効果が減弱する可能性はあるものの,副反応が増えるという可能性は低く,多くのガイドラインで推奨されています[25].特に高度の免疫不全患者などでは,周囲の家族がインフルエンザワクチンを接種することで患者を間接的に守ることも推奨されます[26].

まとめ

がん患者の風邪（呼吸器ウイルス感染症）は決して侮れません．医療者が注意することはもちろんのこと，患者にも危険性を説明しておくことも大切です．例えば，外来で経過を見る場合には経過不良時には早めに再診することを伝えておく必要があります．高度の免疫不全があり，経過に不安がある場合は早めにがん治療の主治医へ相談することも必要です（ただし，冒頭でも述べたように，根拠となっている文献が疾患の危険性を過大評価している可能性もありますので，臨床現場で過剰すぎる対応とはならないようなバランス感覚も必要です）．加えて，ワクチンによる予防も重要です．

このようにたかが呼吸器ウイルス感染症といってもがん患者にとっては致命的な疾患となる可能性があります．病棟における手指衛生をはじめとした感染対策のほか，**医療者の体調管理（患者に風邪をうつさない）** も重要なことは言うまでもありません．

◆ 文　献

1) Yagi T, et al：Acute abdomen without cutaneous signs of varicella zoster virus infection as a late complication of allogeneic bone marrow transplantation：importance of empiric therapy with acyclovir. Bone Marrow Transplant, 25：1003-1005, 2000
2) Hammond SP, et al：Respiratory virus detection in immunocompromised patients with FilmArray respiratory panel compared to conventional methods. J Clin Microbiol, 50：3216-3221, 2012
3) von Lilienfeld-Toal M, et al：Community acquired respiratory virus infections in cancer patients-Guideline on diagnosis and management by the Infectious Diseases Working Party of the German Society for haematology and Medical Oncology. Eur J Cancer, 67：200-212, 2016
4)「造血細胞移植ガイドライン－インフルエンザとその他の呼吸器ウイルス感染症 第3版」（日本造血細胞移植学会），2018
   https://www.jshct.com/uploads/files/guideline/01_03_05_flu.pdf
5) Hirsch HH, et al：Fourth European Conference on Infections in Leukaemia (ECIL-4)：guidelines for diagnosis and treatment of human respiratory syncytial virus, parainfluenza virus, metapneumovirus, rhinovirus, and coronavirus. Clin Infect Dis, 56：258-266, 2013
6) Memoli MJ, et al：The natural history of influenza infection in the severely immunocompromised vs nonimmunocompromised hosts. Clin Infect Dis, 58：214-224, 2014
7) Waghmare A, et al：How I treat respiratory viral infections in the setting of intensive chemotherapy or hematopoietic cell transplantation. Blood, 127：2682-2692, 2016
8) El Chaer F, et al：Burden of human metapneumovirus infections in patients with cancer：Risk factors and outcomes. Cancer, 123：2329-2337, 2017
9) Metersky ML, et al：Epidemiology, microbiology, and treatment considerations for bacterial pneumonia complicating influenza. Int J Infect Dis, 16：e321-e331, 2012
10) Rynda-Apple A, et al：Influenza and Bacterial Superinfection：Illuminating the Immunologic Mechanisms of Disease. Infect Immun, 83：3764-3770, 2015
11) Crum-Cianflone NF：Invasive Aspergillosis Associated With Severe Influenza Infections. Open Forum Infect Dis, 3：ofw171, 2016
12) Chemaly RF, et al：The characteristics and outcomes of parainfluenza virus infections in 200 patients with leukemia or recipients of hematopoietic stem cell transplantation. Blood, 119：2738-2745; quiz 2969, 2012
13) Hodson A, et al：A parainfluenza-3 outbreak in a SCT unit：sepsis with multi-organ failure and multiple co-pathogens are associated with increased mortality. Bone Marrow Transplant, 46：1545-1550, 2011
14) Hermann B, et al：Influenza virus infections in patients with malignancies -- characteristics and

outcome of the season 2014/15. A survey conducted by the Infectious Diseases Working Party (AGIHO) of the German Society of Haematology and Medical Oncology (DGHO). Eur J Clin Microbiol Infect Dis, 36：565-573, 2017

15) Cooksley CD, et al：Epidemiology and outcomes of serious influenza-related infections in the cancer population. Cancer, 104：618-628, 2005

16) Chemaly RF, et al：A multicenter study of pandemic influenza A (H1N1) infection in patients with solid tumors in 3 countries：early therapy improves outcomes. Cancer, 118：4627-4633, 2012

17) Mertz D, et al：Populations at risk for severe or complicated influenza illness：systematic review and meta-analysis. BMJ, 347：f5061, 2013

18) Shah DP, et al：Immunodeficiency scoring index to predict poor outcomes in hematopoietic cell transplant recipients with RSV infections. Blood, 123：3263-3268, 2014

19) Shah DP, et al：Parainfluenza virus infections in hematopoietic cell transplant recipients and hematologic malignancy patients：A systematic review. Cancer Lett, 370：358-364, 2016

20) Marcelin JR, et al：Oral ribavirin therapy for respiratory syncytial virus infections in moderately to severely immunocompromised patients. Transpl Infect Dis, 16：242-250, 2014

21) Chemaly RF, et al：Management of respiratory viral infections in hematopoietic cell transplant recipients and patients with hematologic malignancies. Clin Infect Dis, 59 Suppl 5：S344-S351, 2014

22) Siegel JD, et al：2007 Guideline for Isolation Precautions：Preventing Transmission of Infectious Agents in Health Care Settings. Am J Infect Control, 35：S65-164, 2007

23) 国立感染症研究所：脾臓摘出後の侵襲性肺炎球菌感染症の1症例．IASR, 34：61-62, 2013年3月号
https://www.niid.go.jp/niid/ja/iasr-sp/2249-related-articles/related-articles-397/3285-dj3974.html

24) Rubin LG & Schaffner W：Clinical practice. Care of the asplenic patient. N Engl J Med, 371：349-356, 2014

25) Lopez A, et al：Vaccination recommendations for the adult immunosuppressed patient：A systematic review and comprehensive field synopsis. J Autoimmun, 80：10-27, 2017

26) Rubin LG, et al：2013 IDSA clinical practice guideline for vaccination of the immunocompromised host. Clin Infect Dis, 58：e44-100, 2014

Profile

冲中敬二　Keiji Okinaka

国立がん研究センター東病院 総合内科
国立がん研究センター中央病院 造血幹細胞移植科 併任

免疫不全患者，特に造血幹細胞移植後患者の感染症に興味をもっています．がん患者さんへの感染症予防の説明として，国立がん研究センター東病院感染制御室のホームページをつくっています．平成31年春の時点ではGoogleで"がん　感染症"と入れていただくと，トップに出てきますので，患者教育などにご活用いただけると嬉しいです．（https://www.ncc.go.jp/jp/ncce/division/safety_management/about/kansen/020/index.html）

各論　風邪へのアプローチ

D）その他のアプローチ

1 風邪とCRP・プロカルシトニン

忽那賢志

Point
- 風邪とわかっている患者にCRP，プロカルシトニンを測定する意義はない
- 風邪なのか，あるいは重篤な疾患が隠れているのか自信がないときには，CRPやプロカルシトニンが役立つことがあるかもしれない

Keyword　CRP　　プロカルシトニン　　風邪

はじめに

「風邪とCRP・プロカルシトニン」というテーマを与えられたのであるが，一向に筆が進まないのである．そもそも風邪診療とCRP・プロカルシトニンというのは，最も縁遠い組み合わせなのである．風邪の診断は原則として臨床診断に基づくものであり，血液検査を必要とすることは稀である．つまり風邪診療にCRPやプロカルシトニンは必要ではないのである．したがって「風邪とCRP・プロカルシトニン」という原稿を書くのは無理があるのである．

CRPやプロカルシトニンなどの炎症マーカーは「炎症を測るもの」であるため，当然であるが炎症があるか知りたいときに測定することになる．しかし，例えば2日前から発熱と腹痛・下痢があり来院した患者に「炎症があるかどうか」を知るためにCRPを測定する必要があるだろうか…いや，ない（反語）．なぜなら「炎症あるに決まってんだろ！」だからである．むしろこのようにCRPが上がっているに決まっていて，CRPの値がいくつであろうとその後のプラクティスに変化がないと思われる状況で測定するのは医療費の無駄遣いであり，検査技師さんの酷使であり，患者さんからの不当な搾取であり，要するに罪深い行いなのである．

❶ CRP・プロカルシトニンが役に立つ場合とは…？

ではどういったときにCRPやプロカルシトニンを測定するのか…例えば「**自分の診断に自信がないとき**」というのはどうだろうか．一見風邪のように見えても重症疾患であることもある．例えば発熱と咽頭痛を主訴に受診した患者のなかには急性喉頭蓋炎や咽後膿瘍，Ludwig angina，Lemierre症候群などの致死的な疾患が隠れていたりすることがあり，風邪診療におい

てはこうした疾患を見逃さないことが重要である．風邪だと思うけど，こうした疾患が隠れていないか自信がない…そうしたときにCRPやプロカルシトニンが役立つのではないか．そのような意見があるかもしれないが，これも結論から言うと「**他にすることがあるやろ！**」なのである．例えば，先ほどの発熱と咽頭痛のなかで見逃してはならない急性喉頭蓋炎や咽後膿瘍であればCRPを測定しているヒマがあれば「開口障害」「tripod position（三脚のような姿勢）」などの所見の有無を確認すべきである．

ではこうした重症疾患を見逃さないためにCRPが全く役立たないのかというと「まあそれなりに役立つことはある」とは言えるかもしれない．ICUに入室する患者のCRPが10 mg/dLより高かった患者は，1 mg/dL未満だった患者よりも予後が悪かった，とする報告がある[1]．またベルギーのある病院で1年間の間にCRPが50 mg/dLを超えていた症例は130例あったが，その88％は感染症が原因であり大半が細菌感染症であったという[2]．CRPの上昇自体は炎症が起こっていることしか意味しないが，「**CRPが著増している場合**」には感染症，特に**細菌感染症である可能性が高い**，ということは言えるかもしれない．例えばただの風邪だとは思うけど，なんか重症感があるから念のために測ったCRPが42 mg/dLだった，という場合には風邪ではない重症な何かが隠れている可能性はあるだろう．このように，CRPやプロカルシトニンは自信がないときのセーフティーガードとしては機能しうるかもしれない．外来で帰せそうだけど不安があるときには「自分が未熟であることを認めつつ」CRPを測定してみてもよいかもしれない．

❷ CRP・プロカルシトニンを活用する際の注意点

しかし，だからといってこれらのマーカーが何かの診断を示唆しているわけではない点に注意が必要である．「CRP 42」は何かがあることを示唆はするが，何があるのかは教えてくれない．また**超急性期には重症感染症でもCRPは陰性になりうること**，**髄膜炎や脳膿瘍といった感染症ではCRPが上昇しないことも稀ではない**ことも知っておきたい．

なお，**重度の肝不全**がある場合にはCRP産生能が低下し炎症に対する十分な上昇がみられないことがあり，また抗炎症作用のある**グルココルチコイド**（いわゆるステロイド）や一部の**NSAIDs**の投与はCRP値を修飾し，通常よりも低い値となりうる点には注意が必要である[3]．さらには**トシリズマブ**というIL-6阻害薬はグルココルチコイド以上にCRPを低下させ，細菌感染症が起こってもCRPは正常範囲ということすらありうる．このような患者では感染症の早期診断にCRPは使用できず，また疾患の活動性の指標にも用いることができない．

一方，プロカルシトニンの細菌感染症に対する感度・特異度は88％，81％と報告されている[4]．ぶっちゃけ微妙な数字であり「**プロカルシトニンが陰性だから細菌感染症は否定できる**」**とは言えない**．私もプロカルシトニン陰性の血液培養陽性患者を経験したことがある（プロカルシトニンは自分で測ったんじゃありませんよ☆）．

❸ 抗菌薬投与期間の短縮にプロカルシトニンが役立つ？

プロカルシトニンはむしろ**抗菌薬投与期間の短縮**に使えるのではないかと言われている．例えば**下気道感染症**の患者をフォローアップすることで抗菌薬の投与期間を短縮できるという報告がある[5]．肺炎，COPD急性増悪，急性気管支炎などの下気道感染症患者に対して，**表1**のようにプロカルシトニンの値によって抗菌薬の投与や中止を推奨するアルゴリズムを使用したところ，使用しなかった群と比較して抗菌薬投与日数を3日短くできたという．こういう意味では有用なマーカーと言えるのかもしれない．

表1 ◆ 下気道感染症患者に対するプロカルシトニン値に基づく抗菌薬推奨のアルゴリズム

プロカルシトニン値（ng/mL）	推奨
＜0.1	抗菌薬を使用しないことを強く推奨
0.1〜0.25	抗菌薬を使用しないことを推奨
0.25〜0.5	抗菌薬を使用することを推奨
0.5＜	抗菌薬を使用することを強く推奨

まとめ

このように，CRPやプロカルシトニン自体は長所と限界を知っておけば臨床に役に立つことはある．しかし，風邪診療における役割は限定的と言わざるを得ない．

◆ 文 献

1) Lobo SM, et al：C-reactive protein levels correlate with mortality and organ failure in critically ill patients. Chest, 123：2043-2049, 2003
2) Vanderschueren S, et al：Extremely elevated C-reactive protein. Eur J Intern Med, 17：430-433, 2006
3) Tarp S, et al：Effect of nonsteroidal antiinflammatory drugs on the C-reactive protein level in rheumatoid arthritis：a meta-analysis of randomized controlled trials. Arthritis Rheum, 64：3511-3521, 2012
4) Lin KH, et al：Serum procalcitonin and C-reactive protein levels as markers of bacterial infection in patients with liver cirrhosis：a systematic review and meta-analysis. Diagn Microbiol Infect Dis, 80：72-78, 2014
5) Schuetz P, et al：Effect of procalcitonin-based guidelines vs standard guidelines on antibiotic use in lower respiratory tract infections：the ProHOSP randomized controlled trial. JAMA, 302：1059-1066, 2009

忽那賢志　Satoshi Kutsuna
国立国際医療研究センター 国際感染症センター 国際感染症対策室／国際診療部

各論　風邪へのアプローチ

D）その他のアプローチ

2 漢方薬

南澤　潔

Point
- 漢方の風邪の診療は病期分類が重要
- 効果が穏やかだと思われている漢方だが，風邪は基本的に"数日間で勝負"
- 漢方を正しく使うと，そもそも風邪を引かなくなる

Keyword 日本漢方　中医学　方証相対　弁証論治　病期分類

1 風邪とは

　いわゆる「かぜ症候群」とは，本来は咽頭痛，鼻汁，咳嗽などの症状を呈する急性のウイルス性上気道炎のことですが，腹痛，下痢など消化器症状をもたらすものを「お腹の風邪」と言うこともあるように，世間的には「風邪」というと，全身倦怠感や発熱などの不快な症状を伴う，比較的軽症で一過性かつ伝染性の疾患のことを指すと思います〔東洋医学的にはこのような「外部から風に乗るように」（風：ふう）やってくる「病原性の要素」（邪：じゃ）ということで「風邪：ふうじゃ」と呼びます〕．

　単なる風邪のように見えてそうでない疾患群については他稿で詳細な解説がなされていますので，本稿ではself-limitingかつ軽症のウイルス性疾患を想定して話を進めます．

　ウイルス性の「風邪」となれば根本治療はないわけで，本来わざわざ病院になど来ないでしっかりと水分を摂って家で寝ていればよいのですが，医療アクセスの良好なわが国ではしばしば病院を受診されます．無用な受診にイラつく気持ちもわかりますが，患者にしてみればツラい身体に鞭打ってせっかく診てもらいに来たのですから，重大な疾患を除外するのみならず，不快な症状から早く解放し，合併症を防いでスッキリ治してあげたいものです．

2 エビデンス

　風邪の治療に関して，わが国では小柴胡湯（しょうさいことう）と麻黄附子細辛湯（まおうぶしさいしんとう）という漢方処方について，おのおの小規模ながらRCTが行われており[1, 2]，全般改善度や咳嗽，喀痰の持続時間短縮に有効であったと報告されています．

漢方のエビデンスの豊富な中国発のものとしては，漢方薬（原文ではTraditional Chinese Medicine）を使うことでプラセボ群に対して早期の症状緩和につながったという総説[3]や，近年新しい処方が開発されその効果は従来の漢方薬より優れていると主張する総説[4]もあります．

　ただ総じて良質なエビデンスと言えるものはなく，コクランレビューでも「有症期間を短縮する可能性はあるが，支持するエビデンスはない」と結論づけられています[5]．

　ただし！こと風邪の診療に関しては，現代医学の治療にも十分なエビデンスはないのが現状です[6]．

Advanced Column

日本漢方と中医学

　現在日本で漢方薬を用いる医療体系には，主流となっている**日本漢方**の他に，**中医学**という異なる考え方があります．

　ともに起源は古代中国医学ですが，平安時代ごろに日本に伝わってから腹診などで独特の発展を遂げ，「**方証相対**」を旨とする日本漢方に対し，陰陽五行論という古代中国の思想を柱に発展した中国国内の各流派を，20世紀半ば国主導で統一した体系が中医学であり，「**弁証論治**」を行います．一方現代医学的診断病名で処方を選ぶのは「病名治療」といいます．

　「弁証論治」は東洋医学的な生体観で病因を捉え，それに従ってさまざまに生薬を組み合わせて治療するもので，その理屈は理路整然と美しく見えます．

　一方，"ある漢方処方はある一定の症候と一対の鍵と鍵穴の関係にある"とする「方証相対」論は基本的に"パターン認識"ですから，「理屈がない」「病因論がない」などと中医の人からバカにされがちです．しかし，だからこそ東洋医学の教育を受けていない日本の医師にもとっつきやすく，また理屈，理論ではなく事象，事実をこそ重んじる姿勢は現在のEBMに通じる考えで，科学の世界の住人である多くの医師には受け入れやすいと思います．

　陰陽五行論はかなり観念的な理論ですから，人によっては「しょせん空論に過ぎない」と感じられることでしょう．

　ただ方証相対だけでは応用が効かないため，実際は日本漢方も気血水や陰陽虚実といった理屈も用いますし，中医学でやっている医師も，実際には理屈よりもまずパターン認識で処方が浮かんで，後付け的に弁証することもある，とこっそり教えてくれたこともあります．

　"古典に記載された経験的事実"か，それとも独特の理論か，どちらに軸足を置くかの違いであって，実際に臨床の場でやっていることは案外似たようなものかもしれません．

　本稿では日本漢方の方法論でお話します．

---

❸ 実際の対処法

　漢方の風邪診療では，**病期分類**が大変重要です．というのも，対症療法を行って患者が自然に治るのをただ待つ現代医学の対処と異なり，漢方の風邪治療は特に初期に用いると"発症自体を頓挫させている"と思えるような著効をしばしば経験します．

　漢方薬が内分泌免疫系に作用することについてはさまざまな報告があり，おそらく風邪治療でもそのようなBRM（biological response modifier）的な働きをしているものと思われます．

疾病のはじまりの時期（**超急性期**），一連の反応がはじまってしまったあと（**急性〜亜急性期**），遷延し，場合によっては他に飛び火している時期（**慢性期**）では当然治療法が変わってきます．

1）超急性期

漢方では風邪は大概「**太陽病**」というステージではじまります．有名な葛根湯（かっこんとう），麻黄湯（まおうとう）はこの時期に使う薬です．

ゾクッとする寒気や首の凝り，咽頭痛が出現し，熱が出はじめるかどうかくらいのこの時期が漢方が最もよく効く時期で，数回内服すれば翌朝にはスッキリしている，というのが普通です（そうでなければ効いた気がしません）．

実際にはこの時期に医療機関を受診する患者さんはほぼないでしょうが，ご自身や身近な家族友人で試してみるとよいでしょう．

> **太陽病の時期の処方例**
> - **葛根湯**：寒気があり，首の後が凝った感じが特徴．頭痛をともなったり発熱の初期まで使えます．
> - **麻黄湯**：比較的強い寒気，水に触ったり風に当たるのが不快に感じる，熱が出ると節々の痛みが強いときなどがよい適応．
> - **小青竜湯**（しょうせいりゅうとう）：花粉症で有名な処方ですが，くしゃみが連発して鼻汁が目立つようなときはこちらを選択します．

一方，もともとやや虚弱な人では，風邪のひきはじめから漢方で言う「**陰証**」に落ち込むことがあります．

陰証の風邪ではただなんとなくだるかったり，寒さも悪寒のような激しいものではなく，重ね着をしても"背中を風が抜けていくよう"な，なんとなく薄ら寒い感じがしたりします．喉がチクチク痛いことや水様の鼻汁が出ることもあります．

このような風邪は「**直中の少陰（じきちゅうのしょういん）**」といって生体の闘病反応が乏しく，いきなり体の冷えが主体となってはじまる病態で，特に温める作用の強い附子（トリカブトの根）の配合された**麻黄附子細辛湯**のよい適応です．粉薬ではちょっと刺激のある味ですが，飲みやすいカプセル製剤が処方薬として利用可能です．

一方これらの薬はエフェドリンの基原植物である「麻黄」が含まれており，超高齢者や特別に虚弱な方にはやや注意が必要です．心配な場合は**香蘇散**（こうそさん）を用います．気を巡らせる作用をもち，胃腸の症状にも効果があります．お年寄りや虚弱な方にも安心して使えます．

超急性期の風邪治療では，1〜2時間おきくらいに数回内服し，通常の1日量を数時間で飲みきってしまいます．服用する際は熱湯で溶かすか，せめて冷水は避けてぬるま湯で内服するようにします．効果がある（「証」が合っている）と寒気がとれ，少し汗ばんだり心地よいけだるさと眠気が出てくることがあります．あとはたっぷり水分をとって早めに就寝し，十分な睡眠（休養）をとることも重要です．

この超急性の時期は**半日から1日程度**です．

2）急性期～亜急性期

　　どうやら本格的に風邪を引いてしまった…という急性期の治療では，発症後数日まではまだ前述したような「太陽病」の薬を主に用います．汗がなく寒気があったなら麻黄湯や葛根湯を，汗ばんでいて鼻の症状があったりする比較的穏やかな症状のときは桂枝湯を用います．

　　発熱に対しては解熱薬を用いるのが通常の現代医学的な対処法ですが，本稿であげている太陽病期の漢方薬は実はどれも温熱産生を補助する薬です．

　　寒気があるということは体温のセットポイントはもっと上にあるということで，生体は震えなどで体温を上げようとしているわけですから，無理やり熱を下げようとするのは北風のようなもの．漢方では逆にその生体の反応を後押しするわけです．

　　つまり逆に言えば高熱でフーフー暑がって苦しんでいる患者にいつまでも麻黄湯を飲ませ続けるのは，実はよけいに苦しませているのかもしれません…．

　　この急性期の対処法は寒がっている生体を温めて適度の発汗を起こし，早期に治してしまおうという治療で，**発症数日程度**までが適応です．

　　急性期までの治療での早期撃退に失敗すると，咳，倦怠感などの他にもさまざまな症状が現れてきますので，治療もバラエティに富んできます．

a）気道症状のあるタイプ

① せき・はな・のど型

> ・**参蘇飲**：軽い咳や食欲低下も伴う風邪の亜急性期に用いる，漢方の「総合漢方薬」です．幅広い効能をもつのでこの時期の風邪で判断に困ったら，これを処方すれば大外しはしないでしょう．多彩な効果がある分，切れ味はやや穏やかですが．

② せき型

　　咳に対しての漢方治療は驚くべき著効をしばしば経験しますが，残念ながらその鑑別は非常に難しい…．特に亜急性期はまだ病態が時々刻々と変化するので，一層鑑別が困難です．以前筆者自身が夜中の酷い咳で1週間ほとんど眠れなかったとき，連日異なる薬を飲んでみたのですが，ようやく治ったのが5日目（5種目）でした．専門家（しかも筆者は咳の研究で学位を取得しました）が自分に一番よいと思うものを選んでこの始末ですが，5種類目の薬（滋陰降火湯でした）は1回飲んだだけであれほどひどかった咳がその夜からピタリと止まり，自身が驚いてしまいました．

> ・**麦門冬湯**：多くの先生が使うためわれわれ専門家のところにはこの薬を使って効かなかった人ばかりが受診するので，個人的にあまりよい印象をもっていなかったのですが，一般の先生にうかがうと「たいていすごく効く」そうです．喉がなんとなく乾燥して違和感があり，咳は出だすと止まらない激しい乾燥性の咳で，痰はあまりないか，あっても切れにくい粘調な痰，というときに使います．
> ・**麻杏甘石湯**（～**五虎湯**）：やや喘鳴を伴うような気管支炎類似の病態で使います．の

> どが渇いて冷たい水を飲みたがることがあります．
> ・**神秘湯**：上と同様の病態ですが，ストレスや精神症状があるときにはこちらがよく効きます．

　上気道炎による咳はどうやらウイルスの種類によって一定のパターンを呈するようで，咳を伴う風邪が流行しているときには，そのうち誰かに著効した処方があれば他の患者にも使ってみると多くの場合よく効きます．〔「随証治療」は大原則なのですが，専門医でもときにはこんなやりかたをしてたりします（筆者だけ？？）〕

以下は処方の羅列になりますが他にも

> ・**柴朴湯**（キーワードは喉頭あたりの閉塞感）
> ・**滋陰降火湯**（咽頭の強い乾燥感）
> ・**竹筎温胆湯**（不眠やイライラ，不安）
> ・**参蘇飲**（咳にはズバッと効くことがあります）

などが著効する可能性があります．
　1つ処方して，駄目なら当たるまで順番に数日ずつ試してみる，というやり方でも咳の治療はいいと思います．

③ はな型

> 鼻汁が主なら
> ・**小青竜湯**
> ・**苓甘姜味辛夏仁湯**：胃腸が弱い人ならこちらを用います
>
> 副鼻腔炎症状が出てくれば
> ・**辛夷清肺湯**：鼻閉や膿性の鼻汁や副鼻腔の痛み

④ のど型

> 喉がチクチク痛み，顔が赤くなって熱感がある風邪には
> ・**桂枝麻黄各半湯**（桂枝湯と麻黄湯を1Pずつ同時に服用します．本当は1/3量ずつ混ぜるのですが，普段元気な人なら短期間は多めで大丈夫）がよく効きます．
> ・**小柴胡湯加桔梗石膏**：喉の痛みが強いときはこちらか，または喉だけなら桔梗湯を用います．

b）気道症状がないタイプ

① 熱だけ型

- 寒気がまるでなく熱だけが出るときは**銀翹散**がよいと言われています．医療用製剤には残念ながらありませんがOTC製品が薬局で売られています．
- **白虎加人参湯**：高熱と口渇で水をたくさん飲みたいようなときはこの処方を用いますが，このような病態では本当にただの風邪なのかを確認したほうがいいですね．

② 胃腸炎型

- **五苓散**：水様下痢をきたすタイプは何をおいてもまずこれを試します．小児科では注腸でも用いられるそうですが，経口でも驚くほど効くことがあります．
- **半夏瀉心湯**：腹痛，嘔気などが主のときはこちらを．
- **人参湯**：お腹が冷えて痛いとき，下痢するときはこちらをお湯で服用します．

③ 微熱倦怠感型

桂枝湯や**参蘇飲**，**香蘇散**などマイルドな薬をちょっと長めに（1週間前後）処方します．

(亜) 急性期の治療は風邪のタイプにもよりますが，発症4～5日からくすぶるような風邪で1週間程度までです．

3）慢性期

風邪が遷延して微熱や味覚の異常などが続くときは
- **小柴胡湯**を用います．一言でいえば穏やかな抗炎症薬です．

さらに遷延して食欲不振や倦怠感が続いたり，寝汗をかくようになったりしたら
- **補中益気湯**：食欲不振が目立つとき
- **柴胡桂枝乾姜湯**：寝汗や精神症状があるとき

さらにさらに遷延してすっかり元気がなくなってしまったとき
- **真武湯**：イメージとしては甲状腺機能低下症のような冷えて元気のない状態から，生体を鼓舞し弱っている人を元気にしてくれる薬です．ちなみに筆者の息子はこの処方から名前をとりました．

4）インフルエンザ

強烈な症状を呈するインフルエンザに対しては多くの人が同様の反応パターンを呈する（例外もありますが）ため，基本的に「病名治療」が成り立ちやすい疾患です．

麻黄湯が有名ですが，前述したような理由から高熱が出てからの投与継続には個人的にはやや疑問を抱いています．

そこで筆者は，スペイン風邪の流行期に多くの患者を死から救ったと言われる柴葛解肌湯（さいかつげきとう）という処方を第一選択にしています．エキス剤はありませんが【葛根湯＋小柴胡湯＋桔梗石膏】の組み合わせで代用できます．桔梗石膏がなければ代わりに白虎加人参湯でもいいでしょう．

本稿で紹介したいずれの処方も妊婦や小児に対しても特に心配せずに使えます．**小児では体重10 kgあたり成人量の1/3を目安**に用います．

漢方薬は一般に安全性は高いのですが，強力な薬である以上ときに副作用があることは忘れてはいけません．妊婦には"大黄"が入った製剤は避けた方がよいでしょう．他にも駆瘀血薬は使用注意となっているものが多くありますがこちらは実際にはあまり問題はなさそうです．

4 漢方薬の作用機序

これら漢方薬の作用機序ですが，そもそもが超多成分の生薬をさらに組み合わせてつくられている漢方薬が，これも超複雑系である人体にどのように作用するのかは現代の科学をもってしてもほとんどわかっていません．

例えばインフルエンザウイルスについては麻黄湯などに抗ウイルス活性があるという報告がありますが[7]，これらが *in vivo* での薬効にどれだけつながっているのかは未知数です．

黒木らは，LC-MS/MS（Liquid Chromatograph-tandem Mass Spectrometer）を用いて，複雑系である生体への漢方薬の影響をダイナミックに理解しようという「システムバイオロジー」の手法で麻黄湯の作用機序に迫ろうとしており，今後の発展が大変期待されます（図1）[8]．

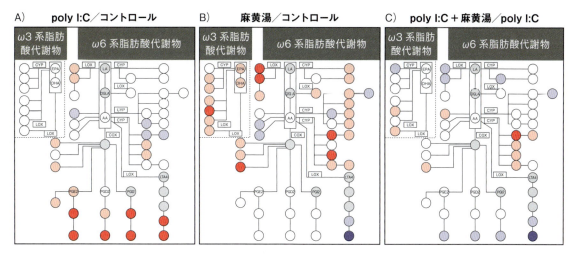

図1◆脂肪酸代謝から見た麻黄湯の抗炎症効果
麻黄湯はω3系脂肪酸を増加させる（B）．またpoly I:C投与による，炎症性メディエーターのLTsの増加（A）を抑制している（C）（図の赤は増加，青は減少を示す）
（文献8を参考に作成）

おわりに

今回は一般の先生にも違和感のないように漢方用語はできるだけ使わずに書いてみましたが，筆者は漢方の真髄は東洋医学的な視点，病態観で心身の異常を捉え，「その患者の状態を，その人なりにベストの状態に変えていく」＝"コンディショニング"にあると考えています．未病治療とか随証治療とかいうのも，やっているのはこういうことです．

当科には実に多彩な愁訴に悩む患者さんが受診されますが，それらの治療をしていて多くの患者さんに言われるのが「風邪を引かなくなった」ということです．

他にも花粉症が軽くなった，冷えなくなった，便秘が治った，生理が順調になった，頭痛がなくなったなどなど…主訴や本来の治療と全く関係のないところがよくなったと言われるのは，漢方をやっていると「あるある」なのですが，このような理念で診療しているとごく当たり前のことなんですね．

風邪の診療をきっかけに，本当の漢方診療の面白さ，有用性に気づいてくれる先生が一人でも多く現れることを祈ってやみません．

◆文献

1) 加地正郎，他：TJ-9ツムラ小柴胡湯の感冒に対するPlacebo対照二重盲検群間比較試験．臨床と研究，78：2252-2268
2) 本間行彦，他：かぜ症候群に対する麻黄附子細辛湯の有用性．日本東洋医学雑誌，47：245-252，1996
3) Li G, et al：Compound Formulas of Traditional Chinese Medicine for the Common Cold：Systematic Review of Randomized, Placebo-controlled Trials. Altern Ther Health Med, 21：48-57, 2015
4) Zhang WB, et al：Chinese medicine for acute upper respiratory tract infection：a systematic review of randomized controlled trials. Zhong Xi Yi Jie He Xue Bao, 7：706-716, 2009
5) Wu T, et al：Chinese medicinal herbs for the common cold. Cochrane Database Syst Rev：CD004782, 2007
6) Allan GM & Arroll B：Prevention and treatment of the common cold：making sense of the evidence. CMAJ, 186：190-199, 2014
7) 宮崎忠昭：インフルエンザウイルスの増殖抑制効果を有する漢方薬成分．日薬理誌，140：62-65，2012
8) Nishi A, et al：Deconstructing the traditional Japanese medicine "Kampo"：compounds, metabolites and pharmacological profile of maoto, a remedy for flu-like symptoms. NPJ Syst Biol Appl, 3：32, 2017

Profile

南澤 潔　Kiyoshi Minamizawa

亀田総合病院 東洋医学診療科

「漢方でなら良くなるのに…を院内から一掃する」をテーマに，漢方治療を必要としている患者さんにきちんとその恩恵を届けることを目的に掲げています．

最終的な野望は，日本中の患者さんがあまねく漢方の恩恵を受けて，よりよい状態で病に向き合え，より高いQOLを達成できる，よりよい医療を達成することと世界征服ですが，道はなかなかに険しいです．

特 論

なぜ風邪だと決めつけて誤診するのか？

特論　なぜ風邪だと決めつけて誤診するのか？

診断エラーが起きる思考プロセスについて

藤田浩二

Point
- 誤診の定義を知る
- 誤診を引き起こす各種思い込み，バイアスの種類を知る
- 誤診を減らすための思考プロセスを安定させる

Keyword　診断エラーの定義　診断エラーの種類 (delayed diagnosis, missed diagnosis, wrong diagnosis)　診断プロセス　認知バイアス

はじめに

　誰もが通る，本当は通らなくていい道，それがしくじりだと思います．医療現場において，本当は通らなくていい（通りたくない）のに，多くの人が通ってしまうパターン化されたエラーに該当するのが，診断エラーです．

　ざっくり簡単に言うと，代表的な診断エラーは，たくさんの思い込み，希望的推測，偏見，先入観などの個人的な視点に加えて，現場の煩雑さや多忙さなどの環境要因なども絡み，安易に楽な方に（サボる方向に）診断名をつくり上げることから起きています．

　例えば，冬の混み合う救急外来，患者は行列を成し，救急当番のあなたは全く休むこともできずイライラしはじめているとしましょう．そこに発熱の患者が来ます．あなたは患者を短時間で大量にさばかなければならない状況のなか，さっさと検査なしで診断をつけて，さっさと帰宅させたいと言う衝動に駆られます．どうですか？ 風邪という病名は非常に都合がよく，魅力的な診断名だと思いませんか？ こうやって，簡単にエラーへとつながるトラップが日常臨床のあちこちに散りばめられています．

　本稿では，どんな些細なエラーにも向き合うプロになるために，**診断エラーの起きるプロセスとその防止策**について考えてみようと思います．風邪診療だけでなく，あらゆる診療に応用できると思いますので，ぜひ日々の業務に落とし込んでください．

1 診断エラーの定義

まず，米国医学研究所は診断エラーを次のように定義しています．

> 『The committee's definition of diagnostic error is the failure to establish an accurate and timely explanation of the patient's health problem(s) or communicate that explanation to the patient. (患者の健康問題について正確で適時な解釈ができていないこと，もしくは，その説明が患者になされないこと)』[1]

これに関して，医療従事者側で発生する情報に関することだけでなく，患者側への説明がうまくいかないことに関してもエラーに含まれていることがその深みと重みを感じるところです．また，エラーの種類としては，以下の3つに分類されます[1, 2]．

① 診断の見逃し（missed diagnosis）
② 診断の間違い（wrong diagnosis）
③ 診断の遅れ（delayed diagnosis）

2 診断エラーはなぜ起こる？

さて，一番問題なのは，**なぜ私たちはエラーをするのか**ということです．筆者が思うその大きな原因の1つは，前述のようにさまざまな誘惑（さっさと診断して眼の前の患者をさばきたい）に駆られ，多くの先入観や思い込みで偏った情報処理（認知バイアス）をしていることです．ただし，それ以前に私たちはきちんとエラーと向き合う教育を受けていないことが根本的に問題だと筆者は思っています．医学教育は，膨大な知識を詰め込むことに必死で（でも，もちろん知識は大事です）それだけで余裕がなくなりがちですが，実際には知識だけで勝負できるはずはなく，知識を使いこなすにあたってその土台となる知恵，知性，そして理性がとても大事になるわけです．

事実，米国のある三次救急病院での診断エラーを解析すると，純粋に知識や技術の不足によるものは全体のわずか1.9％しかなかったとの報告もあり[1]，いかに知識だけ詰め込んでも現場では勝負にならないかということを見事に示してくれるデータではないかと思います．

1）診断までのプロセス

一連の診断プロセス中のどこでエラーが発生するかはその都度違いますが，そのプロセスの全体像を把握しておくことはとても大事だと思います．診断までのプロセスは図1のように複雑です[1]．情報を集め，その情報を統合し，解釈し，最終的に診断名を立てる一連の作業のなかで，**認知バイアスの影響**（後述，表2参照），**システム（環境・状況・組織要因）の影響**を受けながら診断エラーが起きます．

また，私たちは，状況を判断する際に，System1およびSystem2と呼ばれる**2つの思考ギア**

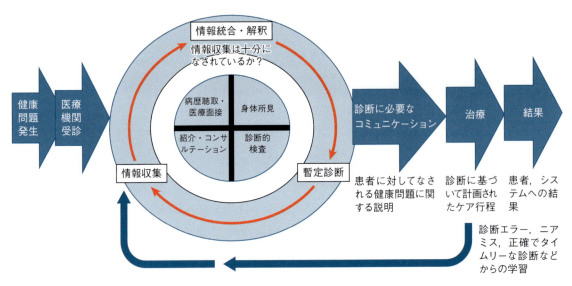

図1 ◆ 診断プロセス

表1 ◆ dual process model

	System1	System2
速度	迅速	遅い
思考過程	直感的で無意識的 パターン認識 ヒューリスティック Snap Diagnosis	分析的で意識的 仮説演繹法 系統的アプローチ 網羅的診断
労力	少ない	多い
向いている疾患群	遭遇頻度の高いcommon disease	稀な疾患
向いている医療者	熟練者	初学者
その他の特徴	感情やその他の因子に影響されやすく,エラーが起きやすい,不安定,個人の経験に基づくので他の観察者が同様の再現性を表現しにくい	思考過程が何段階も必要,複雑に考えすぎると屁理屈になるが,感情やその他の因子に影響されにくく,エラーが起きにくい

の切り替えによって診断を進めています．System1は直観（感）的思考（intuitive process）であり，かなりスピード感がありますが，感情や思い込みなどによって発生する認知バイアスや，根拠のないあてずっポともいうべき判断によるエラーを伴いやすくなります．一方，System2は分析的思考（analytical process）であり意識的で一歩ずつ慎重に状況を判断していくので手堅い印象もありますが，欠点としてはスピード感に欠け，ときに視点のずれた屁理屈になることもあります．私たちは普段これらを合わせたdual process modelと呼ばれる思考方法を用いて最終診断にたどり着いています（表1）[3]．

表2◆ 代表的な認知バイアス

バイアスの種類	特徴
availability bias（利用性バイアス）	心に浮かびやすいことを考えやすい，手の届きやすい情報に飛びついてしまう
overconfidence bias（自身過剰バイアス）	自信過剰な自者・他者の判断を信じ思考を止めてしまう
anchoring bias（錨降ろしバイアス）	最初の考えに固執してしまい，以後考えを改めない
confirmation bias（確証バイアス）	自分の仮説に不適合な情報を過小評価，無視する
hassle bias（ハッスルバイアス）	肉体的・精神的に楽になる方向へ向かうために都合のよい情報処理を行う
rule bias（ルールバイアス）	正しいわけではない，根拠のないルールに盲目的に従う
base rate neglect（頻度の無視）	疾患の頻度，疫学情報，local factorなどを無視し，不適切な自分の知識に依存する
visceral bias（posi/nega）（本能的バイアス）	患者に対して陽性・陰性感情をもち判断を誤る
premature closure（早期閉鎖）	一度診断をつけると完全に思考がストップ．最もエラーに関与する強力なバイアス

2）診断エラーの原因の分類

診断エラーの原因にはいくつかの分類法がありますが，一般的には① **状況要因**，② **情報収集要因**，③ **情報統合要因**（認知バイアス含む）の3つが複雑に相互作用しているとされています[4]．

① **状況要因**には，医療従事者の性格やそのときの気分，医療従事者の感じるストレス，医療従事者の気分，診療の時間帯，勤務形態，設備や人手などの環境要因も含まれます．② **情報収集要因**には，過度または過少の病歴・検査・診察のもと進める情報の収集と解釈が含まれます．③ **情報統合要因**は，主にヒューリスティックスや認知バイアスなどの認知心理的要因が含まれ，診断エラーの多くの原因は知識の不足よりもむしろこれらの認知バイアスの影響を受けていると言われています．

認知バイアスに関しては，Dobelliが著書「The Art of Thinking Clearly」のなかで99もの認知バイアスを紹介していますがこんなにたくさん覚えられません．重要なのは多岐にわたる認知バイアスの種類をすべて把握し分析し続けることではなく，代表的な認知バイアス（表2）だけ理解し日常臨床のなかに認知バイアスというトラップがあることをいかなる状況においても意識できるようにしておくことです．

③ 実際の臨床現場での思考プロセス手順

さて，エラーが起きる理屈は前述の通りですが，さらに重要なのは**実際の現場でどのような手順で思考を進めるか**です．ここでは，筆者自身が日々の診断においてエラーを減らすために，

そして，後輩たちがエラーを起こさないために用いている思考のアルゴリズムを紹介します．エキスパートオピニオンレベルではありますがここで共有します．

> 1）まず平静の心
> 2）鑑別をあげる
> 3）主訴の吟味
> 4）一元的か多元的か？
> 5）疾患グラデーション
> 6）最後の最後まで謙虚であれ

1）まず平静の心

まず深呼吸し，今の自分の体調，感情の状態，知識・技量のレベルを客観的に観察しましょう（もうひとりの自分が現在の自分を客観的に観察し把握することを**メタ認知**と言います）．よくも悪くも感情が思考・判断力を揺るがすことを再度自分に言い聞かせましょう．また，評価は常に冷静に，客観的に行いましょう．まず客観的で具体的な情報を集め，定量化できるものは可能な限り数値で表現するように心がけましょう．プレゼンに形容詞や副詞を用いると，多くの場合は個人的な観点・ものさしで判断した感情混じりの表現になりがちなのでなるべく避けましょう．

2）鑑別診断名をあげる

筆者は，次の4つのカテゴリーに分けて鑑別診断の候補をあげることをルーチン化しています．① **本命**，② **対抗馬**，③ **大穴・地雷**，④ **医原性**の4つです．もちろん，どう考えても1つしかない場合もあるでしょう．でも，常にまず4つ考えることを義務づけてください．エラーは，型を崩すときに起きやすいものです．

本命を考える際の基本ルールは，「**commonな疾患はいかなる場合でもcommon**」です．奇をてらった鑑別疾患リストをつくる前に，教科書や論文などに記載されている遭遇頻度の高い疾患から順に想起してください．

また，**地雷疾患**とは致死的なもの，あるいは公衆衛生的・社会的に影響力の大きな疾患群で，急性心筋梗塞，壊死性筋膜炎，肺結核，麻疹などが代表的です．このカテゴリーの疾患に関しては，可能性が低くても鑑別に残る場合は，積極的に検査を行い徹底的にrule outする習慣をつけてください．

3）主訴の吟味

主訴の吟味は実は難しいです．大きく分けると，① **その主訴はそのまま主病名に直結するのか？** ② それとも，単なる関連症状の1つに過ぎないのか？ です．①の典型例は，水溶性下痢でノロウイルス感染症だとか，右下腹部痛で虫垂炎などの例で，とてもわかり易く主訴と病名が直結します．ところが，②の場合は厄介で主訴から疾患名が連想しにくいのです．例えば，

水溶性下痢でインフルエンザ感染であるとか，微熱・倦怠感だけで来院する感染性心内膜炎であるとか，食思不振だけで咳症状の目立たない高齢者の肺結核など列挙するとかなりたくさんあります．

4）起きている出来事は一元的か多元的か？

① 起きている出来事が1つだけなのか，② それとも複数の出来事が同時に起きているかの判断が必要です．①の場合は，**オッカムの剃刀**（Occam's razor）と呼ばれ，「ある事柄を説明するためには，必要以上に多くの実体を仮定するべきでない」という考えで診断を進めます．②の場合は，**ヒッカムの格言**（Hickham's dictum）と呼ばれ，「どの患者も偶然に複数の疾患に罹患しうる．医者は患者の臨床像に対し複数の原因を探すべきである」という考えで診断を進めます．「ハリソン内科学」ではヒッカムの格言を50歳以上の患者に適応するように推奨していますが，筆者の考えとしてはこのカテゴリーは年齢で区切れるものではなく，エラーをより少なくするためには常に両者の考え方で準備しておく必要があると思います．

また，②の場合は，**同時多発的なヒッカム**（共時的に，それぞれ一見因果関係にないものが複数同時に起きている．例：肺結核と心筋梗塞）と，**連続的なヒッカム**（通時的に観察すると因果関係にあるものが連続的に複数起きている．例：脳梗塞→転倒・骨折，嚥下障害→誤嚥性肺炎）とがあります．ただし，救急外来で初対面の患者に出会う場合は，これらのいずれのパターンでも目の前に存在するのは複数の診断名の混在であることに変わりはありません．

5）疾患グラデーション

筆者が勝手に創った造語です．疾患というものは，重症度，時期，併存疾患などの影響を受けるため，観察者から見ると同じ疾患名でもその雰囲気が状況によって異なると，別の疾患に見えることもあります．大げさに言えば15種類の色調を呈する可能性があるのではないかと筆者は考えます（図2）．あまりに早期だと疾患は典型的な所見を見せてくれない（未分化な状態）ことがあります．また，他院で治療されていたり（partial treatment），自然治癒の過程に入った疾患も典型的な所見を見せてくれません．検査においてもそうです．皆さんの大好きなCRPも感染症の初期には上がりませんよね．皆さんが知っているのはcommon diseaseのcommon presentationであり，未分化な状態であったり，すでに治癒過程に入っていたり，薬剤やその

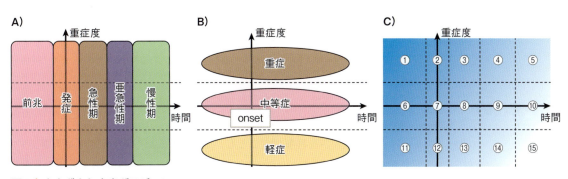

図2 ◆ さまざまな疾患グラデーション

他の要素で所見がマスクされたものはcommon diseaseであってもuncommon presentationを呈してきます．

　自分が対応する目の前の患者の疾患名を立てる際，このグラデーションパネルのどこに該当するのか意識することがとても大事だと思います．

6）最後の最後まで謙虚であれ

　ここまで慎重に鑑別疾患をあげたとしても，それでも再度慎重に吟味してください．必ず次のことをチェックすること．謙虚さのないところに必ずエラーは起きます．

> ①あなたの限られた頭の中の知識だけ（小さなデータベース）に依存していないか？　教科書，論文，UpToDate®，アプリなどを利用して幅広く調べただろうか？
> ②自分で立てた診断名の疾患定義は満たしているか？　そもそも診断名を掲げた以上，その定義はきちんとわかっているか？
> ③本当に診断プロセスのすべてにおいて，個人的なエゴのもと都合のよい安易な診断名をつけないでいられただろうか？　診断名と矛盾するような所見，データを無視していないだろうか？
> ④知らないことがあれば余計なプライドを捨てて他の人に聴いたり，徹底的に調べただろうか？

7）最後に．あなたの責任感は高いレベルで維持できているか？

　診断の質を高いところに維持，あるいはさらに向上させるために重要なのは①**強い好奇心**（ワクワクする感覚）と②**強い責任感**です．特に，苦しい，忙しい状況に追い込まれたときに誘惑に負けて責任感が薄れると謙虚さを失い必ず誤診します．人間の基本感情は楽しみ（joy），嫌気（disgust），悲しみ（sadness），恐れ（fear），怒り（anger）がありますが，ベストコンディションではない状況下では，これらの感情に振り回される可能性があります．

　さらに，第六の感情とも言うべき「めんどくさい」という感情もむくむくと湧いてきます．この「めんどくさい」感情は非常にやっかいかつパワフルで，私たちの責任感を一瞬で極端に希薄なものへ変えます．とは言うものの私たちは人間ですから誰でも感情はもちますのでそれをゼロにすることはできません．大切なのは，今の自分がどの感情を有しているのかを観察する冷静な目線（メタ認知）です．自分の感情に気づきさえすれば何とかなります．とにかく診断プロセスのなかにある間だけでも，深呼吸していったんその感情を横に置きましょう．どうしてもその感情が恋しくて手放せない人は，仕事が終わってから思う存分付き合ってください．

まとめ

　エラーを防ぐには，その仕組みを理解することも，医学的な知識を増やすことも大事です．ただし，一番大事なのは，自分のコンディションを冷静に観察し，自分をきちんと律すること

のできるメタ認知力です．メタ認知力は，エラー防止のための最終防衛ラインと言っても過言ではないと思っています．

　たかが風邪診療，されど風邪診療．風邪は医師の実力を見るのに十分な疾患ですので万全の体制で臨んでください．なめたらアカン，風邪診療．あなたのいつもの診療，みられてますよ！

◆ 文　献

1）「Improving Diagnosis in Health Care」(Balogh EP, et al, eds), National Academies Press, 2015
2）Graber ML, et al：Diagnostic error in internal medicine. Arch Intern Med, 165：1493-1499, 2005
3）Norman G：Dual processing and diagnostic errors. Adv Health Sci Educ Theory Pract, 14 Suppl 1：37-49, 2009
4）Bordage G：Why did I miss the diagnosis? Some cognitive explanations and educational implications. Acad Med, 74：S138-S143, 1999

Profile

藤田浩二　Koji Fujita

津山中央病院 総合内科・感染症内科，卒前卒後臨床研修センター 医長
岡山大学大学院医歯薬総合研究科 総合内科学
本書の執筆陣の一人である島根大学の和足孝之先生とともに，『しくじり診断学』というタイトルで診断エラーに向き合うワークショップを毎年全国各地で行っています．皆さん，遊びにきてください．

索 引

数字

2次性細菌性肺炎 ……………… 105
5 killer sore throat ………… 10, 60

欧文

A

AMR (antimicrobial resistance)
………………………………… 23
AMR対策アクションプラン ……… 23
ANCA …………………………… 97
A群β溶連菌 …………………… 51

B

Berg prediction rule …………… 47
Bio-Psycho-Social (BPS) モデル
………………………… 170, 175
BRM (biological response modifier) ……………………… 200

C

CD4数 ………………………… 173
Centor criteria ………………… 52
CMV …………………………… 20, 98
CRP ……………………………99, 196

D

delayed antibiotics prescription
………………………………… 71
delayed diagnosis …………… 209
DIC …………………………… 178
double sickening ………… 36, 46
dual process model ………… 210

E〜G

EBV …………………………… 20
EHEC ………………………… 123
FMF (familial Mediterranean fever) ……………………… 181
FWS (fever without source) … 157
GERD ………………………… 75

H〜I

HBV …………………………… 165
HCV …………………………… 165
HIV ……………………… 20, 165, 172
HIV感染症 ………… 57, 149, 170, 173
IM ……………………………… 55, 57

K〜M

killer sore throat ……………… 50
LDH上昇 ……………………… 179
Lemierre症候群 ……………… 66
Ludwig angina ………………… 65
McIsaac criteria ………………… 52
missed diagnosis …………… 209
Mistik criteria ………………… 52
modified Centor criteria ……… 154

N〜R

nasal decongestants ………… 40
NSAIDs (non-steroidal anti-inflammatory drugs) ………… 41
O157 …………………………… 123
PFAPA症候群 ……………… 155
POUNDクライテリア ………… 132
qSOFA ………………………… 84
ROS (review of system) ……… 95
RSウイルス …………………… 189

S

SBS …………………………… 76
Sepsis-1 ……………………… 83
Sepsis-3 ……………………… 83
SFTS (severe fever with thrombocytopenia syndrome) … 145, 149
SLE …………………………… 180
SMARTTT killer …………… 12, 145
SOFA (sequential organ failure assessment) ………………… 84
stridor ………………………… 60

T〜W

thumb sign …………………… 62
TORCH症候群 ……………… 165
tripod position ………………… 60
vallecula sign ………………… 62
Wait and See strategy ……… 47
wrong diagnosis …………… 209

和文

あ

亜急性化膿性心内膜炎 ……… 96
亜急性甲状腺炎 ……………… 98
悪性リンパ腫 ………………… 179
アセトアミノフェン ………… 41, 56
アデノウイルス ……………… 57
アトピー咳嗽 ………………… 75
アモキシシリン ……………… 54

索引

い

意識障害	129
胃食道逆流症 (GERD)	74, 75
胃腸炎型	10
咽後膿瘍	65
咽頭炎	50, 171
咽頭痛	34, 41
咽頭培養	154
咽頭発赤	51
インフルエンザ	103, 165, 184, 187, 204
インフルエンザ合併症	105
インフルエンザ桿菌	17
インフルエンザ迅速検査	107
インフルエンザ様症状	136
インフルエンザ濾胞	109
インフルエンザワクチン	113, 165, 193

う〜お

ウイルス性関節炎	139
ウイルス性出血熱	145
ウイルス性髄膜炎	132
ウイルス性腸炎	121
ウェルシュ菌	122
液性免疫不全	192
嚥下時痛	50
炎症マーカー	196
黄色ブドウ球菌	106
悪寒戦慄	85
オセルタミビル	109, 111
オッカムの剃刀	213

か

海外渡航歴	85, 141
咳嗽	34, 41, 69, 155
下気道感染症	185, 198
かぜ症候群	34
風邪の定義	8
風邪の分類	9
家族性地中海熱	181
葛根湯	201
化膿性関節炎	137, 140
がん患者	183
間欠熱型	180
関節痛型	11, 136
感染後咳嗽	74
感染性心内膜炎	86, 137
感染臓器	88
肝膿瘍・急性胆管炎	86
カンピロバクター	122
漢方薬	56

き

気管支炎型	20
桔梗石膏	56
桔梗湯	56
気道閉塞	62
キノロン	99
キャップ依存性エンドヌクレアーゼ阻害薬	109
吸気時喘鳴	60
急性HIV感染症	139
急性咽頭炎型	19
急性咽頭・扁桃炎	153
急性ウイルス性副鼻腔炎	45
急性咳嗽	69, 70
急性感染性咳嗽	70
急性感染性心内膜炎	96
急性気管支炎	71, 155
急性下痢	121
急性喉頭蓋炎	50, 60
急性細菌性中耳炎	157
急性細菌性副鼻腔炎	45
急性上気道炎	29, 71
急性腎盂腎炎	86
急性心筋炎	96
急性前立腺炎	86
急性中耳炎	156
急性腸炎	120
急性肺炎	73
急性白血病	178
急性鼻・副鼻腔炎	152
急性副鼻腔炎	44
局所所見	95
銀翹散	204
菌血症	137

く・け

空気感染	16
クラミジア	174
クリンダマイシン	55
桂枝湯	202
桂枝麻黄各半湯	203
軽度悪寒	85
頸部軟線X線	62
劇症型溶血性レンサ球菌感染症	163
血液疾患	177
血液培養	87
結核	21, 78, 165
血管収縮薬	40
血球減少型	178
血球貪食症候群	179
血栓性血小板減少性紫斑病	179
解熱鎮痛薬	41, 56
下痢	120
原因微生物	51

こ

抗インフルエンザ薬	110
抗核抗体	97
抗菌薬	24, 42, 54, 88, 124
抗菌薬投与期間の短縮	198
口腔カンジダ	57

膠原病 … 177	小柴胡湯 … 204	接触感染 … 16
香蘇散 … 201	小柴胡湯加桔梗石膏 … 203	セファレキシン … 55
抗ヒスタミン薬 … 40	小青竜湯 … 201, 203	セファロスポリン … 25
後鼻漏 … 74	情報収集要因 … 211	遷延性咳嗽 … 69, 74
高齢者の肺炎 … 86	情報統合要因 … 211	全身性エリテマトーデス (SLE) … 180
呼吸器ウイルス感染症 … 183, 187	褥婦 … 161	潜伏期間 … 90
呼吸苦 … 60	地雷疾患 … 8	造血幹細胞移植患者 … 184
五虎湯 … 202	辛夷清肺湯 … 203	総合感冒薬 … 42
コデイン … 41	腎盂腎炎 … 164	創部感染症 … 166
五苓散 … 204	侵襲性肺炎球菌感染症 … 183, 192	
コレラ … 126	侵襲性副鼻腔炎 … 17	**た〜と**
	参蘇飲 … 202, 203	大後頭神経痛 … 133
さ	診断エラー … 208	他動痛 … 137
柴葛解肌湯 … 205	診断の遅れ … 209	単純ヘルペスウイルス … 20, 57
細菌性髄膜炎 … 127	診断の間違い … 209	竹筎温胆湯 … 203
細菌性腸炎 … 122	診断の見逃し … 209	中医学 … 200
細菌性鼻副鼻腔炎 … 153	診断プロセス … 210	中等度悪寒 … 85
柴胡桂枝乾姜湯 … 204	心内膜炎 … 96	治癒証明書 … 115
サイトカインストーム … 179	神秘湯 … 203	腸管出血性大腸菌 (EHEC) … 123
柴朴湯 … 203	真武湯 … 204	ツツガムシ病 … 145
ザナミビル … 109, 111		デキストロメトルファン … 41
サルモネラ属菌 … 123	**す**	伝染性紅斑 … 139, 163
	髄液検査 … 131	伝染性単核球症 (IM) … 20, 55, 57, 98
し	髄液乳酸値 … 132	頭蓋内圧亢進症 … 130
滋陰降火湯 … 203	水痘 … 148	
子宮内感染症 … 162, 166	頭痛 … 41, 129	**に**
自己炎症性疾患 … 177, 180	頭痛型 … 11	二峰性の経過 … 46
システムレビュー … 85		日本漢方 … 200
シックコンタクト … 17	**せ・そ**	日本紅斑熱 … 145
自動痛 … 137	性感染症 … 170, 171	乳腺炎 … 166
重症熱性血小板減少症候群 … 145	性感染症の予防 … 175	人参湯 … 204
重症薬疹 … 145	性器外症状 … 170, 173	認知バイアス … 211
集団免疫 … 114	性教育 … 175	妊婦 … 161
絨毛膜羊膜炎 … 162	せき型 … 10, 20, 69, 155	
上気道咳症候群 … 75	せき症状 … 8	**ね・の**
上気道症状 … 9	咳喘息 … 74	熱帯熱マラリア … 89, 137
状況要因 … 211	せき・はな・のど型 … 9, 15, 34, 152	熱だけ型 … 10, 82

索 引

ノイラミニダーゼ阻害薬	109
のど型	10, 19, 50, 60, 153
のど症状	8
ノロウイルス	121

は

パートナー治療	175
肺炎球菌	17, 106
敗血症	83
梅毒	20, 149, 172
麦門冬湯	202
播種性血管内凝固（DIC）	178
蜂蜜	42
発疹型	12, 143
発熱	41, 129
はな型	9, 17, 44, 152
はな症状	8
パラインフルエンザウイルス	189
バロキサビル	109, 111
半夏瀉心湯	204
反応性関節炎	140

ひ

鼻汁	34, 40
皮疹	143
ヒッカムの格言	213
脾摘後	192
ヒトパルボウイルスB19	139, 163
微熱倦怠感型	94
鼻閉	40
飛沫感染	16, 104
百日咳	76
白虎加人参湯	204
病期分類	200
病名治療	200

ふ

風疹	139, 148, 164
副鼻腔炎	17
副鼻腔炎型	17
副鼻腔気管支症候群（SBS）	76
普通感冒	34, 39, 152
普通感冒型	15
フルオロキノロン	25
プロカルシトニン	196

へ・ほ

ペニシリン耐性率	25
ペラミビル	109, 111
ヘルペス咽頭炎	172
弁証論治	200
ベンジル ペニシリンベンザチン水和物	55
扁桃周囲膿瘍	64
扁桃腺炎	50
方証相対	200
補中益気湯	204

ま～も

麻黄湯	201
麻黄附子細辛湯	201
麻杏甘石湯	202
マクロライド	25
麻疹	20, 148, 164
慢性炎症型	180
慢性咳嗽	69, 74
無菌性髄膜炎	132
メチシリン耐性率	25
モラキセラ・カタラーリス	17

や～よ

| 薬剤性咳嗽 | 79 |
| 薬剤耐性 | 23 |

薬剤耐性（AMR）対策アクションプラン2016〜2020	23
薬疹	146
輸入感染症	137
腰椎穿刺	130

ら～ろ

ライノウイルス	34
ラニナミビル	109, 111
リケッチア症	145
リステリア感染症	164
流涎	60
苓甘姜味辛夏仁湯	203
旅行者下痢症	125
淋菌	20, 174
りんご病	163
レッドフラッグ	69, 161
レボフロキサシン	99
ロキソプロフェン	41

執筆者一覧

■ 編者

藤田浩二	津山中央病院 総合内科・感染症内科／卒前卒後臨床研修センター 岡山大学大学院医歯薬総合研究科 総合内科学

■ 執筆 （掲載順）

藤田浩二	津山中央病院 総合内科・感染症内科／卒前卒後臨床研修センター 岡山大学大学院医歯薬総合研究科 総合内科学
本間義人	愛媛県立中央病院 呼吸器内科・感染制御部
羽田野義郎	東京医科歯科大学医学部附属病院 総合診療科／感染制御部
福盛勇介	倉敷中央病院 感染症科
和足孝之	島根大学医学部附属病院 卒後臨床研修センター
寺田教彦	筑波大学附属病院 感染症科
藤原崇志	倉敷中央病院 耳鼻咽喉科・頭頸部外科／臨床研究支援センター
田原正夫	岩倉駅前たはらクリニック
鈴木大介	藤田医科大学 医学部 感染症科
太田　茂	藤井病院 内科
黒田浩一	神戸市立医療センター中央市民病院 感染症科
石原千尋	London School of Hygiene and Tropical Medicine
橋本忠幸	橋本市民病院 総合内科
的野多加志	飯塚病院 感染症科
山藤栄一郎	長崎大学熱帯医学研究所
上山伸也	倉敷中央病院 感染症科
柴田綾子	淀川キリスト教病院 産婦人科
谷崎隆太郎	市立伊勢総合病院 内科・総合診療科
國松淳和	医療法人社団永生会南多摩病院 総合内科・膠原病内科
冲中敬二	国立がん研究センター東病院 総合内科／国立がん研究センター中央病院 造血幹細胞移植科
忽那賢志	国立国際医療研究センター 国際感染症センター 国際感染症対策室／国際診療部
南澤　潔	亀田総合病院 東洋医学診療科

編者プロフィール

藤田浩二　Koji Fujita

津山中央病院 総合内科・感染症内科，卒前卒後臨床研修センター　医長
岡山大学大学院医歯薬総合研究科 総合内科学

京都薬科大学薬学部薬学科および岡山大学医学部医学科卒業（薬剤師免許と医師免許取得）し，現在所属している津山中央病院で初期研修を修めた後，亀田総合病院の総合内科，感染症内科を経て，2017年4月に再び津山中央病院に戻り，総合内科・感染症内科を立ち上げたところです．最近は，正しい診断をズバッと当てることよりも，むしろ何故人はエラーをするのかという課題に向き合い，『しくじり診断学』や『しくじり感染症カンファレンス』などのワークショップを定期的に開いています．

Gノート　Vol.6　No.6（増刊）

なめたらアカン風邪診療　あなたのいつもの診療、見られてますよ！

編集／藤田浩二

Gノート 増刊

Vol. 6 No. 6 2019〔通巻41号〕
2019年9月1日発行　第6巻　第6号
ISBN978-4-7581-2340-2
定価　本体4,800円＋税（送料実費別途）
年間購読料
　15,000円＋税（通常号6冊，送料弊社負担）
　24,600円＋税（通常号6冊，増刊2冊，送料弊社負担）
　※海外からのご購読は送料実費となります
　※価格は改定される場合があります
郵便振替　00130-3-38674

発行人　一戸裕子
発行所　株式会社 羊 土 社
　　　　〒101-0052
　　　　東京都千代田区神田小川町2-5-1
　　　　TEL　03（5282）1211
　　　　FAX　03（5282）1212
　　　　E-mail　eigyo@yodosha.co.jp
　　　　URL　www.yodosha.co.jp/
装　幀　Malpu Design（宮崎萌美）
印刷所　三報社印刷株式会社
広告申込　羊土社営業部までお問い合わせ下さい．

© YODOSHA CO., LTD. 2019
Printed in Japan

本誌に掲載する著作物の複製権・上映権・譲渡権・公衆送信権（送信可能化権を含む）は（株）羊土社が保有します．
本誌を無断で複製する行為（コピー，スキャン，デジタルデータ化など）は，著作権法での限られた例外（「私的使用のための複製」など）を除き禁じられています．研究活動，診療を含み業務上使用する目的で上記の行為を行うことは大学，病院，企業などにおける内部的な利用であっても，私的使用には該当せず，違法です．また私的使用のためであっても，代行業者等の第三者に依頼して上記の行為を行うことは違法となります．

JCOPY　<（社）出版者著作権管理機構 委託出版物>
本書の無断複写は著作権法上での例外を除き禁じられています．複写される場合は，そのつど事前に，（社）出版者著作権管理機構（TEL 03-5244-5088, FAX 03-5244-5089, e-mail：info@jcopy.or.jp）の許諾を得てください．

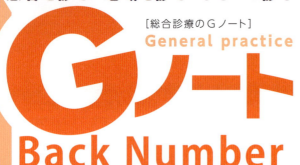

Gノート Back Number

患者を診る 地域を診る まるごと診る

[総合診療のGノート] General practice

毎号,総合診療で必要なあらゆるテーマをとりあげています！

好評発売中

- 隔月刊（偶数月1日発行）
- B5判
- 定価（本体2,500円+税）

2019年8月号（Vol.6 No.5）

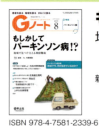

もしかしてパーキンソン病！？
地域で見つけ支える神経難病

加茂 力，大橋博樹／編

新連載：外来で役立つ！ ぱぱしょー先生の育児相談室

ISBN 978-4-7581-2339-6

ロコモ・フレイル・寝たきり・認知症と思っていませんか？ 早期発見と適切な治療・リハでパーキンソン病の予後は大きく変わります！ 診断されていない患者を多職種の眼で見つけ，地域の治癒力をUPするコツがわかる！

2019年6月号（Vol.6 No.4）

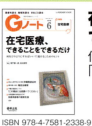

在宅医療、できることをできるだけ
何をどのようにすればいい？
「続ける」ためのヒント

坂戸慶一郎，松村真司／編

ISBN 978-4-7581-2338-9

在宅導入ってどうする？ 在宅患者の急変時は？ 看取りの作法は？ 死因に老衰って書く？ 自分の休みを取りたい…在宅医療で患者と家族のニーズに応え，"できることをできるだけ"続けていくための基礎知識やコツを紹介！

2019年4月号（Vol.6 No.3）

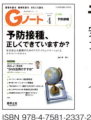

予防接種、正しくできていますか？
安全安心な接種のためのリスク・コミュニケーションとエキスパートのコツ

峯 眞人／編

インタビュー：患者・家族のヘルスリテラシーを高めるぱぱしょー先生流 "SNS活用のすすめ"（加納友環先生）

ISBN 978-4-7581-2337-2

意外に多い"間違い接種"を防ぐための注意点と工夫を解説！ 接種間隔・回数・器具の間違い，対象者誤認，期限切れ…まさか自分が!? とならないための見直しに！ スタッフ指導，保護者への安全教育，事後対応もわかる

2019年2月号（Vol.6 No.1）

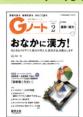

おなかに漢方！
気になるエビデンス，処方の考え方，活用方法，お教えします

吉永 亮／編

新連載：家庭医療×診断推論で挑む！ プライマリ・ケアで出会う困難事例 by 千葉大総診カンファレンス

ISBN 978-4-7581-2335-8

下痢，腹痛，便秘，胸焼け…おなかの症候は漢方薬の得意分野！ エビデンスやガイドラインを踏まえ，現場で上手に活用するための考え方とコツを伝授！ 術後の対応，腹診の簡単な解説などお役立ち情報も満載！

Back Number

2018年12月号 (Vol.5 No.8)

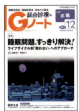

睡眠問題，すっきり解決！
ライフサイクル別「眠れない」へのアプローチ

森屋淳子，喜瀬守人／編

ISBN 978-4-7581-2334-1

2018年10月号 (Vol.5 No.7)

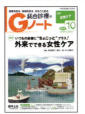

いつもの診療に"ちょこっと"プラス！外来でできる女性ケア

柴田綾子，城向 賢，井上真智子／編

ISBN 978-4-7581-2333-4

2018年8月号 (Vol.5 No.5)

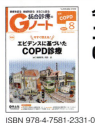

今すぐ使える！エビデンスに基づいたCOPD診療

南郷栄秀，岡田 悟／編

ISBN 978-4-7581-2331-0

2018年6月号 (Vol.5 No.4)

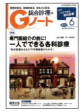

専門医紹介の前に！一人でできる各科診療
"総合診療あるある"の守備範囲がわかる！

齋藤 学，本村和久／編

ISBN 978-4-7581-2330-3

2018年4月号 (Vol.5 No.3)

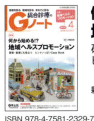

何から始める!?地域ヘルスプロモーション
研修・指導にも役立つ
ヒントいっぱいCase Book

井階友貴／編

新連載：赤ふん坊やの「拝啓 首長さんに会ってきました☆」
みんなでシェア！総合診療Tips

ISBN 978-4-7581-2329-7

2018年2月号 (Vol.5 No.1)

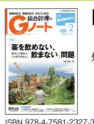

「薬を飲めない，飲まない」問題
処方して終わり，じゃありません！

矢吹 拓／編

ISBN 978-4-7581-2327-3

2017年12月号 (Vol.4 No.8)

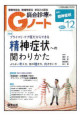

プライマリ・ケア医だからできる精神症状への関わりかた
よりよい考え方，話の聴き方，向き合い方

増田 史，髙尾 碧，豊田喜弘，森川 暢／編

特別掲載：家庭医療×診断推論で挑む！
プライマリ・ケアで出会う困難事例
by 千葉大総診カンファレンス

ISBN 978-4-7581-2326-6

2017年10月号 (Vol.4 No.7)

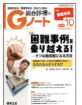

困難事例を乗り越える！—タフな臨床医になる方法
医学的アプローチだけでは解決できない…
あなたならどうする!?

長 哲太郎，石井大介，鈴木昇平／編

新連載：「伝える力」で変化を起こす！ヘルスコミュニケーション

ISBN 978-4-7581-2325-9

バックナンバーは下記でご購入いただけます

お近くの書店で　羊土社書籍取扱書店（小社ホームページをご覧ください）

小社へ直接お申し込み（ホームページ，電話，FAX）
www.yodosha.co.jp/
電話 03-5282-1211（営業）　FAX 03-5282-1212

● 各号の詳細や最新情報はGノートホームページでご覧いただけます

www.yodosha.co.jp/gnote/　　Gノート　羊土社　で検索

Book Information

Gノート増刊 好評発売中！

◆ 増刊は年2冊（3月，9月）発行予定
□ 定価（本体4,800円＋税） □ B5判

Gノート 増刊 Vol.6-No.2
ジェネラリストのための
診断がつかないときの 診断学
非典型症例・複雑な症例に出会ったときの
考え方とヒント

編集／松村正巳

□ 169頁　□ ISBN 978-4-7581-2336-5

ベテラン総合診療医の診断思考のプロセス、教えます。

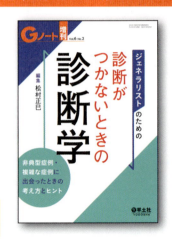

Gノート 増刊 Vol.5-No.6
終末期を考える
今、わかっていること＆
医師ができること

すべての終末期患者と
家族に必要な医療・ケア

編集／岡村知直，
　　　柏木秀行，
　　　宮崎万友子
□ 287頁
□ ISBN978-4-7581-2332-7

Gノート 増刊 Vol.5-No.2
動脈硬化御三家
高血圧・糖尿病・脂質異常症を
まるっと制覇！

編集／南郷栄秀
□ 319頁
□ ISBN978-4-7581-2328-0

Gノート 増刊 Vol.4-No.6
本当はもっと効く！もっと使える！
メジャー漢方薬
目からウロコの活用術

編集／吉永 亮，樫尾明彦
□ 188頁
□ ISBN978-4-7581-2324-2

Gノート 増刊 Vol.4-No.2
これが総合診療流！
患者中心の リハビリテーション
全職種の能力を引き出し、
患者さんのQOLを改善せよ！

編集／佐藤健太
□ 318頁
□ ISBN978-4-7581-2320-4

Gノート 増刊 Vol.3-No.6
もっと踏み込む
認知症ケア
患者だけじゃない！
家族や地域の問題まで診る、
現場で活かせるレシピ集

編集／井階友貴
□ 310頁
□ ISBN978-4-7581-2316-7

Gノート 増刊 Vol.3-No.2
総合診療力をググッと上げる！
感染症診療
実はこんなことに
困っていた！
現場の悩みから
生まれた納得のコツ

編集／濱口杉大
□ 236頁
□ ISBN978-4-7581-2312-9

発行　羊土社 YODOSHA

〒101-0052　東京都千代田区神田小川町2-5-1　TEL 03(5282)1211　FAX 03(5282)1212
E-mail：eigyo@yodosha.co.jp
URL：www.yodosha.co.jp/

ご注文は最寄りの書店、または小社営業部まで